高等医药卫生院校创新教材

供康复治疗类专业使用

物理因子治疗技术

主　编　武　亮

副主编　孙　洁　刘海霞　孟笑男

编　者　（按姓氏汉语拼音排序）

谷　磊　北京小汤山医院

黄　翠　廊坊卫生职业学院

姜俊良　四川大学华西医院

刘海霞　康复大学

孟笑男　北京中医药大学附属护国寺中医医院

孙　洁　北京小汤山医院

武　亮　北京小汤山医院

肖　湘　重庆医药高等专科学校

张锡萍　桐乡市卫生学校

张彦龙　锡林郭勒职业学院

科 学 出 版 社

北　京

内 容 简 介

本教材共 15 章，包括总论、直流电疗法、低频电疗法、中频电疗法、高频电疗法、光疗法、超声波疗法、磁场疗法、传导热疗法、冷疗法与冷冻疗法、生物反馈疗法、冲击波疗法、压力疗法、水疗法、自然疗法等方面的内容，附 3 个实训项目。为了方便学生掌握教学内容，每章后附自测题，便于学生了解自己对学习重点掌握的程度。教材内容精练，重点突出，并在中科云教育平台提供了配套的免费数字化资源。

本教材供康复治疗类专业学生学习使用。

图书在版编目（CIP）数据

物理因子治疗技术/武亮主编. —北京：科学出版社，2022.12
高等医药卫生院校创新教材
ISBN 978-7-03-073765-6

Ⅰ. ①物… Ⅱ. ①武… Ⅲ. ①物理疗法-医学院校-教材 Ⅳ. ①R454

中国版本图书馆 CIP 数据核字（2022）第 214309 号

责任编辑：丁海燕 / 责任校对：杨 赛
责任印制：赵 博 / 封面设计：涿州锦晖

科学出版社 出版
北京东黄城根北街 16 号
邮政编码：100717
http://www.sciencep.com
天津市新科印刷有限公司印刷
科学出版社发行 各地新华书店经销
*
2022 年 12 月第 一 版 开本：850×1168 1/16
2024 年 6 月第三次印刷 印张：13 1/2
字数：408 000
定价：62.80 元
（如有印装质量问题，我社负责调换）

前　言

党的二十大报告指出："人民健康是民族昌盛和国家强盛的重要标志。把保障人民健康放在优先发展的战略位置，完善人民健康促进政策。"贯彻落实党的二十大决策部署，积极推动健康事业发展，离不开人才队伍建设。党的二十大报告指出："培养造就大批德才兼备的高素质人才，是国家和民族长远发展大计。"本次教材的编写体现了党和国家对教育的基本要求，突出教材内容的德育主线，落实立德树人根本任务，弘扬精益求精的专业精神、职业精神、工匠精神和劳模精神，贯彻能力本位的育人思想，培养适应行业企业需求的复合型、创新型、应用型高素质技术技能人才，体现中国康复治疗技术特色，简单易学、能够掌握。本教材遵循"三基""五性""三特定"的编写原则，突出数字化资源教学内容，强化拓展学生的知识面。

本教材作为一本以物理因子治疗为主的实用技术专业教材，紧紧围绕"培养高素质技术技能创新应用型人才"培养目标以及学生物理因子治疗技术工作岗位能力的需求，坚持"学生易学、教师易教、临床实用、适用性广"原则，坚持"教学需要、岗位需要、社会需要、能力本位、终身学习"定位，强化质量意识、安全意识，及时吸收比较成熟的新技术、新知识、新规范，对教材的内容结构及章节顺序进行调整，便于老师教和学生学。同时，教材突出互联网+职业教育的融合，开发配套的数字化资源，打破学习者受时间和空间限制的传统学习方式。教材编写不仅贴近康复治疗技术专业人才培养目标及康复技师职业岗位需求，紧扣康复治疗技师（士）考试要求，更注重与临床治疗技术应用的结合，通过精选临床常用的治疗技术并详细介绍，使学生真正做到"学以致用"，实现技术应用从学校到临床的高效衔接，从而培养出高素质的专业技术人才。

本教材编者均是来自临床、教学一线的骨干技师和教师，在此，感谢参与教材编写的所有工作人员。由于水平有限，内容中可能有疏漏之处，恳请各位读者在使用过程中提出宝贵意见，以求再版时改进和完善。

武　亮

2023 年 7 月

配 套 资 源

欢迎登录"中科云教育"平台，**免费**数字化课程等你来！

"中科云教育"平台数字化课程登录路径

电脑端

- ➤ 第一步：打开网址http://www.coursegate.cn/short/2KKBQ.action
- ➤ 第二步：注册、登录
- ➤ 第三步：点击上方导航栏"课程"，在右侧搜索栏搜索对应课程，开始学习

手机端

- ➤ 第一步：打开微信"扫一扫"，扫描下方二维码

- ➤ 第二步：注册、登录
- ➤ 第三步：用微信扫描上方二维码，进入课程，开始学习

PPT课件，请在数字化课程中各章节里下载！

目 录

第1节　概　　述

一、概　　念

物理因子治疗技术简称理疗，是物理治疗中一个重要分支，是指应用电、光、声、磁、冷、热、水、力等物理因子对疾病进行预防、治疗和康复的方法，包括电疗、光疗、声疗、磁疗等。

二、物理因子治疗分类

在现代医学中，应用于康复治疗和临床治疗的物理因子种类繁多，现将本书即将学习的疗法分类整理为表1-1，以便大家了解。

表1-1　物理因子治疗方法分类和名称

分类		疗法名称
电疗	直流电疗法	常规直流电疗法
		直流电药物离子导入疗法
	低频电疗法	功能性电刺激疗法
		神经肌肉电刺激疗法
		经皮神经电刺激疗法
		高压低频电疗法
		感应电疗法
		间动电疗法
		超刺激电疗法
		电睡眠疗法
		直角脉冲脊髓通电疗法
	中频电疗法	干扰电疗法（传统干扰电疗法、动态干扰电疗法、立体动态干扰电疗法）
		等幅正弦中频电疗法（音频电疗法、音频电磁场疗法、超音频电疗法）
		调制中频电疗法（正弦调制中频电疗法、脉冲调制中频电疗法）
		低中频电混合疗法（音乐电疗法、波动电疗法）
	高频电疗法	长波疗法（达松伐电疗法）
		中波疗法
		短波疗法
		超短波疗法
		微波疗法（分米波疗法、厘米波疗法、毫米波疗法）

续表

	分类	疗法名称
光疗	红外线疗法	红外线疗法（近红外线、远红外线）
	可见光疗法	红光、蓝光、蓝紫光疗法
	紫外线疗法	长波、中波、短波紫外线疗法
	激光疗法	低、中能量激光疗法，高能量激光疗法，光动力疗法
声疗	超声波疗法	常规剂量疗法（直接治疗法、间接治疗法）
		超声综合疗法（超声-间动电疗法、超声药物透入疗法、超声雾化吸入疗法）
		大剂量疗法（超声治癌、超声波外科疗法、超声波碎石疗法）
磁疗	静磁场疗法	—
	动磁场疗法	
	磁化水疗法	
	经颅磁刺激疗法	
热疗	石蜡疗法	—
	湿热袋敷疗法	
	中药熏蒸疗法	
	泥疗法	
	热气流疗法	
冷疗	冷疗法	—
	冷冻疗法	
水疗	水疗法	浴疗法
		水运动疗法
其他	压力疗法	正压疗法
		负压疗法
		正负压疗法
		体外反搏疗法
	生物反馈疗法	—
	冲击波疗法	
	自然疗法	

第 2 节　物理因子治疗的基本原理

一、对人体作用的特点

物理因子对人体的作用具有共同性和特异性。

（一）共同性

物理因子对人体作用的共同性主要表现在物理因子作用于人体后所产生的生理学作用和治疗作用。

1. 生理学作用　如通过改变体内某些物质（如蛋白质、水等）的分子结构，从而调节酶的活性、生物学高活性物质的含量、物质代谢、血液和淋巴液循环、多种组织的通透性和温度、神经内分泌系统和免疫系统的功能等。

2. 治疗作用　如改善神经内分泌信息控制系统功能障碍，改善组织器官的血液循环和营养状况，提高药物向组织器官渗透，促进组织修复和再生，提高局部或全身的抵抗力，发挥药物镇痛、抗炎、消肿、缓解痉挛、脱敏等作用。

（二）特异性

物理因子对人体作用的特异性是由于不同物理因子可以选择性地作用于不同细胞、组织和器官，各种组织细胞对不同物理因子的感受性也存在差异。因此，不同物理因子作用于机体后，引起共同性效应的同时，还能引起特异性效应，包括组织形态学变化、体液因子变化、超微结构功能形态变化、组织器官功能变化以及物质代谢变化等。但其特异性效应只有在使用小剂量治疗的条件下方表现最显著，随着治疗剂量的增大，由于分子的布朗运动（热运动）可掩盖其特异性作用效应。例如，小剂量超短波有显著增强机体防卫功能的作用，而大剂量超短波则有抑制作用。

二、主要的治疗作用

（一）抗炎

因各种病因引起的皮肤、黏膜、肌肉、关节，乃至内脏器官的急、慢性感染，都是物理因子治疗的适应证，只要治疗方法得当，均可取得预期疗效。临床研究认为，某些物理因子除了具有直接杀灭病原体作用之外（如紫外线），还有改善微循环、加速致炎物质排出和增强免疫力等作用。

1. 慢性感染　具有温热效应的物理因子疗法，包括高频电疗法、红外线疗法、红光疗法、传导热疗法、超声波疗法、水疗法以及磁场疗法等，对于亚急性和慢性期的感染具有较好的治疗作用；低中频电疗法治疗时产生的肌泵效应和微弱的热作用，可改善局部血液循环、组织代谢，促使排出，对于慢性期的感染具有较好的治疗作用；半导体激光疗法具有广泛的、非特异性的抗炎作用，常用于急、慢性感染的治疗。

2. 急性感染　短波紫外线具有直接的杀菌作用，常作为表浅急性化脓性感染灶的首选治疗方法；应用中心重叠照射法进行大剂量的紫外线照射，可促进创面脓性分泌物脱落，常用于严重的创面感染；高频电疗法的非热效应，可促进急性炎症的消散和逆转。

（二）杀菌

主要采用紫外线进行杀菌治疗。杀菌效力最强的光谱为 254～257nm，对金黄色葡萄球菌、枯草杆菌、铜绿假单胞菌、炭疽杆菌、溶血性链球菌等均有杀灭作用。紫外线杀菌机制主要是引起 DNA 两个胸腺嘧啶单体聚合成胸腺嘧啶二聚体，使致病菌失去正常代谢、生长、繁殖能力，导致死亡。

（三）镇痛

疼痛是一个极为复杂的问题，既是一种物质现象，又是一种精神现象。损伤、炎症、缺血、痉挛、肌力不平衡、反射乃至精神因素均可引起疼痛。应用物理因子镇痛，要结合患者的具体情况综合分析，既需弄清病因，也要选择正确的物理因子、采用正确的方法和剂量。

（1）对于炎症性疼痛，应以抗炎治疗为主，如半导体激光照射、紫外线照射等。

（2）对于缺血性和痉挛性疼痛，应以改善缺血状态、缓解局部痉挛为主，宜选用水疗法和各种温热疗法。

（3）对于神经痛、神经炎，临床上多选用低、中频电疗法，以其产生的麻颤感干扰痛觉的传导，关闭疼痛"闸门"，激发镇痛物质的释放，或应用直流电导入麻醉药物，以阻断痛觉冲动传入中枢神经。

（4）对于肌腱损伤等肌肉骨骼系统运动损伤所致的慢性疼痛，多采用超声波或体外冲击波等物理因子治疗方法。

（四）镇静与催眠

具有镇静、催眠作用的物理因子疗法有电睡眠疗法、镇静性电离子导入疗法、颈交感神经节超短波疗法、静电疗法、磁场疗法、温水浴等，这些疗法均能增强大脑皮质扩散性抑制，解除全身紧张状态，因而产生明显的镇静和催眠效果。

（五）兴奋神经肌肉

应用各种技术参数的低、中频电流，如间动电流、干扰电流、调制中频电流，可导致细胞膜离子通透性和膜电位变化，形成动作电位引发兴奋，引起肌肉收缩反应，具有明显兴奋神经肌肉的效果。可用于治疗周围神经麻痹及肌肉萎缩，或用于增强肌力。

（1）10Hz 以下的低频脉冲电流具有兴奋神经肌肉、引起单次肌肉收缩的作用；20～50Hz 的低频脉冲电流可引起不完全强直性和完全强直性肌肉收缩，常用于神经损伤后促进残余肌力的恢复及预防和逆转失用性肌萎缩等治疗。

（2）感应电疗法或达松伐电疗法（共鸣火花疗法）常用于感觉障碍的治疗。

（六）缓解痉挛

物理因子缓解痉挛的作用机制主要在于热能降低肌梭中传出神经纤维兴奋性，使牵张反射减弱和肌张力下降。

1. 痉挛肌肉电刺激疗法　应用低频脉冲电流刺激痉挛肌的拮抗肌，引起拮抗肌收缩；或对痉挛肌进行强刺激，引起痉挛肌强直收缩而诱发抑制；或对一组痉挛肌及其拮抗肌进行先后刺激，通过肌梭和腱器官的反射，诱发交互抑制以缓解肌痉挛，该方法称为痉挛肌肉电刺激疗法。

2. 物理因子温热效应　短波、超短波和微波疗法可作用于深部组织；石蜡疗法、湿热敷疗法、太阳灯和红外线疗法可用于浅表位置；热水浴、日光浴疗法可用于全身治疗，其中对于脑损伤或脊髓损伤后的偏瘫、截瘫等痉挛患者，优先选择水中浸浴治疗或水中训练，以缓解大面积的痉挛。

（七）软化瘢痕、消散粘连

石蜡疗法、磁疗法、超声波疗法、冲击波疗法、干扰电疗法、直流电碘离子导入疗法等，可以改变结缔组织弹性，增加其延展性，常用于治疗术后瘢痕和组织粘连，常与牵伸等运动疗法相结合，用于维持和扩大关节活动度。温水浸浴等治疗的温热作用可增大肌腱、韧带、关节囊等组织延展性，促进关节功能恢复。如在浸浴时能进行主动或被动运动，则对肌肉、关节和神经系统疾患的治疗效果更好。

（八）加速组织再生与修复

半导体激光常被用于促进创面愈合，对于压疮、糖尿病足等具有较好的疗效；小剂量的紫外线照射，可控制伤口感染并刺激肉芽组织生长，加速上皮和创口愈合过程；当创面无渗出或渗出较少时，小剂量的高频电疗法可促进组织生长及创面愈合；超声波具有骨膜加热效应，即在软组织与骨的交界处产生局部加热效应，常用于促进韧带、肌腱和关节囊等软组织的愈合；锌离子导入和共鸣火花疗法可有效促进下肢静脉曲张形成的溃疡性病变的愈合。

（九）加速骨痂形成

弱直流电阴极、经皮神经电刺激疗法、超声波疗法、放散式体外冲击波疗法、干扰电疗法和脉冲磁场疗法，均能促进骨质生长，加速骨折愈合。

（十）增强人体免疫

紫外线、红外线、磁场等物理因子具有增强和调节人体免疫的作用，部分物理因子或影响细胞免疫，或促进体液免疫，或者同时影响两者。

三、对人体的作用方式

物理因子对人体的作用方式可分为直接作用和间接作用。

（一）直接作用

直接作用是指物理因子直接引起局部组织的生物物理和生物化学信号的变化。物理因子作用于机体局部时，可引起治疗部位局部组织的物理、生理学改变，包括组织形态、局部温度、离子移动、自由基形成、组织酸碱度、生物酶活性等多方面变化，从而产生多种治疗效应。例如，蓝紫光疗法引起光化学效应；高频电疗法引起以温热效应为主的反应。

（二）间接作用

间接作用是指物理因子作用于人体后，通过神经体液内分泌调节的共同参与，包括穴位、经络，以及一系列的理化变化而发挥作用。

1. 神经反射调节　是物理因子对人体产生治疗作用的主要机制。物理因子治疗时，如声、光、磁、热等物理能量，可刺激内、外感受器，冲动经传入神经纤维、神经中枢不同部位和传出神经纤维，发生全身性反射、节段反射及轴突反射而产生效应。例如，根据皮肤-内脏反射原理，使物理因子作用于某一皮节的体表分布区，对局部感受器产生刺激，神经冲动经体表感觉神经纤维进入脊髓特定节段，再经由同一脊髓节段的内脏传出神经到达特定的器官，可引起与皮节相关联的内脏的反应，改变该内脏的功能状态。物理因子对疼痛的干预治疗也与神经系统调节机制有关。

2. 体液内分泌调节　物理因子可引起体内某些体液成分的变化，尤其是产生激素类等生物活性物质，再通过体液交换、血液循环等途径，流至远隔部位或靶器官，从而产生全身性的治疗作用。例如，超短波作用于垂体部位，可使促肾上腺皮质激素分泌增多；各类低、中频脉冲电流引起肌肉收缩反应时，可产生三磷酸腺苷和乳酸，致使血管扩张、局部血液循环加强、水肿渗出消退、营养代谢改善，促进肌肉功能恢复；紫外线照射可刺激组织细胞释放组胺，使组胺酶增多，细胞免疫和体液免疫功能受到刺激，释放前列腺素，形成非特异性炎症等一系列反应。

3. 经络调节　物理因子可通过经络、穴位等途径调节异常的、紊乱的人体功能，产生相应的治疗作用。现今越来越多的物理因子治疗设备配有小型的、适合于穴位治疗的小电极或者笔式电极等，可以直接作用于经络走行区或穴位上。

（三）影响物理因子治疗作用的因素

1. 外因

（1）刺激的种类和性质　不同的物理因子刺激产生的应答反应不同。每一种物理因子作用于机体后，其应答反应各有特征。

（2）刺激的剂量　物理因子刺激的强度、频率等不同，其产生的应答反应也不一样。一般规律是小或中等剂量有兴奋、促进作用，大剂量起抑制作用，超大剂量则产生破坏、致死作用。并伴有量变到质变转化、发展过程。

（3）刺激的环境、时间和条件　机体对物理因子的刺激引起的应答反应，也受条件反射和生物钟节律的影响。所以，如能在最佳的时间和环境下做治疗，其所产生的应答反应效果一般是最佳的治疗效果。

2. 内因

（1）机体的状态　研究证明心理精神因素和中枢神经系统的功能状态，疾病的性质、程度和病程以及个体体质的差异、反应的敏感性、用药情况等都对物理因子作用后的应答反应有重要的影响。

（2）刺激的部位　同一种类、剂量的物理因子，如作用于机体的部位不同，其所产生的应答反应可能不同。

第3节　物理因子的治疗处方

一、治疗处方的用途

（1）为治疗师提供物理因子治疗的具体治疗要求，保证医嘱的准确执行。

（2）为临床治疗和管理提供永久性的资料。

（3）为医师和治疗师遇到医疗纠纷时提供病历资料作为证据。

二、基 本 原 则

（一）明确诊断

诊断是治疗的首要前提,康复治疗师在制订物理因子治疗处方前,必须根据患者的病史、体格检查、辅助检查等做出明确的诊断。明确诊断后,才能进行有计划、有目标的治疗,取得好的临床效果。医生应详细询问病史,进行全面的体格检查和必要的辅助检查,明确诊断后才能选择合适的物理因子治疗处方对患者进行治疗,选择物理因子治疗处方时注意要根据物理因子的理化特性、生物学效应、治疗作用及患者自身存在的禁忌证等因素综合考虑。对于不同疾病的发生、发展过程,治疗师应有针对性地确定治疗计划,开具物理因子治疗处方。

（二）选择原则

1. 物理因子的选择　在明确诊断的前提下,了解患者目前的病情以及患者的康复目标,基于物理因子的特性和一些循证医学、临床依据优先选择效果最佳的物理因子治疗方法,重点解决现阶段患者最主要的问题。同时应根据患者的年龄、性别、职业、生活习惯、身体状况以及耐受程度等因素多方面综合考虑。

2. 参数的选择　相同的物理因子在选择不同的参数治疗时,其治疗效果是不同的。相同物理因子对同一个患者在疾病发展的不同阶段的最佳治疗参数也是随着调整。因此,应根据病情,适时选择和调整治疗参数。如使用神经肌肉电刺激疗法时,选择三角波治疗失神经支配的肌肉,选择方波刺激正常神经支配的肌肉;急性疼痛时采用无热量短波疗法进行治疗,而治疗慢性疼痛时则选择微热或温热量疗法。

3. 部位的选择　治疗部位的正确选择是保证物理因子治疗效果的关键,在选择部位时要考虑整体与局部之间的关系。在局部治疗时,应注意仪器与病变部位的正确位置关系;对于疼痛综合征、内脏或功能性疾病,不仅限于对局部进行治疗,还可应用上病下治、左病右治、近病远治、内脏联系体表投影区等方式进行治疗。

4. 剂量的选择　物理因子治疗的剂量包括刺激强度和刺激时间。应该根据病情的需要选择治疗剂量,剂量过低达不到治疗效果,剂量过高可能产生不良反应。一般来说,小剂量产生兴奋作用,大剂量产生抑制作用。例如,用超短波治疗急性感染,应用小剂量可以提高免疫力,抑制感染发展;应用大剂量则出现相反的抑制免疫力现象。

5. 疗程的确定　大多数物理因子治疗无法一次达到理想的治疗效果,需要多次的积累才能达到一定的强度,产生长时程效应。因此,需要患者具有较高的依从性。疗程的长短根据病情、人体的适应性、物理因子的性质和治疗目标等因素决定。一般来说,急性病疗程短,为 5～10 天;慢性病疗程长,为 10～20 天。如果已经达到治疗目标,则应及时停止治疗,如有必要再进行第 2 个疗程则应设置一个间歇期,保证患者有恢复调整的时间,间歇期一般为 2～4 周,甚至 1～2 个月。如果连续治疗,可能会造成积累后作用过强,不仅不能提高疗效,还有可能对患者带来不利影响,产生适应性反应或不良反应。同一种物理因子 1 年内应用次数不宜超过 3～4 个疗程。另外,在物理因子治疗过程中,应注意观察、区分治疗反应情况。如果在治疗中患者出现头晕、头痛、出冷汗、心慌、恶心等不适症状,或治疗局部出现疼痛、皮疹、水疱等,应及时调整治疗剂量或改变治疗方法。

（三）物理因子的综合治疗

由于疾病的发生和发展是复杂的,因此治疗手段与方法也应是多样的。采取物理因子治疗的同时,应充分考虑局部与整体、药物与营养及心理与社会等综合因素。综合治疗是指物理因子与以上因素之间以及两种以上物理因子之间综合应用的治疗方案。根据综合治疗的特点,应注意以下几方面内容。

1. 物理因子间的综合应用　为了缩短治疗时间、提升治疗效果,临床中经常使用两种或两种以上物理因子进行综合应用。物理因子综合应用方式有多种,有的同时应用,也有同日先后应用,还有逐日交替应用。不同性质的物理因子间，有些可产生叠加作用加强疗效，如超短波疗法与紫外线疗法联合治疗急性蜂窝织炎时，疗效优于单一疗法的治疗效果。而有些则会相互抑制而减弱疗效。我们在综合应用中应该注意：①治疗作用基本相同的物理因子不宜同日综合应用，以免由于剂量过大、刺激过强对人体产生副作用。如超短波与微波、调制中频电与间动电、不同形式的水疗等。②具有相互拮抗作用的物理因子不能综合应用。如不可在紫外线疗法后进行具有热效应疗法的治疗。③避免物理因子综合应用对患者造成过大负荷或引起患者疲劳，过度治疗不利于机体激发生理调节机制。

2. 物理因子与药物的综合应用 同物理因子之间的综合应用一样，物理因子与药物的综合应用对人体也可以产生相互协同或相互拮抗的作用。如使用直流电、超声波、光疗法同时进行皮肤和黏膜的给药，既可以促进局部组织对药物的吸收利用，增强物理因子的疗效，也可以避免与注射相关的感染风险；使用肌肉松弛药物后，综合应用缓解痉挛的热疗、冲击波、电刺激痉挛肌的拮抗肌等疗法可以增强药物的疗效，有效改善肢体痉挛。但在理疗部位进行药物注射封闭治疗会减弱经皮神经电刺激疗法等的效果，所以不宜同日综合应用。

3. 物理因子与其他治疗方法的综合应用 如使肌电生物反馈训练与主动性随意运动训练相整合，使水中治疗技术与日常生活活动(activity of daily living, ADL)训练相整合。两种或多种方法配合得当，可取得事半功倍的效果，配合不当则影响治疗效果。

三、物理因子治疗处方的内容及要求

（一）物理因子治疗处方单书写要求

物理因子治疗处方单主要包括以下几个方面，样例见表 1-2。

表 1-2 物理因子治疗处方单样例

姓名	张某	性别	女	年龄	49	职业	职员
科别	康复科	就诊日期		20××年×月×日		病历号	245

主诉：

左肩关节疼痛、活动受限 5 天。

主要体征：

肩活动受限，以肩前屈、外展、内外旋活动受限明显。

辅助检查：无

诊断：肩袖损伤

治疗医嘱	治疗方法：超短波治疗
	治疗部位：左肩部
	治疗方法：对置法
	治疗强度：无热量
	治疗时间：15min/次，1 次/天
	治疗疗程：连续 10 天

治疗记录：

复诊记录：

复诊记录：

复诊记录：

治疗小结：

1. 一般项目　康复医师应记录患者姓名、电话、性别、年龄、职业、病历号、科别、日期等。记录患者主要诊断、合并史及过敏史。

2. 治疗医嘱　治疗医嘱的内容包括治疗种类、治疗部位、治疗时间、治疗频次、疗程及注意事项等。若有两种及以上物理因子治疗，应注明先后顺序、间隔时间，最好在治疗处方单上用示意图的形式标出治疗部位及治疗方法。

3. 治疗记录　治疗师在对患者进行治疗操作后，记录治疗日期、有无不良反应，并签名。

4. 复诊记录　患者复诊时，康复医生负责记录复诊日期，病情转归和治疗反应。如需要调整治疗内容时，应注明调整日期、调整项目、调整后示意图，记录疗程或复诊日期并签名。

5. 疗效判定　治疗疗程结束后，根据患者的诊察结果，及时在治疗单上做出疗效判定，必要时写治疗小结并签名。

（二）物理因子治疗处方单的具体内容及相应要求

1. 物理因子治疗的种类　根据患者的病情选择物理因子治疗的种类，先解决患者最需要解决的首要症状，如果有条件可进行综合治疗，注意选择物理因子时考虑患者的合并症、过敏史等因素。

2. 物理因子的规格　治疗时要根据治疗需要选择不同的规格。如超短波治疗机有 50W 与 200W 之分；紫外线有冷光低压与高压汞灯光源之分；当使用药物离子导入时，应写明药物的浓度及导入极的极性等。

3. 治疗部位　应按照解剖学名称书写治疗部位，详细记录左、右、单、双侧等位置信息，如有需要还应记录仪器距离体表的距离、治疗面积的大小等，同时在图示中进行标明。如红光照射双侧髋部，灯距 40cm。

4. 治疗方法　同一种物理因子在治疗时可以根据病情的需要采用不同的治疗方法和方式。例如，电疗时，电极摆放有对置法和并置法之分；紫外线治疗时有中心重叠照射法、多孔照射法、节段照射法等；超短波治疗时电极放置有对置法、并置法；超声波疗法有固定法、移动法、水下法等。治疗时应标明使用的电极规格，摆放的特殊要求等。同一种物理因子在治疗时可以根据病情的需要采用不同的治疗剂量。

5. 治疗时间与频次　一般治疗是每日 1 次，反应强的治疗可以隔日 1 次，特殊治疗可以每日 2 次，或者每周 5 次；治疗时间随治疗方式和目的不同各有差异；同时进行两种或两种以上治疗时，一定要标明治疗的先后顺序；最后，应标明总治疗次数和疗程以及复诊的时间。

6. 处方图示　处方除了以文字的形式记录外，常同时用图示的方式标记。在人体标准解剖姿势图示上标记治疗的部位和方法等以便于操作者理解并执行。图示应尽可能做到图样简洁、清楚，不宜过于复杂，文字处方必须与图示一致。

第 4 节　物理因子治疗技术的发展简史及发展前景

一、物理因子治疗技术发展简史

物理因子治疗方法，最早可以追溯到石器时代，原始人利用阳光、石针以及水等来治疗疾病。山东省日照市曾出土两枚新石器时代的殉葬砭石针，尖端为锥形，古人用其刺破痈肿、排出脓血、调和经气。砭石针的发现，为针刺技术起源于原始时代提供了可靠的证据。古希腊医生希波克拉底利用阳光、空气、水等自然疗法来增强体质、预防疾病，被认为开创了物理因子治疗的先河。

公元前 400 年左右，古希腊的渔民们在捕鱼的时候，被一种电鱼击伤，原先有关节疼痛的人发现被电之后疼痛竟然逐渐好转；17 世纪，人们使用静电疗法治疗自主神经功能紊乱和失眠，取得了良好的疗效，开启了人工电疗法的先河。随着电能技术的不断进步，人们逐渐掌握了利用电流、电压、电脉冲、无线电磁波等技术来治疗疾病。18 世纪 Galvani 利用电流引起肌肉收缩治疗疾病，是应用最早的电疗之一，如今经过改良的经颅直流电刺激还可以直接作用于头部，调节大脑皮质的兴奋性；19 世纪 Farndy 发现了感应电，此后低、中频电疗法逐渐得到了广泛的应用；20 世纪 30 年代，随着电子技术的发展，开始出现超短波疗法来治疗急性炎症，此后短波、微波相继出现，在消炎、镇痛的治疗中发挥了重要的作用；20 世纪 60 年代 Liberson 应用电刺激腓神经成功矫正了足下垂，使康复医学工作者开始重视功能性电刺激在运动功能恢复中的作用，如今功能性电刺激已成功应用于运动控制、呼吸、膀胱及直肠肌肉功能障碍的治疗。

光疗的应用始于日光浴，希波克拉底第一个应用日光治病，通过日光的照射提高抗病能力、增强骨骼发育；公元 2 世纪有记载光疗对肺结核、皮肤和佝偻病有较好疗效；1666 年，Isaac Newton 成功用三棱镜将日光分解为红、橙、黄、绿、青、蓝、紫的七色色带；1800 年英国物理学家 Hershel 在研究光谱热作用时发现，除红色光谱以外的不可见光热作用更强，他将这种红光以外肉眼不可见的光线称为红外线或热射线；1801 年德国物理学家 Riter 通过研究证明，在紫色光以外也有种看不见的射线，具有很强的化学作用，于是称这种射线为紫外线或化学射线。人工光源的光疗法始于 18 世纪末至 19 世纪中期，人们利用光的不同特性来治疗疾病。丹麦医生 Niels Finsen 应用碳精电弧灯光疗法治疗寻常性狼疮；20 世纪 20 年代 Goeckerman 使用外用煤焦油联合高压水银蒸汽灯光的方法治疗银屑病，取得了良好的疗效，成为现代光治疗学的开端。1960 年，Maiman 博士发明了第一台红宝石激光器，而后人们利用不同介质产生了不同颜色、不同波长、不同功率的激光，使激光技术得到了飞速的发展；近些年来，人们开始将采用特殊发散技术的高能量激光用于治疗，可快速有效地覆盖大面积的治疗靶点，有效刺激深层组织，起到良好的抗感染、镇痛、消肿等治疗作用，大大提高了激光疗法的疗效和效率。

我国是最早发现和应用磁疗的国家，《神农本草经》中记载磁可治"周痹风湿、肢节肿痛"；春秋时期，扁鹊曾用磁石做枕，为秦穆公治疗偏头痛；唐代冯赞所著的《云中杂记》中记述："益精者，无如磁石，以为益枕，可老而不昏，宁王宫中多用之。"这是全世界第一个磁疗方法治疗亚健康的记录。公元 129 年古希腊医生盖伦用磁石治疗腹泻；公元 502 年古罗马医生 Aetus 发现手握磁石可以减轻手足疼痛、痉挛、惊厥；16 世纪，Paracelsus 用磁石治疗脱肛、水肿、黄疸等疾病；19 世纪末出现了磁椅、磁床、磁帽等磁疗用品。近几十年来，随着对生物磁学和磁性材料的不断研究，磁疗有了飞速的发展。1985 年，英国 Barker 教授发明了经颅磁刺激仪；2009 年，我国也研发出了经颅磁刺激设备，其通过产生高强度磁场，能够直接作用于中枢神经系统，调节脑内代谢和神经电生理活动，并在临床得到了广泛应用，效果颇佳。此外，我国还开展了耳磁疗法和穴位磁场疗法等，颇具特色。

公元 2 世纪以前，《黄帝内经》一书中就有用水治病的记载。最初的水疗主要是通过浸泡给予皮肤温度、压力及化学刺激。19 世纪初期，水疗创始人 Vincent Priessnitz 提出，水可以把人体毒素排出体外从而治疗疾病。20 世纪 80 年代中期以后，由于康复医学的崛起，水疗的康复价值被不断发掘。水的浮力能够降低关节所承受的压力，阻力可以随水流速度的改变而改变，利用水的浮力、阻力可以让患者在水中进行肌力、耐力、平衡、步行训练等，比地面运动安全得多。现在，水疗被广泛应用于运动训练、运动损伤、脑卒中、孤独症、烧伤瘢痕等疾病康复治疗中。

二、物理因子治疗技术发展前景

1919 年后，现代物理因子治疗开始兴起，电诊断和电治疗技术得到飞速的发展，1945 年后更是推动了物理因子治疗技术的发展，加速了康复医学的形成。随着科技的进步，脉冲电刺激技术、功能性电刺激技术、经颅磁刺激、经颅直流电刺激、体外冲击波、聚焦超声技术等逐渐被研究出来，并已在临床和科研中得到应用。物理因子治疗仅有一百多年的发展历史，是一个正处于发展阶段的年轻学科，随着医学模式的转变、人类科技的进步以及生活水平的提高，物理因子治疗技术作为康复医学中重要的治疗手段之一，也势必拥有更广阔的发展前景。

（一）将物理因子治疗技术推广到所有临床相关科室

随着社会人口老龄化的不断进展，截至 2020 年 11 月中国 60 岁以上的老年人口超 2.6 亿人，预计 2050 年我国老年人口将接近 5 亿，慢性病导致的各类伤残人口数量将会显著增加，迫切需要物理因子治疗技术作为康复的重要手段。然而，目前物理因子治疗技术主要应用在各个医院的康复科，无法满足日益增加的人民需要，应向各临床相关学科进行技术推广覆盖，力求各专科科室医生均会使用相关设备。

（二）大力发展研究中西医结合物理因子治疗

单纯使用中医或西医物理因子治疗方法难以得到满意的疗效，故应考虑中西医结合的方法进行治疗，目前应用经穴低中频电疗法、经穴激光照射法、经穴微波针灸法、经穴磁场疗法、经穴超声波疗法等都取得了一定经验，将传统医学辨证施治理论应用于理疗，也给现代理疗赋予了新的内容。

（三）应用现代科技成就进行创新

应用生物物理学、生物化学、细胞生物学、分子生物学、超微结构、功能形态学、微循环生理病理学、神经解剖学、神经化学、免疫学、生物控制论和信息论等现代科学技术成就，结合临床的应用，创新了局部加温治癌、电刺激镇痛、磁场治疗毛细血管瘤、光因子血管腔内照射治疗高血脂和心脑血管病、光敏诊断和治疗恶性肿瘤等，均取得了显著的疗效。

自 测 题

A₁ 型题

1. 物理因子治疗作用中不包括（　　　）
   A. 消炎作用
   B. 抗菌作用
   C. 抗病毒作用
   D. 缓解痉挛
   E. 镇痛作用

2. 以下哪项不属于低频电疗法（　　　）
   A. 电兴奋疗法
   B. 感应电疗法
   C. 电睡眠疗法
   D. 干扰电疗法
   E. 间动电疗法

3. 以下哪项不属于高频电疗法（　　　）
   A. 高频电热疗法
   B. 超短波疗法
   C. 短波疗法
   D. 共鸣火花疗法
   E. 微电流疗法

4. 以下哪项不属于热疗法（　　　）
   A. 湿热袋敷疗法
   B. 泥疗法
   C. 中药熏蒸疗法
   D. 石蜡疗法
   E. 高频电热疗法

5. 关于物理因子的选择，下列错误的是（　　　）
   A. 根据患者情况综合考虑
   B. 治疗参数一经确定不可更改
   C. 选择部位时要考虑整体与局部的关系
   D. 治疗剂量不是越大越好
   E. 疗程之间应有间隔时间

（武　亮）

第2章 直流电疗法

 案例 2-1

王某，男，28 岁，职员，因"右侧口角向对侧歪斜，右眼闭合不全 2 天"就诊。查体：右侧乳突区压痛，额纹消失，右眼闭合不全，右侧鼻唇沟变浅，抬眉试验（＋），鼓腮试验（＋），示齿试验（＋），临床诊断：急性面神经炎（右侧）。

问题：1. 请问该病例适合哪种康复治疗计划？
2. 针对患者右侧面部情况，简述其直流电药物离子导入疗法的药物选择及方法。

第 1 节　常规直流电疗法

一、概　述

直流电疗法（galvanization，direct current therapy）指应用小强度、低电压的平稳直流电作用于人体一定部位以治疗疾病的方法，是最早应用的电疗法之一。随着物理学、电工学、电化学的发展，在生理学、电生理学和临床医学的基础上，直流电疗法成为理疗学中的一个组成部分。目前，虽然单纯应用直流电疗法较少，但它是离子导入疗法和低频电疗法的基础，而且对静脉血栓、慢性炎症、溃疡、骨折的愈合等有比较明确的疗效。

二、治疗原理与作用

（一）原理

直流电是一种电流方向不随时间变化的电流。人体内含有各种复杂的成分，按其导电性来说有能导电的电解质成分（体液、胞质中的离子等）和不能导电的电介质成分（干的毛发、指甲）等。组织的导电性与含水量有直接关系，含水量越多的组织导电性越好。

人体体液中的阳离子主要有 K^+、Na^+、Ca^{2+}、Mg^{2+}等，而阴离子有 Cl^-、HCO_3^-、HPO_4^{2-}、SO_4^{2-}、有机酸离子和蛋白质等，所以人体组织是能导电的。直流电疗时两电极间存在电位差，使人体组织内各种离子沿一定方向移动而形成电流。人体组织在直流电作用下，产生离子移动引起组织间体液、离子浓度比例的变化是直流电疗法生物理化作用基础。

在直流电电场的影响下，由于电荷同性相斥、异性相吸的关系，带正电荷的向阴极迁移，带负电荷的向阳极迁移，体内进行着电解、电泳、电渗。K^+、Na^+的迁移绝对速度比 Ca^{2+}、Mg^{2+}快，通电一定时间后，阴极下 K^+、Na^+相对增加，阳极下 Ca^{2+}、Mg^{2+}相对增加，体内的离子浓度、蛋白质、细胞膜通透性、胆碱酯酶、pH 等从而产生变化（表 2-1）。这些变化可以扩张血管，促进局部血液循环，改善局部的营养代谢，加快骨折愈合，调整神经系统功能等。

表 2-1 通直流电时阴阳极下组织生理学作用

作用	阳极	阴极
电极下 pH	<7（酸）	>7（碱）
含水量	↓	↑
对组织细胞影响	使其致密	使其疏松
对蛋白质影响	凝固	分解
细胞膜通透性	↓	↑
离子浓度	Ca^{2+}、Mg^{2+}相对↑	K^+、Na^+相对↑
对神经影响	镇静	兴奋
胆碱酯酶的活性	↑	↓
组织兴奋性	↓	↑

（二）生理学作用

1. 对血管和血液循环的影响　经直流电治疗后，可发现电极下皮肤充血潮红，局部血液循环量可增加 140%左右，效果可持续 30～40min 以上，这种作用在阴极下更显著。因为局部小血管扩张，血液循环改善，可改善局部的供氧情况，改善营养和代谢，从而提高细胞的活力，加速代谢产物的排出，因此直流电有抗炎、提高组织功能、促进再生过程等作用。血管舒缩反应是机体对外界刺激最普遍的生理反应之一，直流电可以改变局部组织内理化性质，刺激神经末梢，通过轴索反射和节段反射而引起小血管扩张。此外，直流电的作用影响蛋白质的稳定性，有微量蛋白质变性分解而产生一些分解产物，也有扩张血管的作用。

2. 对组织水分的影响　电势的作用使直流电疗时 H_2O 向阴极移动，阴极下含水量增多，而阳极下组织有不同程度的脱水。利用阴极的作用，可使水分向干燥的组织、瘢痕集中，促进伤口肉芽生长，松解粘连、软化瘢痕和促进消散；相反，阳极可使局部组织脱水，皮肤干燥，可减少渗出，治疗局部水肿、多汗症。

3. 对静脉血栓的影响　较大电流强度的直流电有促进静脉血栓溶解退缩的作用。

4. 对细胞代谢的影响　人体内许多物质总是溶解或悬浮在水中，在直流电作用下，水在两极下可离解为 H^+ 和 OH^-，氯化钠在体液中离解为 Na^+ 和 Cl^-，通电后，阴极的 Na^+ 和 OH^- 结合生成强碱（氢氧化钠），而阳极下 Cl^- 和 H^+ 结合生成强酸（盐酸）。人体蛋白质的等电点偏酸，酸能使组织蛋白接近等电点而沉聚凝结，而碱能使蛋白质分离溶解，细胞膜系由蛋白质和类脂等物质构成，因而在阳极下蛋白质聚集，膜组织致密，物质经膜交换困难，代谢降低；而阴极下蛋白质分散，膜组织疏松，物质经膜交换增快，代谢加强，可用于治疗慢性炎症和长期不愈合的溃疡。

5. 对骨折愈合的作用　微弱直流电阴极有促进骨折愈合的作用。有研究认为微电流可以通过改变细胞的微环境而对细胞发生作用。已知阴极下氧的消耗增加并产生氢氧根，因此使局部组织中的氧分压降低，阴极周围的 pH 提高。

6. 对神经系统和骨骼肌的影响　直流电对神经系统功能有明显的影响，当通过弱或中等强度的直流电时，阳极下 Ca^{2+}、Mg^{2+}增加，Ca^{2+}作用于神经组织时，轴突髓鞘致密，轴突紧缩，水分减少，由于膜变致密，阻碍了离子通过细胞膜，不利于除极，神经兴奋性降低；而阴极下 Na^+、K^+增加，K^+增加可以使膜疏松，通透性增大，离子通过细胞膜较前容易，细胞膜除极兴奋，神经兴奋性升高。当通电时间较长或电流强度较大时，阴极下会由兴奋性升高转向降低；如果通电时间很长或者电流强度进一步增大，阴极下兴奋性甚至可能完全消失，称为阴极抑制。这是因为 K^+ 的浓度进一步增高时，细胞膜结构更加疏松，通透性过度增高，完全失去了对离子的选择性阻挡作用，不能维持正常的膜电位，而神经失去了产生兴奋性的基本条件。

（1）对皮肤感觉神经的影响　直流电作用于人体皮肤时，可刺激感觉神经末梢引起针刺样感觉，在电流增减过快时，还可引起灼痛感觉，上述感觉可随通电时间的延长而减弱以致消失，出现轻微的温热感，因此在做治疗之前要向患者解释清楚，以达到充分配合。

（2）对运动神经和骨骼肌的影响　1871 年 DuBois-Reymond 发现缓慢增加直流电的电流强度并不能引起肌肉收缩，只有迅速增加电流或迅速减弱电流，才能产生一次肌肉兴奋。因此用断续直流电刺激神经干或骨骼肌时，在直流电通断瞬间引起神经肌肉的兴奋而出现肌肉收缩反应。

（3）对中枢神经的影响　直流电对中枢神经系统的兴奋和抑制过程有调整作用，即在兴奋与抑制过程失调情况下，直流电有使之正常化的作用。当头部通直流电时，可出现高级自主神经中枢方面的反应，例如，通过血管运动中枢，可使脉搏减慢、周围血管扩张。

（4）对周围神经的影响　直流电有改变周围神经的兴奋性、改善组织营养、促进神经纤维再生和消除炎症等作用。

（5）对脑神经和感觉器官的影响　直流电对前庭器官、味觉器官和听神经、嗅神经、视神经等均有兴奋作用而引起相应的反应。

（三）治疗作用

1. 镇静作用　在通常应用中，使用直流电或以阳极为主的电极，可产生镇静、催眠和缓解痉挛的治疗效果。

2. 消炎、镇痛、促进伤口愈合、软化瘢痕　直流电能改变细胞膜的渗透性，从而引起充血，增强血液循环。阳极可以减少水肿和渗出，促进炎症病理产物的排出，起到消炎、镇痛作用。阴极可以改善局部组织营养，促进伤口、溃疡愈合，可用于慢性感染和久不愈合的溃疡等治疗。临床上直流电常用于治疗关节、肌肉、神经和五官科的炎症，以及周围神经损伤、末梢血液循环不良等病症。

3. 对自主神经和内脏功能的调节作用　在直流电的影响下，特别是在有关反射区通电时，可改善自主神经失调及张力不足等情况，对内分泌腺的功能也具有调节作用。

4. 其他作用　在脊柱部位作上行电流通电法则能降低血压、增高肌肉张力；作下行电流通电法，可使血压升高、肌张力降低。阴极还有促进骨痂生长、骨折愈合的作用。阳极可使血栓退缩，促进静脉血栓溶解；阳极下局部皮肤干燥，用于治疗多汗症。利用直流电的电解作用，可进行电解去毛和除去皮肤赘生物等。微弱直流电很接近生物电的电流强度，可刺激心脏反射区的皮肤感受器，改善心肌缺氧缺血状况，促进心肌兴奋性、传导性正常化，用于消除心律不齐和恢复心室收缩功能。

三、治 疗 技 术

（一）设备

1. 直流电疗机　电压在 100V 以下，能输出经整流滤波的 50～100mA 直流电，输出插口应标明阳极（＋）、阴极（－）极性。直流电疗法既可用于局部治疗，也可用于全身治疗，还可将电极放入人体体腔内进行治疗，以及进行电水浴疗法等。直流电疗机如图 2-1 所示。

2. 附件

（1）导线　每台直流电疗机至少有 2 条分叉导线或 1 条导线分为两支线，以不同颜色区分阳极和阴极，一般红色为阳极导线。导线应有柔韧性，外表绝缘良好。

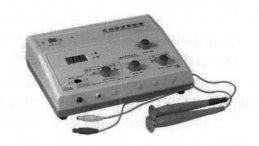

图 2-1　直流电疗机

（2）电极　多采用 0.10～0.15cm 厚的铅板，或 0.3cm 厚的导电橡胶板，制成不同大小的矩形或圆形电极，或用于面部、乳房、肩部、下颌区的特殊形状电极。

眼杯电极为底部插有碳棒或白金丝电极的玻璃杯。子宫颈电极为中央有碳棒电极的玻璃管。阴道、直肠电极为外缠 1cm 厚纱布、棉花的碳棒电极。

（3）导线夹　连接导线与电极，应能咬合紧、形状小巧、绝缘良好。如导线与铅板电极直接焊接，或导线插头直接插入导电橡胶电极的插口，则无需导线夹。

（4）衬垫　常用无染色、吸水性好的棉织品，一般用 10 层白绒布叠成厚 1cm 左右缝制而成，四角剪成圆形。铅板电极的衬垫应厚 1cm，导电橡胶电极的衬垫应厚 0.3～0.4cm。衬垫的形状应与其电极相应，但其面积应大于电极，其各周边应大出电极各周边约 1cm，衬垫角应有鲜明的极性标志。也可以在衬垫的一面缝一层单布，使之成为可以插入电极的布套，使电极不易从衬垫上滑下。

（5）其他用品　煮锅两个（分别用于阴极、阳极衬垫煮沸消毒）、长夹（夹取煮锅内衬垫用）、绝缘布（覆盖电极、垫导线夹用）、沙袋（压迫固定电极用）、固定带（捆绑固定电极用）。

3. 电极放置及尺寸　电极放置方法分为对置法和并置法两种。

（1）对置法　适于局部或较深的病灶，两个电极分别放置在身体某部位的内外两侧或者前后面，对置法多用以治疗头部、躯干、关节及内脏等部位的疾病。

（2）并置法　适于浅表、长度大的病灶，两个电极放在躯体的同一侧面，如左下肢前面的并置。并置法多沿着神经血管走行方向，治疗周围神经或血管疾病。

此外，还有斜对置法，用于带状疱疹、肋间神经痛的治疗等。电极的不同放置方法，是为了让电流更好地通过病变部位或需要作用的部位。

4. 电极的极性选择　根据要产生的治疗作用选择阴极或阳极，如要改善局部血液循环阴阳极皆可；如要软化瘢痕、促进骨折愈合选择以阴极为主的电极；而若要发挥消炎镇痛、减轻水肿作用，或治疗皮肤多汗症、血栓性静脉炎等选择以阳极为主的电极。

5. 电流强度和治疗时间

（1）直流电的治疗剂量　用电流密度计算，电流密度指单位衬垫面积的毫安数，单位为 mA/cm^2。为加强阳极或阴极的治疗作用，有时使用两个大小不同的电极，这时电极小的电流密度大，作用强，为主电极，放置于主要治疗部位；而相对较大的电极为副电极。一般计算直流电的治疗剂量时以主电极的面积计算。一般成人为 0.05～0.10mA/cm^2，儿童为 0.02～0.08mA/cm^2。作反射治疗时，电流密度为 0.02～0.03mA/cm^2；治疗冠状动脉粥样硬化性心脏病时，电流密度为 0.001mA/cm^2。电流密度可根据患者具体情况调节。

（2）治疗时间　一次的治疗时间多为 15～25min，每日或隔日 1 次，10～20 次为 1 个疗程。

（二）操作方法

（1）选好治疗所需电极及衬垫，铅板电极应予碾平，衬垫必须经过煮沸消毒，用于治疗时衬垫温度以不烫为度，湿度以拧不出水为度，将其展平。将电极放在衬垫上，或将电极插入衬垫的布套内，使电极的各边在衬垫各边之内约 1cm，将导线两端分别与电极和直流电疗机输出插口相接。

（2）患者取舒适体位，暴露治疗部位，治疗者检查患者局部皮肤有无破损，如有抓伤或擦伤，宜贴橡皮布或塑料布做绝缘处理，如破损严重则停止治疗；如患者局部毛发过多，宜用备皮刀剃去或用温水浸湿；如有感觉丧失，则不宜进行治疗。

（3）将衬垫紧密接触治疗部位皮肤，其上依次置以金属极板、胶布或塑料布，并酌情用沙袋、尼龙搭扣、绷带固定电极或由患者以自身体重将电极固定妥当。

（4）检查直流电疗机的电流分流器是否在所需位置（眼、耳、鼻、口等部位治疗需选用 0～10mA 小量程），输出旋钮是否在零位，极性转换开关是否指向正常位置，导线连接的极性须正确一致。分叉导线所连的两个电极应为治疗所要求的同一极性。然后打开电源，使直流电疗机预热。

（5）开始治疗前，向患者交代治疗时应有的感觉，如治疗部位应有均匀的针刺感或轻微的紧束感、蒂内尔征（蚁走感征）等；眼部或眼周治疗时可出现闪光感、色感；口周及鼻周治疗时可出现金属味和嗅觉反应；耳周治疗时可引起听觉反应，可听到"噼啪声"或"嗡嗡"响声；双侧乳突治疗时可出现眩晕和恶心等。

（6）以顺时针方向缓慢旋转电位器，调节电流，使电流表指针平稳上升，逐渐增大电流强度，一般先达到所需电流强度的 1/2，并根据患者的感觉，待电流稳定，患者感觉明确后逐渐增加电流至所需强度。电流强度以衬垫面积计算，所达到的电流强度不要超过患者的耐受度。

（7）治疗完毕时，逆时针方向缓慢旋回电位器，调节至零位，切断电源。

（8）将电极和衬垫从患者身上取下，检查治疗部位皮肤有无异常，如皮肤有明显充血、刺激现象，应在局部涂甘油乙醇或其他护肤剂。

四、临床应用

（一）适应证

周围神经损伤疾病、自主神经功能紊乱、神经症、高血压病、关节炎、慢性炎症浸润、慢性溃疡、血栓性静脉炎、瘢痕、粘连、慢性盆腔炎、颞下颌关节功能紊乱等。

（二）禁忌证

高热、昏迷、恶性肿瘤（电化学疗法除外）、出血倾向、急性化脓性炎症、急性湿疹、心力衰竭、孕妇腰腹骶部、皮肤破损局部、金属异物局部、安装有心脏起搏器局部及其邻近部位、对直流电过敏者。

（三）注意事项

（1）使用直流电疗机前都需检查输出是否平稳、正常，各开关旋钮能否正常工作，导线、导线夹、电极、导线电极焊接点是否完整无损。导电橡胶电极有否老化、有无裂隙。直流电疗机的各部件均正常时方能用于治疗。

（2）治疗前去除治疗部位及其附近的金属物，在皮肤小破损处贴橡皮布或塑料布，或垫上绝缘布，以防止烧伤。

（3）主极与辅极等大，或辅极大于主极，两极可对置、斜对置或并置。

（4）衬垫有电极套时，应注意检查衬垫部分是否紧贴皮肤，严禁放反，而使电极与患者皮肤之间只隔一层单布。

（5）电极与衬垫必须平整，尤其在治疗体表弯曲不平的部位时，必须使衬垫均匀接触皮肤，通电时电流才得以均匀作用于皮肤，不会导致电流集中于某点。

（6）最好选用两种不同颜色的导线，以易于区别阳极、阴极，使连接正确无误。

（7）导线夹下必须垫以绝缘布，电极插头必须紧紧插入电极的导线插口中，切勿使导线夹和导线的金属裸露部分直接接触皮肤。

（8）在患者治疗过程中，操作者应经常检查电流表的指针是否平稳，是否在所调节的电流强度读数上，注意观察患者表情，询问患者电极下的感觉。对有局部感觉障碍、血液循环障碍的患者尤应注意巡视观察，防止烧伤。

（9）治疗中患者不得任意挪动体位，以免衬垫位置移动、电极脱落直接接触皮肤而发生烧伤。如患者感觉电极下有局限性疼痛或烧灼感，应立即调节电流至零位，中断治疗进行检查，检查电流强度是否过大、衬垫是否有滑脱、导线夹是否裸露直接接触皮肤、局部皮肤是否烧伤。对不符合要求的情况予以纠正或处理。如有皮肤烧伤，则应立即停止治疗，予以妥善处理。如直流电疗机无明显异常或错误，则可继续治疗。

（10）在患者治疗过程中，需调换电极极性或调节电流分流挡时，必须先将电流输出旋钮调至零位，再行调节。

（11）在治疗过程中，患者不得触摸直流电疗机或接地的金属物。

（12）治疗结束时应先调节电流至零位，关闭电源，才能从患者身上取下电极和衬垫。

（13）治疗结束后告诉患者不要搔抓治疗部位皮肤，必要时可使用护肤剂保护皮肤。

（14）治疗使用过的衬垫，必须彻底冲洗干净，煮沸消毒，整平后在阴凉处晾干备用。

（15）电极用于治疗后，必须用肥皂水刷洗，去除表面的污垢与电解产物。铅板电极应予碾平。破裂电极应予更换。

第 2 节　直流电药物离子导入疗法

一、概　述

借助直流电将药物离子经皮肤、黏膜或伤口导入组织内以治疗疾病的方法，称直流电药物离子导入疗法（electrophoresis）。在溶液中某些药物可以离解为离子，在直流电场的作用下，带电荷的药物离子产生定向移动。在阴极衬垫中，带负电荷药物离子被直流电阴极排斥（同性相斥）进入人体组织内；在阳极衬垫中，带正电荷的药物离子被直流电阳极排斥进入人体组织内。

二、治疗原理与作用

皮肤的角质层很紧密，电阻也很大，导电性差，药物离子不能穿透，但皮肤表面有大量的汗腺管口和毛孔，这些是药物离子进入人体组织的入口。药物离子直接导入皮肤的深度依据皮肤状况、药物性质、电压、电流强度以及通电时间而定，在临床治疗剂量的条件下，一般只能导入皮肤（深 1.0～1.5mm），深部病变采用药物离子导入治疗对病变不能起直接作用。药物离子进入人体皮肤组织，在皮内形成离子电势，缓慢地通过血液、淋巴循环分布全身，药物离子在皮内可停留数小时至数十天，因此药物离子导入法的药物作用持续时间比其他给药途径（口服或注射）的药物作用持续时间长。

（一）选择离子导入药物的原则

（1）药物在水溶液中可离解为带电部分，或能成为胶体微粒带电状态。但有些药物在水中溶解度小，而在乙醇中溶解度大，可以使用乙醇溶解配制的药液来进行导入。

（2）药物离子或胶体微粒的直径必须明显小于汗腺和皮脂腺排泄孔径。

（3）由于导入的药量小，必须选择用量较小即能生效的药物，如常用量为数毫克至 100mg 左右的药物。

（4）药物导入极性必须明确。

（5）药物成分应是提纯的，不含其他杂质，否则杂质离子会干扰药物离子的导入。

（6）药物制剂（水溶液）的性质，在室温下应是稳定不易变化的。有特殊疗效或特殊需要的药物，其溶液在室温下易变质，可每天临时配制或保存在冰箱中。

（7）药物水溶液的 pH 应合适，如阳极导入的药物 pH 不宜太小，阴极导入的药物 pH 不宜太大，以免加剧对皮肤的刺激或导致酸碱烧伤。

（8）贵重药物一般不宜大量使用直流电药物离子导入法，因导入时每次用药量较多，而实际的导入量较少，造成浪费。

（二）直流电药物离子导入疗法的特点

（1）可以把药物直接导入病灶局部，并在局部保持较高的浓度，因而特别适用于较表浅的病灶。直流电导入的药量是很少的，就全身来说，浓度是很低的；但是就局部表浅组织来说，比其他用药方法的浓度高。

（2）药物离子经直流电导入在皮肤内形成"离子高浓度区"，不像其他用药方法很快经血液循环排泄，所以导入的药物在体内贮存时间长，疗效持久。

（3）导入体内的是有治疗作用的药物成分，大量没有治疗价值的溶剂和基质不进入体内。

（4）除药物治疗作用外，同时有直流电的治疗作用，两者互相加强，其疗效比单纯的药物或直流电的疗效好。目前很少单用直流电疗法，多用直流电药物离子导入疗法。

（5）直流电药物离子导入疗法不损伤皮肤，无疼痛或胃肠道的刺激症状。

（6）直流电药物离子导入疗法兼有神经反射的治疗作用。直流电药物离子导入疗法治疗时，将一定面积的电极放置在身体某些部位，由于直流电引起组织内理化性质变化和药物在表层组织内存留，构成了对内外感受器的特殊刺激因子，通过反射途径引起机体的一定反应。特别是电极放置在某些神经末梢分布丰富的部位，通过感觉-自主神经节段反射机制而影响相应节段的内脏器官和血管的功能。

直流电药物离子导入疗法仍有一些不足之处，如导入的药量少，又无精确的计算方法，它还不能代替口服或注射用药。另外，还有作用表浅、电流强度小和缺乏深部组织的热作用等不足。

三、治 疗 技 术

（一）设备

（1）直流电药物离子导入疗法治疗仪及其附件的规格要求与直流电疗法相同。衬垫必须注明阳极或阴极，必要时不同药物应使用不同的衬垫。此外，还需备有浸药用的滤纸或纱布，其形状、面积与衬垫相同。眼杯法治疗应采用特制眼杯电极。其他用品有沙袋、固定带等。

（2）根据所治疗病症的需要选择不同的药物，导入用的药物必须具备以下条件：①易溶于水；②易于电离、电解；③需导入的药物有效离子及其极性明确；④成分纯；⑤局部用药有效；⑥一般不选用贵重药物。用于直流电离子导入的药物必须新鲜、清洁、无污染。

碱性药物、生物碱药物的有效药物离子带正电荷，从阳极导入；酸性药物、黄酮类药物的有效药物离子带负电荷，从阴极导入。

青霉素、链霉素等抗生素用于离子导入以前必须先做过敏试验，过敏试验阴性时方能用于离子导入治疗，并且治疗时应采用非极化电极以免药物破坏。常用于直流电药物离子导入疗法的药物见表 2-2。

表 2-2　直流电药物离子导入疗法常用药物

药物名称	导入物质	极性	浓度	主要作用	主要适应证
氯化钙	钙	+	3%～5%	保持神经、肌肉的正常反应性，降低细胞膜通透性，抗炎收敛	神经炎，神经根炎，局限性血管神经性水肿，神经官能症，异常子宫出血，过敏性结肠炎，氢氟酸烧伤
硫酸镁	镁	+	3%～5%	降低平滑肌痉挛，舒张血管，降低血压，利胆	高血压，冠状动脉粥样硬化性心脏病，肝炎，胆囊炎
硫酸锌	锌	+	0.25%～2.00%	降低交感神经兴奋性，收敛杀菌，改善组织营养，促进肉芽生长	溃疡病，慢性胃炎，创面，过敏性鼻炎
氯化钾	钾	+	3%～5%	提高神经、肌肉组织兴奋性	周围神经炎，周期性瘫痪
碘化钾	碘	−	1%～5%	软化瘢痕，松解粘连，促进慢性炎症吸收	瘢痕增生，术后粘连，神经根炎，蛛网膜炎，角膜混浊，视网膜炎
氯化钠	氯	−	3%～5%	软化瘢痕，促进慢性炎症吸收	瘢痕增生，慢性炎症，退行性骨关节病
硫酸铜	铜	+	0.5%～2.0%	抑制浅部真菌，抑制病毒	疱疹性结膜炎，结膜炎，手足癣
氟化钠	氟	−	1%～3%	加强牙质，减弱牙齿对冷热的传导	牙本质过敏
氯化锂	锂	+	2%～5%	加强尿酸盐的溶解	痛风性关节炎，神经炎，神经痛，肌炎
硝酸银	银	+	1%～3%	杀菌，抗炎，收敛腐蚀组织	溃疡，真菌性炎症
水杨酸钠	水杨酸	−	3%～5%	镇痛，抗风湿	风湿性关节炎，神经痛，巩膜炎，虹膜炎
枸橼酸钠	枸橼酸	−	1%～5%	抗凝剂	类风湿关节炎的关节肿胀

续表

药物名称	导入物质	极性	浓度	主要作用	主要适应证
阿司匹林	阿司匹林	−	2%～10%	解热,镇痛,抗风湿	风湿性关节炎,神经炎,神经痛,肌炎,肌痛
氨茶碱	氨茶碱	+	1%～2%	松弛支气管平滑肌,扩张冠状血管	支气管哮喘,冠状动脉粥样硬化性心脏病
盐酸组胺	组胺	+	0.01%～0.02%	使微循环血管舒张,通透性增高	静脉炎,血栓闭塞性脉管炎,扭伤
盐酸苯海拉明	苯海拉明	+	1%～2%	抗组胺,抗过敏	过敏性鼻炎,局限性血管神经性水肿,皮肤瘙痒症
盐酸普鲁卡因	普鲁卡因	+	1%～5%	局部麻醉,降低组织兴奋性	各种疼痛(用于镇痛时加入适量肾上腺素),溃疡病,高血压,脑水肿,脑外伤后遗症
盐酸氯丙嗪	氯丙嗪	+	1%～2%	降血压	神经官能症,高血压,皮肤瘙痒症
溴化新斯的明	新斯的明	+	0.02%～0.10%	缩瞳,加强胃肠蠕动,提高膀胱平滑肌张力	青光眼,尿潴留,肠麻痹,重症肌无力,面神经麻痹
硝酸毛果芸香碱	毛果芸香碱	+	0.02%～0.10%	缩瞳,加强肠蠕动,提高膀胱平滑肌张力	青光眼,尿潴留,肠麻痹
硫酸阿托品	阿托品	+	0.02%～0.10%	散瞳,缓解平滑肌及微血管痉挛,抑制汗腺、唾液腺分泌	虹膜炎,虹膜睫状体炎,胃肠道痉挛,多汗症
盐酸肾上腺素	肾上腺素	+	0.01%～0.02%	使皮肤、腹腔内脏血管收缩,骨骼肌、心肌血管舒张,支气管平滑肌松弛,抗过敏	支气管哮喘,过敏性鼻炎
盐酸麻黄碱	麻黄碱	+	1%～2%	使皮肤、腹腔内脏血管收缩,支气管平滑肌松弛	支气管哮喘,过敏性鼻炎
青霉素钠盐	青霉素	−	1万～2万IU/ml	对革兰氏阳性菌、革兰氏阴性球菌有抑制杀菌作用	浅部组织感染
硫酸链霉素	链霉素	+	0.02～0.05g/ml	对革兰氏阴性球菌、结核菌有抑制作用	结核性感染
盐酸金霉素	金霉素	+	0.5%～1%	抑制多数革兰氏阳性菌、革兰氏阴性菌	浅部组织感染
氯霉素	氯霉素	+	0.5%～1%	抑制革兰氏阳性菌和阴性菌,尤其对革兰氏阴性菌作用较强	眼、耳、浅部组织感染
红霉素	红霉素	+	2%	对革兰氏阳性菌和阴性菌有抑制和杀菌作用	皮肤软组织感染、呼吸道感染(包括肺炎)
盐酸硫胺	维生素 B_1	+	1%～2%	参加体内糖代谢过程,维持神经、消化系统正常功能	多发性神经炎,周围神经损伤,溃疡病
维生素 B_{12}	维生素 B_{12}	+	50～100μg	抗恶性贫血、神经炎、肝炎	神经炎,神经痛
抗坏血酸	维生素 C	−	2%～5%	与结缔组织形成有关,促进伤口愈合,增强抵抗力	角膜炎,冠状动脉粥样硬化性心脏病
烟酸	烟酸	−	0.5%～1.0%	促进细胞新陈代谢,扩张小血管	神经炎,脑血管痉挛,冠状动脉粥样硬化性心脏病,血栓闭塞性脉管炎
肝素钠	肝素	−	5000IU	抗血液凝固	冠状动脉粥样硬化性心脏病,浅血栓静脉炎
胰蛋白酶	胰蛋白酶	−	0.05%～0.10%	加速伤口净化,促进肉芽生长	感染伤口,肉芽生长不良,血栓性脉管炎,痛经

续表

药物名称	导入药物	极性	浓度	主要作用	主要适应证
透明质酸酶	透明质酸酶	+	50～100IU	提高组织通透性，促进渗出液吸收	局部外伤肿胀，血肿，注射后吸收不良，瘢痕，硬皮症
氢化可的松	氢化可的松	+	10～20mg/次	抗炎，脱敏	类风湿关节炎，变态反应性疾病
硫酸小檗碱	小檗碱	+	0.5%～1.0%	对革兰氏阳性菌及某些革兰氏阴性杆菌有抑制作用	浅部组织感染

（二）操作方法

（1）将拟用于离子导入的药液均匀地洒在与衬垫形状和面积相同的滤纸或纱布上，再将浸有药液的滤纸或纱布平整地放在治疗部位皮肤上，其上依次覆盖极性与拟导入离子相同的衬垫和电极。衬垫和电极的要求以及治疗操作方法与直流电疗法相同。辅极一般不放药物，如需同时进行药物离子导入，操作方法同主极。

（2）抗生素导入所用的非极化电极有五层，第一层为浸有抗生素溶液的滤纸，置于治疗部位皮肤上；第二层为温度、湿度适宜的直流电疗衬垫；第三层为浸有 5%葡萄糖溶液或 1%甘氨酸溶液浸湿的滤纸；第四层为温度、湿度适宜的直流电疗衬垫；第五层为铅板电极。其中第二层、第四层的衬垫可稍薄于直流电疗机通用衬垫，但两者的总厚度不应薄于 1.5cm，铅板电极可插入第四层湿衬垫的布套内。

（3）眼杯法　①眼部药物离子导入所用药液浓度较低，或与滴眼药的浓度相同。②将需导入的药液注入消毒的眼杯内，周围涂少许凡士林。③患者低头睁眼，眼眶紧贴眼杯边缘，使角膜与眼杯内药液相接触。④另一辅极使用 100cm^2 的衬垫与电极置于颈后部。⑤眼杯的电极导线极性应与拟导入药物的极性相同，进行眼内异物导出时则眼杯所接的极性与所需导出的异物极性相反。⑥将直流电疗机的电流量程调至小量程（0～10mA），调节电流幅度宜极缓慢，单眼治疗电流为 1mA 或 2mA，每次治疗 10～20min。⑦如患者不能耐受睁眼浸药治疗时，可在治疗前向眼结膜囊内滴入 0.5%丁卡因溶液 1～2 滴，麻醉角膜与结膜，然后开始治疗。⑧治疗完毕，将电位器缓慢调回零位，关闭电源。患者抬头离开眼杯，用清洁毛巾擦干眼部皮肤。

（4）体腔法指将药液浸湿的棉条塞入治疗部位（如耳道、鼻腔等）或将特制的体腔电极插入治疗部位（如阴道、直肠等），向电极内灌注药液，非作用电极置邻近部位皮肤上的疗法。常用的体腔法如下：①耳道药物离子导入法：用药液将棉条浸湿后塞入外耳道，若有鼓膜穿孔，可先滴入 1ml 药液。然后再塞入浸药液的棉条，棉条另一端露在外耳道口外，同金属电极连接。非作用极置于侧颊部。电流强度 1～2mA。②鼻黏膜疗法：将药液浸湿的棉条塞入鼻腔，使其紧贴鼻黏膜，在鼻唇沟处放一小块绝缘布，将露出鼻腔外的棉条置于其上面，再放一个 1.5cm×3.0cm 的铅片，亦可用棉条包绕导线末端，非作用极 60cm^2 置于枕部。反射治疗时，电流强度从 0.5mA 开始，逐渐增加至 2～3mA。③直肠、前列腺离子导入法：将用有机玻璃或硬橡胶制成的前列腺体腔电极插入直肠内约 10cm，非作用极 150cm^2 置下腹部，电流强度 6～10mA。④阴道离子导入法：用特制的阴道电极插入阴道，注入药液，另一极 200cm^2 于下腹部或腰骶部。

四、临 床 应 用

（一）适应证

直流电药物离子导入疗法与直流电疗法和所导入药物的适应证相同。常用于周围神经损伤、神经炎、神经根炎、神经症、自主神经功能紊乱、高血压病、关节炎、颈椎病、肩关节周围炎、慢性炎症浸润、瘢痕、粘连、角膜斑翳、白内障、玻璃体浑浊、视神经炎、慢性喉炎、颞下颌关节功能紊乱等。

（二）禁忌证

对拟导入药物过敏者。其余禁忌证与直流电疗法相同。

（三）注意事项

（1）衬垫上必须标明阳极或阴极，用于阳极与阴极的衬垫必须严格区分，分别冲洗，煮沸消毒，分别放置。

（2）药物应保存于阴暗凉处，易变质的药物应保存于棕色瓶内。剧毒药应单独加锁存放，专人管理。

（3）药物使用前必须检查其保质日期，观察有否变色、变浑，使用后应将瓶盖盖严，防止污染。

（4）配制药物的溶液，除特殊需要外，一般采用蒸馏水、无离子水、乙醇、葡萄糖溶液等。配制的药液存放时间不宜超过 1 周。

（5）每次浸滤纸或纱布的药液量每 $100cm^2$ 需要约 3ml。贵重药物的用量要严格掌握，切勿超量。

（6）浸药滤纸于治疗后丢弃。浸药纱布于治疗后可经彻底冲洗、煮沸消毒后反复使用，但必须专药专用。

（7）其他注意事项与直流电疗法相同。

自 测 题

A₁ 型题

1. 通直流电时阴、阳极下组织的生理学变化，下列说法错误的是（　　）
   A. 阳极下产酸
   B. 阴极下产碱
   C. 阳极下 Ca^{2+}、Mg^{2+} 相对升高
   D. 阴极下 K^+、Na^+ 升高
   E. 阳极下神经根兴奋性增加

2. 下列不是直流电疗法治疗作用的是（　　）
   A. 镇静、兴奋作用
   B. 消炎、镇痛
   C. 促进伤口愈合
   D. 抗菌、杀菌
   E. 软化瘢痕

3. 关于直流电疗法的操作注意事项，下列说法错误的是
   （　　）
   A. 治疗前应去除治疗部位的金属物
   B. 应注意检查衬垫部分是否紧贴皮肤
   C. 患者在饥饿或疲劳时候不宜进行治疗
   D. 主极一般应大于辅极
   E.使用过的衬垫，必须煮沸消毒

4. 下列不是直流电疗法禁忌证的是（　　）
   A. 高热
   B. 恶性肿瘤
   C. 出血倾向
   D. 高血压病
   E. 孕妇腰骶部

5. 下列药物离子极性为阴极的是（　　）
   A. 氯化钙　　　　　　B. 硫酸镁
   C. 氯化钾　　　　　　D. 硫酸铜
   E. 氯化钠

6. 下列不是直流电药物离子导入疗法适应证的是（　　）
   A. 术后粘连
   B. 瘢痕增生
   C. 慢性咽炎
   D. 急性心力衰竭
   E. 周围神经损伤

7. 关于选择离子导入药物的原则，下列说法错误的是
   （　　）
   A. 药物离子直径必须小于汗腺和皮脂腺排泄孔径
   B. 药物离子极性必须明确
   C. 药物成分必须是提纯的，不含其他杂质的
   D. 阳极导入的药物，pH 越小越好
   E. 选择用量较小即能生效的药物

8. 下列不适合作为药物离子导入药液的溶剂是（　　）
   A. 蒸馏水
   B. 无离子水
   C. 乙醇
   D. 矿泉水
   E. 葡萄糖溶液

（姜俊良）

第3章
低频电疗法

第1节 概 述

低频电疗法在医学领域的应用已有一百多年的历史。神经肌肉电刺激疗法、功能性电刺激疗法及经皮电刺激神经疗法等方面的研究和应用已有明确的理论基础和实验证据支持,成为康复治疗中较常用的物理治疗方法。

一、概 念

医学上将频率小于1000Hz的脉冲电流作用于人体治疗疾病的方法称为低频电疗法。低频电疗法具有兴奋神经肌肉组织、镇痛、改善局部血液循环、促进伤口愈合等作用。

二、物 理 特 性

(一)低频电流的分类

1. **按波形分类** 有方波、三角波、梯形波、正弦波、指数曲线波、阶梯波等。在脉宽和电流强度相同的情况下,方波的有效作用面积最大。

2. **按有无调制分类** 分为调制型和非调制型两种。调制型低频电流是应用一种低频电流(调制电流)去调制另一种频率较高的电流(载波电流),使载波电流的频率或波幅随着调制电流的频率和波幅发生相应的变化,它兼有低频电流、中频电流的优点。

3. **按电流方向分类** 分为单相和双相两种。双相脉冲波又根据其两侧波形、大小分为对称双相波和不平衡不对称双相波。

(二)低频电流的特点

(1)低频率、小电流,电解作用较直流电弱,或无明显的电解作用。

(2)电流强度或电压可有增减、升降的变化。

(3)对感觉神经和运动神经有较强的刺激作用。

(4)无明显热作用。

三、治疗作用及分类

(一)治疗作用

低频电疗法的治疗作用包括兴奋神经肌肉组织、镇痛、改善局部血液循环等。

1. **兴奋神经肌肉组织** 低频电流的不断变化可以兴奋神经肌肉组织,引起肌肉收缩,恒定直流电是不能引起神经肌肉收缩的。

2. **镇痛** 低频电流通过中枢神经系统以及神经体液对痛觉的调节作用,产生镇痛效应,包括即时镇痛作用和累积性镇痛作用。

3. **改善局部血液循环** 通过轴突反射,刺激神经引起血管扩张反应;刺激皮肤释放出组胺,使毛细血管扩张、皮肤充血；刺激肌肉产生节律性收缩，改善肌肉组织的供血；抑制交感神经而引起血管扩张，改善局部血液循环。

4. 其他的治疗作用 改善局部血液循环可增加局部营养，促进伤口愈合。小电流具有促进骨折愈合、消炎、镇静、催眠等作用。

（二）分类

根据低频电疗法的治疗作用及临床应用可分为 4 类。

1. 主要用于刺激神经肌肉、使肌肉收缩的低频电疗法 包括神经肌肉电刺激疗法、功能性电刺激疗法、感应电疗法等。

2. 主要用于镇痛或促进局部血液循环的低频电疗法 包括间动电疗法、超刺激电疗法、经皮电刺激神经疗法、高压低频脉冲电疗法、脊髓电刺激疗法等。

3. 主要用于促进骨折和伤口愈合的低频电疗法 包括电极植入式微电流刺激疗法、经皮电神经刺激神经疗法、高压低频脉冲电疗法等。

4. 以低频电的治疗作用命名的低频电疗法 包括电兴奋疗法、电睡眠疗法、直角脉冲脊髓通电疗法等。

四、参数及意义

低频脉冲电流的参数包括频率、周期、波宽、极性、脉冲间歇时间、通断比、电流密度等。

（一）频率

频率是指每秒钟内脉冲出现的次数（脉冲刺激的数量），单位为赫兹（Hz）。当刺激频率小于 10Hz 时，肌肉只能产生单收缩，随着频率的加快，肌纤维相邻的两次收缩开始重叠；当刺激频率大于 35Hz 时，开始强直收缩；当频率增加超过 50Hz 时，可能会产生更大的肌肉收缩力量，但也会加快肌肉疲劳的速度。镇痛和兴奋神经肌肉组织，常用 100Hz 以下的频率。

（二）周期

周期是指一个脉冲波的起点到下个脉冲波的起点相距的时间，单位为毫秒（ms）或秒（s）。

（三）波宽

波宽是指每个脉冲出现的时间，包括上升时间、下降时间等，单位为毫秒（ms）或秒（s）。波宽是一个非常重要的参数。要引起组织兴奋，脉冲电流必须达到一定的宽度。神经组织和肌肉组织所需的最小脉冲宽度不一样，神经组织可以对宽度为 0.03ms（亦有学者认为是 0.01ms）的电流刺激有反应，而肌肉组织兴奋必须有更长的脉冲宽度和更大的电流强度。

（四）极性

负极有较高的负离子浓度，容易造成去极化产生动作电位，引起较大的肌肉收缩，因此负极多为作用电极，正极为辅助电极。

（五）脉冲间歇时间

脉冲间歇时间即脉冲停止的时间，等于脉冲周期减去脉冲宽度的时间，单位为毫秒（ms）或秒（s）。

（六）通断比

通断比是指脉冲电流的持续时间与脉冲间歇（休息）时间的比值，电刺激治疗时休息时间越长，肌肉越不容易疲劳，但达到同样的治疗效果所需的治疗时间越长。临床上一般以 1：5～1：3 开始，然后逐渐增加刺激时间，缩短间歇时间。在确定通断比时，还应考虑频率，因为频率越高越容易引起肌肉疲劳，需要的休息时间越长。

（七）电流密度

电流密度指单位面积内通过的电流量的多少。一般而言同样的电流强度下，面积小的电极电流密度较大。因此面积小的电极可用作主极，置于神经肌肉的运动点上。

第 2 节　功能性电刺激疗法

案例 3-1

王某，男，62 岁，右侧肢体活动不利 2 月余，头颅 CT 示右侧额顶叶多发散在脑梗死灶。以"脑梗死"收入院。评估：右侧下肢布伦斯特伦（Brunnstrom）Ⅳ 期，Fugl-Meyer 下肢运动功能评分 15 分/34 分；右侧伸膝肌群肌张力 1 级，右侧小腿三头肌肌张力 1+级；站位平衡Ⅱ级，但站立时右侧下肢负重减小，重心偏向健侧。行走时，右侧下肢支撑相缩短，摆动相时膝关节不能屈曲，且伴有足下垂。

问题：1. 该患者目前主要康复问题有哪些？
　　　2. 针对患者步态问题，可采用哪种低频电疗法辅助改善其步态？

功能性电刺激（functional electrical stimulation，FES）是利用一定强度的低频电流刺激失去神经控制的肌肉，诱发肌肉收缩，以替代或矫正器官及肢体已丧失功能的一种电刺激疗法。

一、物　理　特　性

（一）频率

理论上功能性电刺激的频率为 1～100Hz。较低频率（＜20Hz）刺激所产生的效应较小，但肌肉不易疲劳；较高频率（＞50Hz）的刺激容易产生肌肉强直收缩，但肌肉易疲劳。理想的频率是根据不同肌肉类型及功能而定，常用的频率多在 15～50Hz。

（二）脉冲波

脉冲波常为 100～1000μs，多使用 200～300μs。一般脉冲波宽在治疗中保持固定。

（三）通电/断电比

通电与断电的时间比与肌肉的抗疲劳程度有关。肌肉在通电时收缩，断电时放松。通电时间越长，断电时间越短，肌肉越易疲劳。通电/断电比大多为 1 : 1～1 : 3。

（四）波升/波降

波升是指达到最大电流所需的时间，波降是指从最大电流回落到断电时所需的时间，波升、波降通常为 1～2s。

（五）电流强度

治疗时根据刺激目的及患者的耐受程度来调节电流强度。一般功能性电刺激使用表面电极时，其电流强度在 0～100mA。使用肌肉内电极时，其电流强度在 0～20mA。

二、治疗原理及作用

（一）治疗原理

功能性电刺激是利用神经细胞的电兴奋性，通过刺激支配肌肉的神经使肌肉收缩，因此所刺激的肌肉必须有完整的神经支配。中枢性瘫痪患者发生上运动神经元病损时，下运动神经元是完好的，不仅通路存在，而且有应激功能，由于失去了来自上运动神经元的运动信号，不能产生正常的随意肌肉收缩运动，这时给以恰当的电刺激，就可以产生相应的肌肉收缩，以代替或补偿所丧失的肢体运动，同时也刺激了传入神经，经脊髓投射到高级中枢，促进肢体功能的重建以及心理状态的恢复，因此功能性电刺激较多用于中枢性瘫痪患者。其应用的前提条件是脊髓前角到目标肌肉神经接头之间的下运动神经元通路完整，即主要应用于上运动神经元损伤所致的运动功能障碍。

（二）治疗作用

功能性电刺激主要侧重于肢体功能的重建，多用于上运动神经元损伤引起的肢体功能障碍。

1. 辅助站立和行走　$T_4 \sim T_{12}$ 脊髓损伤的截瘫患者可以借助助行器具保持躯干的稳定，下肢可在低频电流刺激的作用下完成站立、转移和行走的动作。对偏瘫患者主要借助低频电流刺激来改进步态。

2. 重建上肢功能　$C_4 \sim C_6$ 脊髓损伤的高位截瘫患者在电刺激的作用下可完成抓握、放松、进食等动作，重建上肢运动和手的基本功能。

3. 改善排尿功能　通过低频脉冲电流，引发相应肌肉收缩，帮助患者改善排尿功能。

4. 矫正特发性脊柱侧弯　将表面电极置于竖脊肌表面或侧弯部的上下方，刺激相应肌肉收缩，可帮助患者矫正特发性脊柱侧弯。

5. 辅助呼吸运动　将接收器植入皮下，环式电极经手术置于膈神经上，或将表面电极放在颈部膈神经的运动点上，进行功能性电刺激，产生膈肌和胸廓的运动，可帮助患者改善呼吸功能。

6. 改善肩关节半脱位　冈上肌、三角肌无力所致的肩关节半脱位，通过低频电流刺激相关肌肉，可明显减轻肩关节半脱位程度。

三、治 疗 技 术

（一）设备

1. 仪器　功能性电刺激治疗仪常用的有大型多通道仪器和便携式仪器两种，在医疗机构通常使用大型精密的多通道仪器。便携式仪器一般为单通道或双通道输出，患者可以戴着仪器回家治疗，或在生活和工作中使用。

2. 电极　刺激电极可分为表面电极和植入式电极两大类。

（1）表面电极　应用最广泛。操作简便，易于更换，不会造成任何创伤。主要缺点是对单个肌肉刺激的选择性差，不能刺激较深部的肌肉，刺激反应变化大等。表面电极的阴极放置在拟刺激的周围神经或肌肉的运动点上，阳极放置在离刺激电极较远、较难兴奋的组织上（肌腱或筋膜等），或放置在刺激电极的周围，以便将电场限制在局部区域以实现更高的刺激选择度。多通道功能性电刺激系统需同时刺激多块肌肉，可使用双极或单极的电极放置。

（2）植入式电极　它与刺激器一起埋在体内，与体外控制系统通过高频无线电感应进行通讯。肌外膜电极直接缝合在肌肉表面的肌外膜上，在上肢和下肢刺激中应用较多，尤其适合刺激面积较大、扁薄、位于浅层的肌肉。肌内电极则直接插入肌体内，适用于刺激深部或更小的肌肉，比如手内部肌肉。

（二）治疗方法

1. 上肢功能性电刺激

（1）手部控制功能性电刺激　手部控制功能性电刺激本身是一种腕-前臂矫形器，将手腕固定在功能位，可以将腕的稳定性与电刺激相结合。设备内的表面电极可以对伸指肌群、屈指肌群和鱼际肌进行模式化刺激，产生手伸展、抓握、侧捏等动作。适用于脑卒中后偏瘫和 C_5 以下脊髓损伤的患者，辅助患者完成上肢及手部功能性任务，如抓握、进食和饮水等。

（2）手部植入式神经假体　刺激电极数量多，能精细控制手功能，而且可以进行前臂旋前和肘关节伸展控制。患者可以通过伸腕、屈肘动作或颈肩部运动启动运动控制系统，且可通过肩关节的运动控制不同抓握方式，并对抓握的位置和力量进行调整。但在临床上未普遍使用。

2. 下肢功能性电刺激

（1）足下垂功能性电刺激　原理是在患侧摆动相开始时，触发电刺激开关，刺激患侧腓总神经，使患者在迈步期产生踝背屈。进入患侧站立相后，患侧足跟着地，电刺激停止。刺激电极放置在腓骨小头下方的腓总神经上。可提高患者的步行速度，并改善步态。但足下垂功能性电刺激对腓总神经的刺激只能提供有限的膝关节控制，需要用踝-足矫形器来阻止，膝关节屈曲不足或者有严重膝过伸的患者都不适合使用。

（2）多通道功能性电刺激　可以刺激多组肌群，产生多关节的活动。有利于恢复肌群之间的运动协调性及运动控制能力。目前常用的有两种：多通道辅助步行功能性电刺激、功能性电刺激踏车系统。

1）多通道辅助步行功能性电刺激：是基于正常人体行走时序的智能化、多通道功能性电刺激治疗仪，该类治疗仪采用多通道、非同步的刺激方式按正常行走的时序依次刺激股四头肌产生伸膝、刺激腘绳肌产生屈膝、刺激胫前肌产生踝背屈、刺激小腿三头肌产生踝跖屈，使瘫痪下肢产生行走动作，辅助患者站立和行走。而脊髓损伤患者根据实际的功能状况，还可增加臀中肌、腰背肌电刺激，以辅助患者保持躯干稳定和完成髋关节活动。多通道辅助步行功能性电刺激适用于脑卒中后偏瘫和 $T_4 \sim T_{12}$ 脊髓损伤的患者。

2）功能性电刺激踏车系统：它是在双下肢完成踏车圆周运动的过程中，按肌群收缩的时序程序化刺激股四头肌、臀肌、腘绳肌、胫前肌、小腿三头肌等肌肉，以辅助双下肢完成正常的踏车圆周运动，实现下肢的周期性运动。

3. 脊柱侧弯刺激器　特发性脊柱侧弯传统的治疗方法是佩戴脊柱矫形器，由于需要佩戴时间太长，患者往往不愿佩戴，常使治疗半途而废。患者的年龄、弯曲的位置和程度，是否有并发症，均可影响疗效。用双通道仪器，电极置于侧弯的两个曲线最高的脊椎旁，刺激髂肋肌、最长肌、棘肌。每晚睡觉后治疗 8～10 小时。电流强度以引起肌肉强直收缩而又不引起疲劳为限。电流参数：频率为 25Hz，脉冲宽度为 0.2ms，通断比为 6s：6s，上升时间为 1.5s，下降时间为 0.8s，强度为 60～80mA。连续治疗 6～42 个月，或直到患者的骨骼成熟为止。

4. 膈肌起搏器　用于控制和调节呼吸运动，将一对植入电极埋入双侧膈神经上，也可用体表电极置于双侧颈部膈神经运动点上，与固定于胸壁上的信号接收器相连。控制器发出无线电脉冲信号，由接收器将其变为低频电流，经电极刺激膈神经，引起膈肌收缩。

5. 尿失禁治疗仪　尿失禁由于下运动神经元损伤，尿道括约肌和盆底肌瘫痪，出现排尿淋漓不尽，或腹压轻微增高就排尿。功能性电刺激刺激尿道括约肌和盆底肌，可增强其肌力。男性患者可用体表电极或直肠电极；女性患者可用阴道电极刺激引起尿道括约肌的收缩，产生排尿。刺激参数：频率为 20～50Hz，波宽为 0.1～5ms，通断比为 8s：15s，波形为交变的单相方波或双相方波。

6. 尿潴留治疗仪　当骶髓排尿中枢遭到破坏或 $S_2 \sim S_4$ 神经根损伤后，膀胱逼尿肌麻痹，出现尿潴留。当损伤部位在骶髓以上会出现反射性膀胱，排尿不能受意识控制。功能性电刺激对尿潴留的治疗都是采用植入式电极刺激逼尿肌收缩，克服尿道括约肌的压力，从而使尿液排出。电极植入的位置和刺激部位有：①直接刺激逼尿肌；②刺激脊髓排尿中枢；③刺激单侧骶神经根；④刺激骶神经根的部分分支。典型的刺激参数：频率为 20Hz，脉冲宽度为 1ms。

四、临 床 应 用

（一）适应证

1. 运动神经元瘫痪　适用于中枢性瘫痪，如偏瘫、脑瘫、截瘫时的下肢运动障碍。
2. 呼吸功能障碍　主要用于脑血管意外、脑外伤、高位脊髓损伤所致的呼吸肌麻痹。
3. 排尿功能障碍　马尾或脊髓损伤后排尿功能障碍，如尿潴留或尿失禁。
4. 肩关节半脱位　常见于脑血管意外、四肢瘫、吉兰-巴雷综合征等。

（二）禁忌证

禁用于植入心脏起搏器者。意识不清、关节挛缩畸形、下运动神经元受损、局部对功能性电刺激无反应者禁用神经功能性电刺激。

（三）注意事项

功能性电刺激必须与运动疗法、心理治疗等其他疗法相结合，才能取得好的效果。操作者应准确掌握刺激点的解剖生理，这也是治疗成功的重要因素。

第 3 节　神经肌肉电刺激疗法

案例 3-2

　　患者，男，63 岁，因左侧肢体无力月余，以"脑梗死"入院，头颅 MRI 示右侧基底节区脑梗死，双侧额顶叶皮质下多发缺血、梗死灶。通过查体及评估发现患者目前主要康复问题：①左侧肢体偏瘫；②左侧肩关节半脱位；③日常生活活动不能自理。制订康复目标：①改善左侧肢体运动功能，诱发左侧肢体分离运动；②改善左侧肩关节半脱位。治疗方案：该患者在常规康复训练的基础上采用神经肌肉电刺激疗法，诱发冈上肌、三角肌后部的主动收缩，预防和纠正盂肱关节半脱位。

问题：1. 神经肌肉电刺激疗法的治疗目的是什么？
　　　　2. 治疗时刺激电极和辅助电极应如何放置？
　　　　3. 治疗参数应如何设置？

神经肌肉电刺激疗法（neuromuscular electrical stimulation，NMES）通常指采用低频脉冲电流刺激运动神经或肌肉，使骨骼肌或平滑肌收缩以恢复其运动功能的一种电刺激治疗方法。

一、物 理 特 性

（一）波形

常见神经肌肉电刺激疗法的波形有对称双相方波和不对称双相方波两种。对称双相方波没有极性，用于大肌肉和肌群的刺激。不对称双相方波有阴阳极之分，一般用阴极作为主极，用于小肌肉、肌束的刺激。在同样的电流强度下，对称双相方波引起的肌收缩力比单相方波大 20%～25%。失神经支配肌肉的神经肌肉电刺激疗法一般用指数波（三角波）。

（二）脉宽

大型神经肌肉电刺激疗法仪的波宽在 0.05～100ms 可调；许多袖珍神经肌肉电刺激疗法仪的波宽固定于 0.2～0.4ms。对于正常神经支配的肌肉，包括上运动神经损害无肌肉麻痹的，波宽 0.3ms 的电流比 0.05ms 或 1ms 的电流更舒适，不易引起疼痛。

（三）频率

神经肌肉电刺激疗法所用的频率常在 100Hz 以下。临床应用时常需要使肌肉达到完全强直收缩。正常肌肉使用 30Hz 以上频率。对失神经支配的肌肉，引起强直收缩所需的频率降低。频率越高，神经越易疲劳。

（四）占空因数和通断比

通断比在 1s:（1～1.5）s。要注意通断比和频率的共同影响，如 30Hz、1s:3s 的电流与 50Hz、1s:7s 的电流所引起的肌收缩力无统计学意义。一般来说，病情越严重，所需的占空因数和频率就越低。

（五）上升时间

失神经支配肌肉的神经肌肉电刺激疗法采用三角波，其上升时间在 10～500ms。

二、治疗原理及作用

（一）治疗原理

直接对神经肌肉进行电刺激可以引起肌肉节律性收缩，改善血液循环，促进静脉与淋巴回流，促进神经细胞兴奋和传导功能的恢复，肌肉有节律地收缩可使肌纤维增粗、肌肉体积和重量增加、肌内毛细血管变丰富、琥珀酸脱氢酶（SDH）和三磷酸腺苷酶（ATPase）等有氧代谢酶增多并活跃、慢收缩肌纤维增多、出现快收缩肌纤维向慢收缩肌纤维特征转变、肌力增强、肌萎缩延缓等。

（二）治疗作用

神经肌肉电刺激疗法维持和增加关节活动度，增强肌肉力量，预防肌肉萎缩，发挥肌肉运动再学习和易化作用，减轻肌肉痉挛，促进失神经支配肌肉的恢复，强壮健康肌肉，替代矫形器或肢体和器官已丧失的功能。由于肌肉泵的作用，能减轻肢体肿胀。

三、治 疗 技 术

（一）正常神经支配肌肉电刺激疗法

正常神经支配肌肉包括完全正常的肌肉、神经失用的肌肉及失用性肌萎缩。目前应用在这方面的电流有感应电流、新感应电流、直角脉冲电流及低频脉冲调制中频电流。

1. 设备　国产直流感应电疗仪，国产或进口的低频脉冲电疗仪可输出上述电流方式的均可选用。

2. 治疗方法

（1）电极放置　①片状电极固定法：用两个片状电极固定于肌肉的两端进行治疗。②滚动电极法：用滚筒式电极作为刺激电极，可垂直于肌肉走行方向滚动；辅极面积为 $150\sim200cm^2$，放置在肩胛间或腰骶部。③运动点刺激法：常用的有单点刺激法和双点刺激法两种方法，单点刺激法是用一点状电极置于某一神经或肌肉的运动点加以刺激，辅极面积为 $100\sim200cm^2$，置于肩胛间或腰骶部；双点刺激法是用两个点状电板分别固定于肌腹两端进行刺激。

（2）治疗时间　每次治疗 $15\sim30min$，每日 $1\sim2$ 次，$20\sim30$ 次为 1 个疗程。

（二）失神经支配肌肉电刺激疗法

选择脉冲电流时要使失神经支配肌肉能充分收缩，又不引起皮肤疼痛及肌肉疲劳，同时还要避免使非病变的拮抗肌肉产生收缩，最好根据电诊断结果来选择适当的脉冲电流。三角波具有选择性刺激病肌的作用，用三角形脉冲刺激失神经支配的肌肉时，可以选择某一强度-时间范围的条件，使其对病变的神经肌肉发挥特有的刺激效应，而不引起正常神经肌肉收缩及出现疼痛，三角脉冲电流对病变神经肌肉具有选择性刺激作用，对病变的神经肌肉产生有选择的治疗反应，患者易于接受，成为较好的一种电流形式。

1. 设备　国产或进口专用的神经肌肉电刺激治疗仪或可调制的低频脉冲电疗仪，仪器的频率、周期、$t_{宽}$、$t_{升}$、$t_{降}$ 应在低频范围内任意可调，而且还可输出调制型和非调制型电流。

2. 治疗方法

（1）参数的选择　需根据电诊断的结果选择参数。

1）电流强度：选择既可引起足够的肌肉收缩，又使患者能够耐受的电流强度。

2）持续时间（$t_{有效}$）：尽可能时间短，以引起肌肉适度的收缩为度。

3）间歇时间（$t_{止}$）：以不引起肌肉过早的疲乏或收缩停止为度。最低限度持续时间与间歇时间之比为 $1:5$，一般为 $1:10$。

4）坡度：尽量陡峭（即 $t_{升}$ 尽量短），以能引起适度的收缩为原则。坡度的大小说明神经的损伤和恢复的程度，坡度越小说明神经损伤程度越大，随着神经的恢复坡度越陡。

5）常用的条件：①部分失神经支配时的治疗持续时间（$t_{有效}$）是 $50\sim150ms$，间歇时间（$t_{止}$）是

1000～2000ms；②完全失神经支配时的治疗所用的持续时间（$t_{有效}$）是 150～600ms，间歇时间（$t_{止}$）是 3000～6000ms；③运动点的刺激多用双点刺激法，可使电流集中于病肌而不会因邻近肌肉受刺激而影响治疗，多用于较大肌肉的刺激；当肌肉过小或需要刺激整个肌群时，宜采用单点刺激法。

（2）电流极性的选择　单点刺激法一般选用阴极；双点刺激法时，阴极多置于被刺激肌的远端。

（3）每日治疗次数　根据条件而定，门诊一般每日 1～2 次，条件允许可每日 2～3 次。随着病情好转，治疗次数可适当减少至隔日 1 次。

（三）痉挛肌电刺激疗法

痉挛肌电刺激疗法可应用于中枢神经系统病变所致的痉挛性瘫痪，其主要治疗作用是抑制痉挛肌使之松弛，同时兴奋其拮抗肌，使肌张力增加，并通过交互抑制使痉挛肌松弛，从而使四肢伸肌与屈肌肌张力平衡，运动功能协调。

痉挛肌电刺激疗法是将两路频率与波宽相同但出现时间有先后的脉冲电流，分别刺激痉挛肌及其拮抗肌，使两者交替收缩。其电刺激器参数：方形波 f1 为 1Hz，$t_{宽}$为 0.2～0.5ms（多用 0.3ms），两组脉冲延迟时间为 0.1～0.3s、0.3～1.5s，机器输出强度空载时达 700V。两路电流是分隔开的，可单独调节，延迟时间也可调节。

1. 设备　痉挛肌电刺激仪，电极和衬垫与感应电疗机相同，电极面积为 15～25cm²。

2. 治疗方法

（1）电极放置　一路两个电极分别置于痉挛肌两端肌腱处，另一路两个电极分别置于其拮抗肌腹的两端，分别固定好。

（2）输出的调节　先后调节两路电流输出，电流强度以出现明显肌肉收缩为度。

（3）治疗时间与疗程　每次治疗 15～30min，每日 1 次，起初痉挛肌松弛 24～48 小时，随着痉挛肌松弛时间的延长，可每 2～3 天治疗 1 次，疗程较长。

四、临床应用

（一）适应证

1. 正常神经支配肌肉电刺激疗法　适用于神经失用症，各种原因所致的失用性肌萎缩，肌腱移植等手术后姿势性肌肉软弱，因长期卧床、活动减少等所致的轻度静脉回流不畅等。

2. 失神经支配肌肉电刺激疗法　凡下运动神经元病损所致的失神经支配肌肉者，均可应用神经肌肉电刺激疗法。

3. 痉挛肌电刺激疗法　适用于脑血管意外，小儿脑瘫，产后引起的痉挛性瘫痪，多发性硬化性瘫痪，脑外伤、脊髓外伤引起的痉挛性瘫痪（完全性脊髓损伤除外），帕金森病等。

（二）禁忌证

有出血倾向、急性化脓炎症、严重心力衰竭、皮肤破损、感觉过敏者、有心脏起搏器植入者、孕妇的腰骶部禁忌使用电刺激仪。

（三）注意事项

1. 正常神经支配肌肉电刺激疗法　对反射性抑制引起的肌肉萎缩进行电刺激时不能在疼痛区进行，肌收缩的强度应控制在不增加病灶区疼痛的范围内，电刺激治疗中须配合患者的主观意志，直至出现自主收缩而无需帮助为止。

2. 失神经支配肌肉电刺激疗法　病程 3 个月以内者可延缓肌肉萎缩；病程 3 个月至 1 年者可防止肌肉纤维化；病程 3 年以内者虽然预后不良，但有恢复的可能性。

3. 痉挛肌电刺激疗法　肌萎缩侧索硬化症、多发性硬化的进展期或治疗后出现痉挛持续加重的情况均不适合治疗。

第 4 节　经皮神经电刺激疗法

经皮神经电刺激疗法（transcutaneous electrical neural stimulation，TENS），也称外周神经粗纤维刺激疗法，是通过皮肤将特定的低频脉冲电流输入人体，刺激神经，达到镇痛、治疗疾病的方法。经皮神经电刺激疗法是以治疗疼痛为主的无损伤性治疗方法。目前其临床应用已不仅仅局限于疼痛的治疗。

一、物 理 特 性

经皮神经电刺激疗法主要刺激感觉纤维，这与传统的神经刺激疗法主要刺激运动纤维不同。因此经皮神经电刺激疗法的波宽和电流强度的选择是兴奋 A 类纤维，而不兴奋 C 类纤维，这样才有助于激活粗纤维，关闭疼痛闸门和释放内源镇痛物质。经皮神经电刺激疗法治疗仪设定的物理参数具有以下条件。

（一）波形

大部分经皮神经电刺激疗法治疗仪产生持续的、不对称的平衡双相波形，一般为变形方波，没有直流成分，故没有极性。由于是不对称双相波，一个时相（相位）的作用可能比另一个时相强一些。少数经皮神经电刺激疗法治疗仪使用单相方波、调制波形等。

（二）频率

经皮神经电刺激疗法的频率一般为 1～150Hz 可调。最常用的是 70～110Hz（常规经皮神经电刺激疗法），其次是 1～5Hz（类针刺经皮神经电刺激疗法）。20～60Hz 的中频率和 120Hz 以上的频率较少选用。

（三）脉冲宽度

经皮神经电刺激疗法的脉冲宽度一般为 0.04～0.30ms 可调。对于有脉冲群输出方式的仪器，脉冲群的宽度一般为 100ms 左右，每秒 1～5 个脉冲群，群内载波为 100Hz 常规针刺经皮神经电刺激疗法波。

二、治疗原理及作用

（一）治疗原理

针刺经皮神经电刺激疗法是根据闸门控制学说发展起来的。产生镇痛作用的针刺经皮神经电刺激疗法的强度通常只兴奋 A 类纤维，在肌电图上使外周神经复合动作电位 A 波产生同步，对传导伤害性信息的 C 波没有影响，但明显减弱甚至完全抑制 A 类和 C 类纤维传入引起的背角神经元的反应，针刺经皮神经电刺激疗法治疗过程中和治疗后背角神经元的自发性动作电位活动亦明显减少。

阿片肽在不同方式的针刺经皮神经电刺激疗法镇痛中作用有所不同。针刺经皮神经电刺激疗法（2Hz）引起的镇痛可以被纳洛酮逆转，腰段脑脊液中的脑啡肽明显升高，而强啡肽无明显变化，说明内源性阿片肽起重要作用。常规针刺经皮神经电刺激疗法（弱强度、100Hz）使强啡肽有所升高，脑啡肽不受影响。高强度、高频率（100Hz）的针刺经皮神经电刺激疗法的作用能被印防己毒素逆转，说明 γ-氨基丁酸（GABA）能神经元参与了镇痛机制。

（二）治疗作用

1. 镇痛　针刺经皮神经电刺激疗法主要的治疗作用是镇痛，针刺经皮神经电刺激疗法可降低肌肉运动神经元群的兴奋性，减轻痉挛，缓解痉挛性疼痛。除即时镇痛作用的各种因素外，还因局部血液循环改善、局部缺血减轻、酸中毒缓解、致痛物质和有害的病理产物加速清除、组织和神经纤维间水肿减轻，从而消除或减弱了疼痛的刺激因素，达到镇痛效应。

2. 改善作用部位的血液循环　针刺经皮神经电刺激疗法可促进作用部位的血液循环，增加组织血液供应。1985 年开始用针刺经皮神经电刺激疗法治疗心绞痛的研究发现，针刺经皮神经电刺激疗法能改善缺血心肌的血供，减少心绞痛发作次数和对硝酸甘油的依赖。

3. 促进骨折、伤口愈合 20世纪80年代以来用针刺经皮神经电刺激疗法治疗骨折后骨不连接获得成功，较低频率、较长波宽的脉冲电流可有近似直流电的成骨效应。

4. 缓解痉挛 针刺经皮神经电刺激疗法可以降低偏瘫患者的肌张力，缓解肌肉痉挛。

三、治 疗 技 术

（一）设备

1. 仪器 大型针刺经皮神经电刺激疗法治疗仪有 4～8 个以上通道输出，可供医院患者集中使用。较常用的为便携式袖珍型电池供电的治疗仪，可随身携带使用，有单通道和双通道输出两种，每通道电流强度、脉冲宽度、频率都可调。

2. 电极 大多数使用碳硅材料电极，可裁剪成不同大小和形状。还有橡胶电极、黏胶电极、棉布衬垫电极等。

（二）治疗方法

1. 电极的放置 一般将电极置于痛区、神经点或运动点、穴位、病灶同节段的脊柱旁，沿着周围神经走向、病灶上方节段、病灶对侧同节段上放置，2 个电极或 2 组电极的放置方法有并置、对置、近端-远端并置、交叉、"V"形等。

2. 参数的选择 目前将针刺经皮神经电刺激疗法分为三种治疗方式：常规针刺经皮神经电刺激疗法、针刺样针刺经皮神经电刺激疗法、短暂强刺激针刺经皮神经电刺激疗法，各种方式的治疗参数见表 3-1。

表 3-1 针刺经皮神经电刺激疗法（TENS）参数

方式	强度	脉冲频率	脉冲宽度	适应证
常规 TENS	舒适的麻颤感	75～100Hz	<0.2ms	急慢性疼痛；短期止痛
针刺样 TENS	运动阈上，一般为感觉阈的 2～4 倍	1～4Hz	0.2～0.3ms	急慢性疼痛；长期止痛
短暂强刺激 TENS	肌肉强直或痉挛样收缩	150Hz	>0.3ms	用于小手术和致痛性操作过程中加强镇痛效果

最常用的方式是常规针刺经皮神经电刺激疗法，治疗时间可从每天 30～60min 至持续 36～48 小时不等。针刺样针刺经皮神经电刺激疗法能同时兴奋感觉神经和运动神经，治疗时间不超过 45min，根据受刺激肌肉的疲劳情况决定。短暂强刺激针刺经皮神经电刺激疗法的电流很大，肌肉易疲劳，一般每次治疗 15min。

3. 操作方法 治疗前向患者解释治疗中可能出现的麻颤感、震颤或肌肉抽动感等应有的感觉。让患者取舒适体位，将电极固定于相应的部位，打开电源，选择治疗频率、脉宽、治疗时间，再调节输出的电流强度。治疗结束，将输出旋钮复位，关闭电源，取下电极。

四、临 床 应 用

（一）适应证

用于各种急慢性疼痛，例如，神经痛、头痛、关节痛、肌痛、术后伤口痛、分娩宫缩痛、癌痛、肢端疼痛、幻肢痛等；也可用于治疗骨折后愈合不良。

（二）禁忌证

带有心脏起搏器者严禁使用，颈动脉窦处禁用。眼睛部位及电极植入体腔内的治疗需慎用，不要将电极对置于脑血管意外患者头部，伴有认知障碍的患者禁止自行治疗。

（三）注意事项

（1）电极与皮肤应充分接触，否则会产生电热烧伤。

（2）皮肤有瘢痕、溃疡或皮疹时，电极应避开这些部位，以免电流集中引起烧伤。电极放置部位保持清洁，便于通电。

（3）综合治疗时先采用温热疗法，再行针刺经皮神经电刺激疗法进行镇痛，可增加局部血流量，降低皮肤电阻，提高效率。

（4）对儿童进行治疗时先施以弱电流消除恐惧，再将电流逐步调至治疗量。

第 5 节　高压低频电疗法

应用高电压的低频脉冲电流来治疗疾病的方法称为高压低频电疗法（high voltage pulsed current stimulation，HVPCS），国外称为冲电疗法。我国在 20 世纪 70 年代研制的经络导平仪，实质应用的就是高压低频电疗法，是通过刺激经络穴位，通经活络，调理血平衡，治疗多种疾病。

一、物 理 特 性

高压低频电疗法治疗仪输出电压较高，脉冲峰值电压可高达 2000V，其他类似低频脉冲电流，波形为单相的尖波，频率为 5～12Hz，波宽为 0.6～10ms，单路或双路输出。尽管高压低频电疗法的峰值电压很高，但其电流平均值一般不超过 1.5ms，对人体的充电量非常小，刺激性比较弱，正常人体可以耐受。

二、治疗原理及作用

（一）治疗原理

高压低频电疗法既能兴奋感觉神经和运动神经，又能促进血液循环，临床上主要用来治疗各种疼痛。

（二）治疗作用

1. 镇痛　对神经肌肉的刺激具有良好效果，更适合于治疗急性浅表性疼痛。

2. 扩张血管和促进血液循环　可改善局部组织营养代谢、抗炎镇痛。

3. 促进平滑肌蠕动　可促进蠕动频率和幅度的增高，并能使不规律蠕动变为有规律蠕动。临床上应用此疗法治疗尿路结石亦取得较好的排石疗效。

4. 刺激经络穴位　有调节经络，平衡气血的作用。

三、治 疗 技 术

（一）设备

常用的设备有高压低频电疗法治疗仪与经络导平仪。电极、衬垫与直流电疗法相同。

（二）治疗方法

1. 电极放置　类似直流电疗法放置电极方法，将阴极放置于主要的治疗部位。穴位治疗时，采用直径 1.5～2cm 的电极。应用经络导平仪治疗时应经络取穴。

2. 电流强度　以治疗局部有节律性颤动和麻感为宜，患者有较舒适感觉。

3. 治疗时间　每次治疗时间 20～30min，每日 1～2 次，10～15 次为 1 个疗程。

四、临 床 应 用

（一）适应证

高压低频电疗法适应于各种急慢性疼痛、神经痛、面神经麻痹、颈椎病、腰腿痛、冻疮、慢性荨麻疹、扭挫伤、带状疱疹、失用性肌萎缩等。

（二）禁忌证

高压低频电疗法禁用于急性化脓性炎症、出血倾向、心脏病、心脏起搏器植入等患者及对直流电过敏者。

（三）注意事项

（1）对痛点和伤口的长时间治疗，应经常更换极性，以减轻对皮肤的刺激。

（2）高压电刺激可以诱发肌肉收缩，不能用于兴奋大的肌肉群，也不能兴奋失神经支配的肌肉。

第6节 感应电疗法

应用感应电流作用于人体治疗疾病的方法，称为感应电疗法。该疗法是最古老的一种低频电疗法，一直使用至今。

一、物 理 特 性

感应电流是用电磁感应原理产生的一种双相、不对称的低频脉冲电流（图 3-1）。所谓双相是指它在一个周期内有两个方向（一个负波、一个正波）。所谓不对称是指其负波是低平的，正波是高尖的。其低平部分由于电压过低而无明显的生理与治疗作用。随着电子技术的发展，目前已用电子管或晶体管仪器产生出类似感应电流中的高尖部分而无低平部分的尖波电流，称为新感应电流（图 3-2）。感应电流的周期在 12.5～15.7ms，其尖峰部分类似一狭窄的三角形电流，$t_{有效}$（正向脉冲持续时间）为 1～2ms。峰值电压为 40～60V。该电流的频率一般设置在 60～80Hz。在英美国家，将频率为 50～100Hz，脉冲持续时间为 0.1～1.0ms 的三角波或锯齿波电流都称为感应电流。

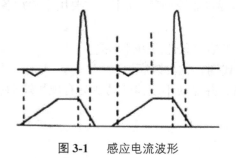

图 3-1　感应电流波形

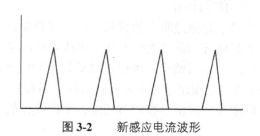

图 3-2　新感应电流波形

二、治疗原理及作用

（一）治疗原理

1. 电解作用不明显　感应电流是双相不对称的低频脉冲电流，通电时电场中组织内的离子呈两个方向来回移动，因此感应电引起的电解作用不明显，治疗时皮肤无针刺或烧灼感。

2. 兴奋正常的神经和肌肉　为了兴奋正常的运动神经和肌肉，除需要一定的电流强度外，还需要一定的通电时间。如对运动神经和肌肉，脉冲持续时间 $t_{有效}$ 应分别达到 0.03ms 和 1ms。感应电的高尖部分除有足够的电压外，其 $t_{有效}$ 在 1ms 以上，因此，当电压（或电流）达到上述组织的兴奋阈时，就可以兴奋正常的运动神经和肌肉。脉冲电流刺激人体，当频率大于 20Hz 时可使肌肉发生不完全强直性收缩；当频率上升到 50～60Hz 以上时，肌肉即发生完整的强直性收缩。感应电流的频率在 60～80Hz，所以当感应电流连续作用于正常肌肉时，可引起肌肉完全强直性收缩。由于强直收缩的力量可以达到单收缩的 4 倍，故可以达到训练正常肌肉，增强肌力的目的。但强直性收缩易引起肌肉的疲劳或萎缩，所以不能持续应用感应电流，临床常用节律性感应电。

对完全失神经支配的肌肉，由于其时值较长，甚至高达正常值 1ms 的 50～200 倍，而感应电脉冲持续时间仅 1ms 左右，故感应电流对完全失神经支配的肌肉无明显刺激作用，对部分失神经支配的肌肉作用减弱。

（二）治疗作用

1. 防治肌萎缩　应用感应电流刺激暂时丧失运动的肌肉，使之发生被动收缩，从而防治肌萎缩。

2. 训练肌肉做新的动作　神经吻合修复或肌肉组织术后锻炼肌肉时结合感应电刺激，可促进神经肌肉功能恢复，有助于建立新的运动。

3. 防治粘连以及促进肢体血液和淋巴循环　感应电刺激可加强肌肉纤维的收缩活动，增加组织间的相对运动，可使轻度的粘连松解。同时，当肌肉强烈收缩时，其中的静脉和淋巴管即被挤压排空；肌肉松弛时，静脉和淋巴管随之扩张充盈，因此使用感应电刺激可引起肌肉有节律的收缩，从而改善血液和淋巴循环，促进静脉和淋巴的回流。

4. 镇静止痛　应用感应电流刺激病变部位或穴位，可降低感觉神经兴奋性，产生镇痛效果。可用于治疗神经炎、神经痛和针刺麻醉。

5. 用于电兴奋治疗　感应电流和直流电流交替综合强刺激，引起高度兴奋后发生继发性抑制，以此来治疗兴奋型神经衰弱，改善患者的睡眠；对腰肌扭伤后产生的反射性肌紧张，感应电流强烈刺激后可使紧张的腰肌变松弛，从而达到解痉镇痛的作用。

三、治 疗 技 术

（一）设备

直流感应电流电疗机输出导线、金属电极板，衬垫以及电极固定用品均与直流电疗法相同，另外还配有感应电疗法专用的电极，有手柄电极和滚动电极（图 3-3）。

（二）治疗方法

感应电疗法的操作方法与直流电疗法基本相同，因为感应电流的电解作用不明显，放电极衬垫的厚度可以在 1cm 以下。感应电流的治疗剂量不易精确计算，一般分为强、中、弱三种，强量可见肌肉出现强直收缩；中等量可见肌肉微弱收缩；弱量则无肌肉收缩，但有轻微的刺激感。治疗方法主要包括以下几种。

1. 固定法

（1）并置法　两个等大的电极（点状、小片状或大片状电极）并置于病变的一侧或两端。

（2）对置法　两个等大的电极放于治疗部位对置。

（3）神经肌肉运动点　主电极置于神经肌肉运动点，副电极置于支配有关肌肉的区域。

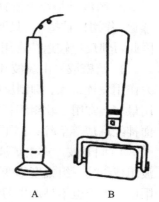

图 3-3　感应电疗法的电极
A.手柄电极；B.滚动电极

2. 移动法　手柄电极或滚动电极在运动点、穴位或病变区移动刺激（也可固定作断续刺激）；另一片电极（约 100cm^2）置相应部位固定，如颈背部或腰骶部。

3. 电兴奋法　两个圆形电极（直径 3cm）在穴位、运动点或病变区来回移动或暂时固定某点作断续的直流感应电中等量到强量的刺激。

四、临 床 应 用

（一）适应证

失用性肌萎缩（如神经失用、术后制动、疼痛引起的反射抑制肌肉收缩运动者）、肌张力低下、软组织粘连、四肢血液循环障碍、声嘶、便秘、尿潴留、癔症等。

（二）禁忌证

有出血倾向、急性化脓性炎症、痉挛性麻痹、严重心力衰竭、皮肤破损、感觉过敏者、有心脏起搏器植入者及孕妇的腰骶部。

（三）注意事项

（1）治疗前应了解有无皮肤感觉异常，对于感觉减退的患者应避免电流强度过大导致电灼伤。

（2）治疗中患者不可移动体位及接触金属物品。电极应避免放置于伤口及瘢痕处，避免电流集中引起灼伤。

（3）电极放置在颈部时，电刺激有时可引起咽喉肌、膈肌痉挛，引起呼吸、血压、心率的改变。

（4）治疗癔症时需适当增加刺激强度，以采用肌肉明显收缩的电流强度为宜，并配合暗示治疗。

第 7 节　间动电疗法

间动电流（diadynamic current）是在直流电的基础上叠加 50Hz 正弦交流电经过半波或全波整流后形成的脉冲电流。应用间动电流来治疗疾病的方法称为间动电疗法。

一、物 理 特 性

间动电流的脉冲部分仍属于正弦波，这种正弦电流可以半波或全波的形式出现，也可以半波或全波交替出现，或断续出现。单个脉冲宽度为 10ms，常用的间动电流有以下六种。

1. 密波　由 50Hz 的正弦交流电经全波整流后覆加在直流电上而成，频率为 100Hz，无间断，幅度恒定。容易产生抑制反应，但也容易出现习惯性反应，即时动力作用弱，故其止痛作用短暂，通电 15～30s 后组织的导电性很快增强，能促进血液循环，适用于解除交感神经紧张状态、痉挛性血液循环障碍、痉挛性疼痛及作为其他波组的准备治疗。

2. 疏波　是经半波整流而成，频率为 50Hz，间歇 10ms。动力作用强，通电时患者有强烈的震颤感觉，作用比较持久，只要有 1/3 的密波电流强度，就可以引起肌肉收缩，由于每个脉冲后有间隙时间，因此习惯反应较迟，常用于血管痉挛性疼痛等。

3. 疏密波　由疏波和密波交替出现而成，各持续 1s。频率交替的更换，减少了组织的适应性，动力作用发挥最大，抑制反应较弱，具有长时间止痛及促进渗出物吸收的作用，治疗中这种形式的电流应用最多，常用于软组织扭挫伤、血管张力不全型血运障碍、肌无力、神经痛、神经根炎、坐骨神经痛及面神经麻痹等治疗，因平滑肌时值长，这种短期调制电流对腹腔内脏痉挛性疼痛不适用。

4. 间升波　亦由疏波和密波交替出现而成，但密波持续 8s，疏波持续 4～6s；密波部分是由两组疏波组成，其一组幅度不变，而间插在其中的另一组是缓升缓降的。抑制作用最强，动力作用减少到最低限度，组织也不易产生习惯性反应，因组织对电流的习惯性多产生于通电 7～8s 时，而此时本组电流的调幅及频率已经变换，有较好的止痛作用。常用于肌肉痛、腰痛、神经痛及斜颈等，由于平滑肌的时值长，这种长期调制电流对腹腔内脏痉挛性疼痛及内脏下垂有一定的治疗效果。

5. 断续波　是间断出现的疏波。通断电时间均为 1s。由于电流是间断的，故组织对它不易产生习惯性或产生得较晚，而动力作用最强，引起强烈的感觉和肌肉收缩，常用于电体操。

6. 起伏波　是断续波的一种变形，通断电时间各为 4s，通断时幅度是缓升缓降的。基本上是断续波的一种变形，动力作用比不上断续波，可用在药物导入，也可用作电体操，但作用比断续波弱。

二、治疗原理及作用

（一）治疗原理

间动电流特点是每组电流的波形、频率、脉冲持续时间和间歇时间是固定的，治疗时只能调节强度。

间动电流属于半波正弦电流，要产生相同的治疗作用，间动电流所需的强度比感应电流和指数曲线电流小，患者较易耐受。间动电流具有直流电性质，有电解作用，治疗时需要明确阴阳极，并要用与直流电相同厚度的衬垫。其载波频率较低，故作用不深。

间动电疗法的作用基础是由于直流电和低频脉冲电流的作用，使组织内离子分布发生改变而产生兴奋、抑制和电刺激等的生理作用。

1. 瞬时动力作用　即通电后短时间内，间动电流激活或兴奋组织细胞的功能，表现为感觉神经及运动神经的兴奋性，组织导电性增强，一般先出现感觉兴奋，电流稍大才出现肌肉收缩，电流过大超过人体耐受极限时即出现疼痛。

2. 抑制作用　当通电短时间（数秒至几十秒）后，人体对离子冲动的影响产生适应性反应，迅速地使感觉阈升高，出现抑制作用，获得止痛效果，但这种作用不持久，断电后 10～20s 恢复到原来的水平。

3. 继发性动力作用　这种作用在间动电流治疗后数小时出现，表现为周围血液循环增强，组织和神经纤维之间的水肿消除，组织紧张度减轻，而达到持久的止痛和改善营养的作用。此外，当间动电流作用持续时间过长时，则可发生习惯性反应，这种反应甚至在电流作用 7～8s 时即可出现。习惯性反应能消除治疗上所利用的动力作用和抑制作用，故在治疗过程中应防止发生习惯性反应，但对电流过敏者则可利用这种反应，逐渐增加间动电流强度，以达到脱敏作用。

（二）治疗作用

1. 止痛　间动电流的止痛作用比直流电和感应电流显著。作用最强的为间升波，其次为疏密波，再次为密波和疏波。

2. 促进周围血液循环　间动电流有明显的促进周围血液循环的作用。治疗后局部皮肤充血发红和温度升高。治疗即时皮肤温度升高 0.3℃，治疗 10min 后上升 0.6℃，40min 后平均上升 0.7℃，然后慢慢下降，2 小时后恢复到原来水平，用间动电流治疗动脉内膜炎后供血量增加 50%，治疗动脉硬化时能使血流量增加 80%，与其他阻断交感神经的治疗方法效果相似。当用电极刺激星状神经节时，上肢血流量增加 40%。

3. 刺激肌肉收缩　间动电流的频率为 50Hz 或 100Hz，每个脉冲正弦波宽度为 10ms，因此刺激周围神经和肌肉均可引起强直性收缩，一般用断续波或起伏波来锻炼失用性萎缩的肌肉。其他几种波形由于是连续脉冲，没有脉冲群间歇，故不适用。间动电流不适用于治疗失神经支配的肌肉，甚至不能使失神经支配的肌肉收缩。

三、治 疗 技 术

（一）设备

间动电疗机 1 台。

（二）治疗方法

1. 电极放置

（1）痛点治疗　①并置法：阴极放在痛点处，阳极置于距痛点 2～3cm 处，治疗中可更换极性。②单极法：阴极置于痛点上，另一较大辅极置于身体任何部位。当痛点较多时可逐点进行，第一点通电时间由 3min 开始，以后逐点减少至末点时为 1min。

（2）沿血管或神经干治疗　①并置法：用于大部位的治疗，如大腿等，根据血管、神经病变部位大小不同，可用片状或杯状电极；②对置法：用于小部位的治疗，如上肢，可用杯状或片状电极，阴极靠近治疗部位。

（3）交感神经节治疗　用小杯状电板，阴极置于神经节部位，阳极放在距阴极数厘米处（一般多在近心端）。

（4）神经根治疗 ①脊髓两侧并置法：若一侧病变时阴极置于病变侧，如两侧病变时阴极可交替放置；②同侧纵置法：阴极置于病变侧神经根平面，阳极在阴极上方 2～3cm 处。

（5）电体操 单极法时作用电极置于运动点上；双极法时电极置于肌肉两端。

（6）药物导入 用片状电极，方法同直流电药物离子导入疗法。

2. 电流强度 原则上是根据患者的感觉来调节，开始有蚁走感或轻微针刺感，而后有震颤压迫感，不应有刺痛感。最适宜的电流强度取决于电极面积、解剖部位、疾病性质及个体的敏感性。直流电常用量为 1～3mA，脉冲电流以能耐受为度。间动电流的作用阈和痛阈距离较近，应缓慢调节电流。密波通电 15～30s 后，由于组织导电升高，电流强度会自行增大，开始时可用小量，治疗 1min 后，可将电流稍加大，以克服组织对电流的适应。

3. 治疗时间与疗程 一般主张短时间，每次 6～8min，每次可选用两种波形，一般先用密波 2～3min，急性期可每日 2 次，一般每日 1 次。5～10 次为 1 个疗程，疗程间隔为 1～2 周。

四、临床应用

（一）适应证

枕大神经痛、三叉神经痛、肋间神经痛、神经根炎、坐骨神经痛、交感神经链综合征、扭挫伤、肌肉劳损、失用性肌萎缩、颈椎病、网球肘、肩周炎、退行性骨关节病、颞下颌关节功能紊乱、闭塞性脉管炎早期、雷诺病、高血压病等。

（二）禁忌证

急性化脓性炎症、急性湿疹、出血倾向、严重心脏病、安装心脏起搏器者、对直流电过敏者。

（三）注意事项

（1）间动电疗法治疗时对电流形势、电极种类、放置方法、极性及治疗时间的掌握等均有较大的灵活性，要根据疾病的性质、疾病的不同阶段及治疗效果，严格恰当地选择。

（2）因间动电流有直流电的成分，衬垫应采用棉布或海绵，垫 1cm 以上的厚度，以防电灼伤。

（3）治疗时衬垫要湿透，与皮肤紧密接触，以免作用于治疗区的电流强度减弱而影响疗效。

（4）治疗时先开直流电，在此基础上再逐渐通入脉冲部分。

第 8 节 超刺激电疗法

应用超出一般治疗剂量的低频方波脉冲电流治疗疾病的方法，称为超刺激电疗法，亦称为刺激电流按摩疗法。

一、物 理 特 性

超刺激电流是一种方波电流，其波宽为 2ms，间歇时间为 5ms，频率为 5～143Hz（常用 143Hz），电流密度高达 0.3mA/cm^2。由于治疗中电极面积只有 100cm^2 左右，电流峰值可达 80mA，平均值达 20～30mA，这种电流强度远高于一般低频脉冲电流的治疗剂量。

二、治疗原理及作用

（一）治疗原理

1. 对局部外周血管的影响 超刺激电流刺激皮肤感受器，通过轴突反射，引起血管扩张；抑制交感神经兴奋性；或电流通过组织，因电解形成血管活性肽，均可引起血管扩张。

2. 对疼痛的影响 通过"闸门"机制，阻断或减弱了神经组织对痛觉的传导；通过强电流产生的掩盖效应及血管扩张，改善局部的供血供氧，加速致痛物质的排出。

（二）治疗作用

1. 止痛作用　超刺激电疗法主要用于止痛。单次止痛作用持续时间较长，一般为 3 小时左右，治疗 3 次后起效。

2. 促进局部血液循环　超刺激电疗法治疗后局部皮肤可出现明显充血，皮肤充血反应可持续 5 小时左右，促进局部血液循环，并有利于疼痛的缓解。

三、治 疗 技 术

（一）设备

1. 仪器　国内生产的 C64-3 型多形波治疗机、DXZ-3 型低频治疗仪、国外生产的 Neuroton726 治疗机可供选用。由于此疗法所用电流强度大，进行治疗时需采用恒流输出型治疗仪。

2. 电极和衬垫　由于此疗法应用了强度较大的低频脉冲电流，电解作用也相对较明显，因此电极和衬垫均与直流电疗法相同。

（二）治疗方法

1. 保护液的使用　由于治疗中电极下产生的电解产物对皮肤的刺激较大，阴阳极衬垫可分别以保护液浸透。

（1）阴极保护液　氯化钠 4.8g，氢氧化钠 0.8g，加水至 1000ml。

（2）阳极保护液　氯化钠 4.8g，稀盐酸 6.3ml，加水至 1000ml。

2. 电极的放置　一般将阴极置于痛区，阳极置于邻近区域皮肤表面。

3. 电流强度　电流密度一般为 $0.2\sim0.3mA/cm^2$。要求以较快的速度增加电量，一般要求在开始 1min 内将电流增至 $8\sim12mA$，在以后的 $2\sim7min$ 增至患者能耐受的电量。刚通电时患者有触电感，继而有肌肉颤动感。

4. 通电时间　每次通电时间不宜超过 15min。

5. 频度与疗程　每日或隔日治疗 1 次，有效者可治疗 $6\sim12$ 次，一般 $3\sim4$ 次治疗无效时应放弃此疗法。

四、临 床 应 用

（一）适应证

颈椎病、软组织劳损、肋间神经痛、腰椎间盘突出症、灼样神经痛等。

（二）禁忌证

急性化脓性炎症、出血倾向、心脏病、植入心脏起搏器者、对直流电过敏者等。

（三）注意事项

应去除治疗部位及附近的金属物，两电极不能接触，以防短路。余同直流电疗法。

第 9 节　电睡眠疗法

以小剂量的脉冲电流通过颅部引起睡眠或产生治疗作用的方法称为电睡眠疗法，亦称脑部通电疗法。该疗法创始于 1947 年，在世界各国已得到了广泛的应用。

一、物 理 特 性

电睡眠疗法采用低频脉冲电流，波形是方波、梯形波、叠加在直流电上的方波或正弦波。波宽为

0.2~0.5ms，频率为 100~200Hz。许多学者认为，波形很像脑电图的 δ 波，合乎生理要求，但脉冲前沿陡，在低强度时能获得最佳效应。

二、治疗原理及作用

（一）治疗原理

电睡眠疗法通过电流直接刺激间脑内丘脑下部前侧区或直接刺激低位脑干也可诱发动物睡眠；电刺激周围神经使脑中 5-羟色胺浓度升高，也可引起睡眠。电睡眠疗法可促进中枢神经系统的调节过程，减轻情绪紧张和疲劳，提高工作能力。

（二）治疗作用

早期认为电睡眠疗法的作用是导致或深化生理睡眠，加强中枢的抑制作用。但目前认为其不仅在睡眠时发挥一定的治疗作用，对治疗过程中不入睡也有调整性的治疗作用。电睡眠疗法脉冲电流通过脑部时，广泛作用于脑的各部，对脑部各组织功能产生影响，包括丘脑、丘脑下部、网状结构、边缘系统及其他组织，从而维持机体内环境的稳定，促进机体的自我调节，对精神和情绪方面也可产生良好的影响。

三、治疗技术

（一）设备

国产 HWY-ZZ 型综合治疗机和 C64-2 型多波治疗机均可用于电睡眠疗法。

（二）治疗方法

1. 电极　铅板、衬垫同直流电疗法。电极的放置有双眼-乳突法或双眼-枕部法，对眼部通电特别不适应的患者，可改前额-枕区放置。阴极连接双眼（额部）电极、阳极连接枕部（双乳突）电极。

2. 电流强度　通常为 6~8mA，以患者有轻度舒适的震动感、蚁走感为宜。

3. 通电时间　每次通电时间从 15~20min 开始，然后渐增至半小时。每日治疗 1 次，12~30 次为 1 个疗程。

4. 治疗环境　光线柔和或黑暗、安静、空气新鲜、室温恒定的环境和舒适的治疗床与寝具更有助于睡眠。

四、临床应用

（一）适应证

神经衰弱、抑郁或焦虑、自主神经功能紊乱、溃疡病、高血压病早期、神经性皮炎、湿疹、支气管哮喘、偏头痛等。

（二）禁忌证

原发性或外伤性癫痫、血液病、恶性肿瘤、脑血管病、心力衰竭、体内植入心脏起搏器者、全身衰竭等。高度近视患者禁用双眼-枕部法。

第 10 节　直角脉冲脊髓通电疗法

通过体表电极和直角脉冲电流刺激脊髓以治疗疾病的方法，称为直角脉冲脊髓通电疗法。用于直角脉冲脊髓通电疗法的电流为下行性，可使人体反射过程的兴奋性降低，主要应用于中枢性瘫痪的治疗。

一、物理特性

直角脉冲电流是急速通电、急速断电的一种断续直流电，波峰呈现直角形，故又称为矩形脉冲或方形波。其电流频率一般为 165～200Hz，脉冲持续时间为 0.1～0.5ms，电流强度为 4～6mA。

二、治疗原理及作用

（一）治疗原理

应用直角脉冲脊髓通电疗法治疗中枢性瘫痪的治疗原理，目前尚不清楚，通过肌电图检查推测机制可能有以下两点。

1. 对神经纤维传导的影响　病变区某些不能传导或传导很差的神经纤维在通电治疗后，恢复了传导功能，使神经兴奋趋向正常化。一般在中枢神经损伤中，病变部位的神经纤维并非完全破坏，可以表现出不同程度的兴奋性，因此治疗中电流的极性作用能促使活动恢复正常状态。

2. 电流的刺激作用　直角脉冲电流通过对自主神经和内分泌系统的调节作用，恢复神经系统正常的生理功能活动。

（二）治疗作用

1. 刺激神经纤维传导功能和促进大脑皮质功能恢复　尤其对脑卒中偏瘫有良好的治疗作用，轻度瘫痪的患者可基本痊愈，较重或重型瘫痪在出血停止后 3～4 周、病情稳定后及早治疗，也可争取较好的疗效。

2. 对感觉障碍的恢复有一定的作用　轻度感觉迟钝者治疗数次可恢复正常，重度者也可获得改善。一般痛觉和触觉恢复较早，其次为冷觉和深部感觉，热的感觉恢复较慢。

3. 对伴随偏瘫的症状及功能障碍的影响　如头痛、头重感、易怒、失眠、无力及语言障碍，均能在治疗后减轻，部分甚至消失。自主神经系统功能障碍如麻痹肢体的皮温低下、便秘等，经治疗后也可逐渐改善。

三、治 疗 技 术

（一）设备

直角脉冲脊髓通电疗法与一般直流电疗法类似。

（二）治疗方法

1. 电极放置　作用电极面积为 25cm^2，接阳极（有时也用阴极），置于后颈部；另一辅极面积为 100cm^2，置于腰骶部。

2. 电流强度　4～6mA，如输出是以电压来表示，则为 30～60V。

3. 频率与脉冲宽度　频率为 165～2000Hz，脉冲持续时间为 0.1～0.5ms。

4. 治疗时间　脑出血患者在出血后 3～4 周病情稳定后开始治疗，每次治疗 30～60min，开始时每日或隔日治疗 1 次，以后每周治疗 2 次。治疗次数按病情而异，一般在 5～30 次，但若治疗 10 次以上仍无进步者建议尝试其他疗法。

四、临 床 应 用

（一）适应证

运动神经（包括中枢性和周围性）麻痹，特别适用于脑出血后遗症的治疗。其他如脑血栓、脑梗死、脊髓炎、脊髓压迫症、假性延髓性麻痹、脊髓空洞症、脊髓灰质炎后遗症、肌萎缩性侧索硬化症等所引起的感觉与运动障碍等均可适用。

（二）禁忌证

急性化脓性炎症、出血倾向、心脏病、植入心脏起搏器者、对直流电过敏者等。

（三）注意事项

（1）伴有高血压时，直角脉冲脊髓通电疗法治疗后常可见收缩压升高，因此通电前后应测量血压。

（2）电极需紧贴皮肤，以防止电流在个别点上过于集中，发生灼伤和刺痛等。

（3）治疗中如发现肢体肌张力较前增高，影响活动，则应缩短治疗时间和减少电流强度，或更换极性。

（4）治疗中的痛感在治疗后可见加剧，这时可降低电流强度，或缩短治疗时间，一般治疗 2～3 周后症状即会减轻或消失。

（5）其他与直流电疗法相同。

自 测 题

A₁ 型题

1. 低频电疗法的频率为（　　）
  A. 1～10kHz
  B. 0～1kHz
  C. 1～100kHz
  D. 1～10kHz
  E. 1～100Hz

2. 低频电引起肌肉不完全性强直收缩的适宜电流频率是（　　）
  A. 1～10Hz
  B. 20～30Hz
  C. 10～50Hz
  D. 50Hz
  E. 100Hz

3. 低频电流可以抑制（　　）而引起血管扩张改善局部血液循环
  A. 感觉神经
  B. 运动神经
  C. 中枢神经
  D. 迷走神经
  E. 交感神经

4. 镇痛作用较好的低频电流频率是（　　）
  A. 10Hz　　　　　　　B. 50Hz
  C. 80Hz　　　　　　　D. 100Hz
  E. 200Hz

5. 下列疗法中属于低频电疗法的是（　　）
  A. 功能性电刺激
  B. 波动电疗法
  C. 干扰电疗法
  D. 音乐电疗法
  E. 调制中频电

6. 痉挛肌电刺激的波宽为（　　）
  A. 0.1～0.2ms
  B. 0.1～0.3ms
  C. 0.1～0.4ms
  D. 0.2～0.4ms
  E. 0.2～0.5ms

7. 以下属于低频电疗法范畴的是（　　）
  A. 功能性电刺激
  B. 共鸣火花疗法
  C. 高压静电
  D. 干扰电疗法
  E. 音频电疗法

8. TENS 是指（　　）
  A. 间动疗法
  B. 电兴奋疗法
  C. 经皮神经电刺激疗法
  D. 神经肌肉电刺激疗法
  E. 高压低频疗法

9. 经皮神经电刺激疗法最主要的治疗作用是（　　）
  A. 抗炎
  B. 镇静
  C. 镇痛
  D. 消肿
  E. 软化瘢痕

10. 常规经皮神经电刺激疗法临床上采用的频率范围是（　　）
  A. 1～20Hz
  B. 5～15Hz
  C. 50～80Hz
  D. 70～110Hz
  E. 大于 120Hz

11. 感应电疗法的适应证是（　　）
  A. 痉挛性麻痹
  B. 软组织粘连
  C. 有出血倾向
  D. 急性化脓性病变
  E. 感觉过敏者

12. 应用感应电疗法刺激下肢肌肉时,辅电极应置于(　　)
　　A. 腰骶部
　　B. 肩胛处
　　C. 胸大肌
　　D. 肱二头肌
　　E. 肱三头肌

13. 常用的功能性电刺激疗法的电流频率范围为(　　)
　　A. 10～20Hz
　　B. 15～50Hz
　　C. 105～150Hz
　　D. 120～150Hz
　　E. 110～200Hz

14. 间动电流疗法中止痛效果最明显的是(　　)
　　A. 疏波
　　B. 间升波
　　C. 断续波
　　D. 起伏波
　　E. 疏密波

15. 间动电流疗法治疗失用性肌萎缩主要是用(　　)
　　A. 疏密波、间升波
　　B. 密波
　　C. 疏波
　　D. 断续波、渐升波
　　E. 断续波、起伏波

A₂型题

16. 李某,女,42 岁,因左侧腰部扭伤伴疼痛半年。对患者进行经皮神经电刺激疗法以缓解疼痛,兴奋其神经粗纤维,最适宜的电流是(　　)
　　A. 75Hz,100μs
　　B. 100Hz,100μs
　　C. 75Hz,75μs
　　D. 150Hz,100μs
　　E. 100Hz,150μs

（刘海霞）

第4章
中频电疗法

第1节 概　　述

中频电疗法是物理因子治疗中常用的一种方法。它广泛应用于现代康复治疗中。近年来，随着科技的发展，计算机技术的广泛应用，已有不同种类的中频电疗仪问世，并应用于临床，虽然其外观、设计和操作方法等都发生了很大变化，呈现出各自的特点，但依然保持着中频电疗法的基本特点。特别是微电脑技术在电疗法的应用，进一步促进了中频电疗法技术的普及。

一、概　　念

临床上应用频率为 1000～100 000Hz 的脉冲电流治疗疾病的方法，称为中频电疗法（medium frequency electrotherapy，MFE）。

脉冲频率在1000Hz以下的低频范围内，每一个脉冲均能使运动神经和肌肉发生一次兴奋，此称周期同步原则。当脉冲频率大于1000Hz时，运动神经和肌肉的兴奋即不符合周期同步原则，而是以中频电流所特有的规律发挥作用。当脉冲频率超过1000Hz时，脉冲周期短于运动神经和肌肉组织的绝对反应期，就不能引起足够的兴奋，因此在医学上把中频电流频率规定为 1～100kHz 的范围。

二、中频电疗法的分类

中频电疗法采用的频率多在 2000～8000Hz，根据所采用中频电流的不同产生方式、波形与频率，中频电疗法有不同分类，具体分类见表 4-1。

表 4-1　中频电疗法分类

中频电疗法分数	干扰电疗法	传统干扰电疗法
		动态干扰电疗法
		立体动态干扰电疗法
	等幅正弦中频电疗法	音频电疗法
		音频电磁场疗法
		超音频电疗法
	调制中频电疗法	正弦调制中频电疗法
		脉冲调制中频电疗法
	低中频电混合疗法	音乐电疗法
		波动电疗法

三、中频电流基础知识

1. 载波　在调制波中，被低频调制的中频振荡称为载波。

2. 载频　载波的频率称为载频。

3. 调频　即频率调制的简称。

4. 调幅　振幅调制简称调幅。即使载波按照所需传送信号变化规律的调制方法。

5. 调频波　载波经调频后即称调频波。

6. 调幅波　载波经调幅后即称调幅波。

7. 微分波　是方波脉冲经微分电路而获得的脉冲电流。特征：前沿陡直，电流强度变率很大；后沿坡缓，电流强度变率亦缓，且按指数曲线下降，脉冲形成一个尖顶。

8. 积分波　是方波经积分电路而获得。特征：积分波脉冲前沿按指数曲线缓升，后沿亦按指数曲线而缓降。

四、物 理 特 性

中频电流的频率（1000～100 000Hz）高于低频电流，并且是交流电，临床常用的中频电流不仅在频率、波形等物理方面与低频电流存在着显著的差别，作用于人体时，人体所表现的电学特性以及所产生的理化效应也明显地不同于低频电流。

1. 人体组织对中频电流阻抗低　人体组织对不同频率电流的电阻不同，对低频电流的电阻较高。随着电流频率的增高，人体的电阻逐渐下降。除了电阻特性以外，人体组织还具有电容的特性。频率较高的电流较容易通过电容，中频电流的容抗低于低频电流，更易于通过电容。由于人体对频率较高的交流电电阻和容抗都较低，总的阻抗也小得多，通过的电流也较多。中频电疗法所应用的电流强度较低频大，可达 $0.1～0.5mA/cm^2$，所能达到人体组织的深度也较低频电流深。

2. 无电解作用　中频电流是频率较高的交流电，是一种正向与负向交替变化较快的电流，无阴阳极之分。中频电流作用于人体时，在电流的每一个周期的正半周与负半周内人体组织内的离子都向不同的方向往返移动。因而，不能移到电极下引起电解反应。电极下没有酸碱产物产生，电极下的皮肤也不会像直流电疗时那样受到酸碱产物的化学刺激而受损。所以，电极可以大为简化，中频电疗时即便使用比较薄的衬垫也不会损伤皮肤。

3. 对神经肌肉的作用　人体神经的不应期为 1～2ms。每两次有效刺激的间隔必须≥1ms，能够引起有效刺激的电流频率≤1000Hz。频率≥1000Hz 的电流，每次脉冲不都能引起神经兴奋和肌肉收缩，即部分刺激为无效刺激。中频电流能够产生兴奋作用是综合多个周期的连续刺激，达到足够强度并处于神经肌肉绝对不应期以外的时期才能引起兴奋。

4. 对感觉神经的作用　中频电流作用于皮肤时，对皮神经和感受器没有强烈的刺激，以阈强度的中频电流刺激时只有轻微的震颤感，电流强度增大时只有针刺感，无明显的不适和疼痛，持续通电时针刺感逐渐减弱，电流强度很大时才出现不适的束缚感。强的中频电流刺激引起肌肉收缩时的感觉比低频电流刺激时的感觉要舒适得多，尤以 6000～8000Hz 电流刺激时肌肉收缩的阈值与痛觉的阈值有明显的分离。肌肉收缩的阈值低于痛觉阈值，出现肌肉收缩时患者没有疼痛的感觉，故中频电疗时患者能耐受较大的电流强度。而且，中频电流较小的电阻可使其作用到组织深处，在引起强烈肌肉收缩的同时皮肤无明显刺痛。

5. 对血液循环的作用　各种中频电流作用 10～15min 后，局部毛细血管开放，血流速度和血流量均增加，局部血液循环改善。

6. 对生物膜通透性的作用　有的文献描述在正弦中频电流的作用下，药物离子、分子透过活性生物膜的数量明显多于失去活性的生物膜，认为中频电流可以提高活性生物膜的通透性。其机制可能是增加了生物膜间隙。

五、治疗原理及治疗作用

1. 促进血液循环　促进血液循环是中频电流治疗的作用基础。①即时充血反应：中频电流单次作用时和停止作用时局部充血反应并不明显，停止作用 10～15min 后局部充血反应比较明显，这可以用轴突反射、三联反应来解释。肌肉组织血液循环的改善与肌肉活动所产生的化学物质有关。深部组织或远隔部位组织血液循环的改善则与自主神经的影响有关。②多次治疗后血液循环的改善：这是单次作用的累积效应以及自主神经功能调整的结果。

2. 镇痛　中频电流有比较好的镇痛作用。主要产生即时镇痛作用和长期镇痛作用。①即时镇痛作用：几种中频电单次治疗时和停止作用后都可以观察到程度不同的镇痛作用，这种即时的镇痛作用可持续数分钟到数小时。即时镇痛机制有多种解释。神经机制以闸门控制学说、皮质干扰学说来解释，体液机制以 5-羟色胺、内源性吗啡样物质来解释等。②长期镇痛作用：经过多次治疗后的镇痛作用，可以用产生即时镇痛作用的各种因素的综合作用以及通过轴突反射，引起局部血液循环加强的各种效应的综合作用来解释。

3. 抗炎　中频电流对一些慢性非特异性炎症有较好的治疗作用。其抗炎作用机制可能与中频电流作用后局部组织的血液循环改善、组织水肿减轻、炎症产物的吸收和排出加速、局部组织的营养和代谢增强、免疫防御功能提高等有关。

4. 软化瘢痕、松解粘连　中频电流有较好的软化瘢痕、松解粘连的作用。其机制可能是中频电流刺激能扩大细胞与组织的间隙，使粘连的结缔组织、肌纤维、神经纤维等活动而后得到分离。此外，中频电流能够促进肌肉的收缩，改善局部血供和代谢，促进水肿消散，松解粘连。

5. 神经肌肉刺激作用　中频电流有刺激运动神经和肌肉引起正常骨骼肌和失神经肌肉收缩、锻炼肌肉、防止肌肉萎缩的作用，并有提高平滑肌张力、引起平滑肌收缩和调整自主神经功能的作用。

六、中频电疗法的特点

1. 收效快　中频电疗法治疗脑瘫痉挛，常能立刻收效，患者顿时感到轻快。

2. 无痛苦　因无损伤、无痛苦的特点，且奏效迅速，顿时病痛减轻，而有一种舒适轻快的感觉，故患者能很快适应这种疗法。尽管某些低中频电疗法有些刺激反应，但因"以痛抗痛"的效果，患者仍然乐于接受这种治疗。

3. 副作用少　该疗法很少引起身体不适或过敏反应，紫外线照射引起红斑，反复电刺激表现为皮肤粗糙、刺痒等，都属于正常反应，对患者并无危害。

4. 疗效持久　一般来说，通过口服、注射途径进入体内的给药方法，经过几个小时药物就从体内排出。而中频电疗法则不同，它效果持久，经过反复多次的治疗可以产生一种多次叠加和积累作用，几次治疗效果加起来比一次治疗好。

第 2 节　音频电疗法

 案例 4-1

　　李某，女，32 岁。手术后 1 个月，术后切口瘢痕增生，伴瘙痒感。诊断：术后瘢痕。
　　问题：1. 针对该患者应该选用哪种物理因子治疗？
　　　　　2. 你为该患者选择的物理因子治疗方法应该是什么方式？
　　　　　3. 治疗时电流量应根据什么来调节？

　　采用频率为 1000～100 000Hz，波形为等幅正弦的中频电流治疗疾病的方法称为等幅中频正弦电疗法。其中频率为 1000～20 000Hz 音频段的等幅中频正弦电疗法又称为音频电疗法（audiofrequency current therapy）。

1969 年我国皮肤科专家杨国亮首先应用 1000Hz 等幅正弦电流治疗皮肤病，取得较好疗效。以后我国物理治疗学家发展了这一疗法，将所应用的电流频率扩大到 4000～8000Hz，甚至 10 000Hz，但多数仍采用 2000～5000Hz 电流，并将治疗适应证扩大到临床各科许多疾病。该疗法具有的镇痛、消炎、改善血液循环等作用，可用于治疗多种皮肤病。

一、物 理 特 性

音频电流是等幅正弦中频电的一种。等幅正弦中频电是一种幅度、频率恒定不变，波形呈正弦波形的中频电流（图 4-1）。音频电流具有典型的中频电流的物理特征。

二、治疗原理与作用

（一）治疗原理

1. 改善局部血液循环及营养 音频电流可改善微循环，增大血管管径，明显增快血流，因使血液循环和局部营养改善，而起到了镇痛、消炎、消肿、促进组织再生及神经功能恢复的作用。

2. 提高细胞膜通透性 等幅正弦中频电流可提高活性生物膜的通透性。这一作用可用于使药物分子由于浓度梯度而扩散透过生物膜。人体实验亦证明了中频交流电确实可使药物分子透入体内。在 2000Hz、4000Hz 的等幅正弦电流作用下，药物的 pH

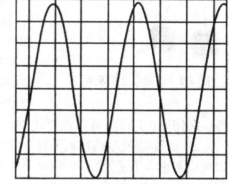

图 4-1 等幅正弦波

及性质均无变化。因此，有人主张开展中频电药物透入疗法，尤其适用于不能电离或极性不明的中草药。

3. 神经兴奋与调节作用 虽然音频电流的频率大于 1000Hz，不是每次脉冲都可以引起神经兴奋。但是，通过综合刺激的效果，音频电疗法依然可以有效地刺激神经，引起肌肉收缩，调节神经功能。

（二）治疗作用

1. 镇痛 音频电流可使皮肤痛阈上升，故有明显的镇痛作用。适用于腰背痛、神经痛、血肿、带状疱疹、神经损伤所引起的疼痛。其机制可能还与治疗后肌肉痉挛缓解、局部血液循环改善所产生的间接效应有关。

2. 消肿 对外伤后血肿、瘢痕引起的肢端水肿均有良好的效果。

3. 软化瘢痕、松解粘连 音频电疗法有较好的软化瘢痕和松解粘连的作用。治疗后可使瘢痕颜色变浅、质地变软、面积逐渐缩小乃至消失。更重要的是音频电疗法治疗后，可使瘢痕所引起的疼痛、瘙痒等症状明显减轻或消失；在松解粘连方面既有治疗作用又有预防作用。

4. 抗炎散结 音频电流对慢性感染、感染残留的浸润、外伤后淤血、血肿、机化硬结均有较好的促进吸收、消散和软化的作用。这个作用与其促进血液循环及软化瘢痕、松解粘连的作用是一致的。

5. 调节神经系统功能 音频电流作用于神经节段或反射区可以促进汗腺、乳腺的分泌，增进食欲，降低血压，增强全身状况，对自主神经及高级神经活动均具有调节作用。

6. 兴奋神经肌肉 音频电流可以兴奋神经和肌肉，引起肌肉的收缩，达到锻炼肌肉的效果。

7. 音频电流叠加直流电药物离子导入的治疗作用 由于音频电流可以增加生物膜的通透性，临床上采用经过整流的音频电疗法与直流电药物离子导入疗法叠加联合应用时可以提高人体对直流电的耐受量，加大直流电强度，有利于药物离子导入人体，还可以提高药物离子迁移的速度。

三、治 疗 技 术

（一）设备

音频电疗机输出的电流频率为 1000～5000Hz，临床常用的为 2000Hz，或为 2000Hz、4000Hz 两种

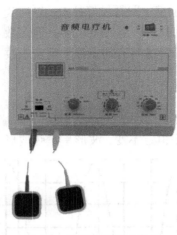

图 4-2　音频电疗机及电极

频率，少数为 2000～8000Hz。目前，有频率可调的音频电疗机设备运用于临床。多数治疗机使用导电胶的电极，也有黏附式电极和负压吸附式电极（图 4-2）。国内有研究报道，用一个联合器将音频电疗机与直流电疗机连接起来，音频交流电经整流后可进行音频电与直流电药物离子导入的联合治疗。也有研究将音频电疗机与超声波治疗机相连接进行音频电与超声波的联合治疗。

（二）治疗方法

1. 单纯音频电疗法　①打开电源开关。②根据临床需要选择大小合适的电极，根据不同电极的使用要求将电极放置在损害部位（或治疗部位）的上下两端或两侧并固定。③缓慢调节"输出调节"钮，调节电流强度，同时观察患者反应。通常以患者的舒适度或耐受度为宜，但存在感觉功能受限或有其他问题的患者则需根据实际要求选择强度。④治疗结束后，将电流调至"0"（有的仪器在结束后可自动复位），取下电极，关闭开关。⑤治疗每次持续 20～30min，每日 1～2 次，10 次为 1 个疗程。

2. 音频-直流电药物离子导入疗法　①开始治疗时先接通直流电，再调节电量，然后接通音频电，以免引起患者不适。②治疗结束时逆上述顺序操作，先关音频电，再关直流电。③每次治疗 15～30min，每日 1 次，15～30 次为 1 个疗程。治疗瘢痕及粘连时可连续治疗数个疗程。

四、临床应用

（一）适应证

1. 组织增生　瘢痕、纤维结缔组织增生、肥厚、粘连、关节纤维性强直、外伤后或术后皮下浸润粘连、血肿机化、注射后组织浸润、浅静脉炎后残留硬索状肿块、声带肥厚、乳腺小叶增生、外伤后或术后肠粘连、内脏粘连、腔道内粘连狭窄等。

2. 疼痛　肌肉或韧带疼痛、关节劳损、颈肩背腰腿痛、狭窄性腱鞘炎、风湿性关节炎等。

3. 炎症　治疗非特异性炎症，如周围神经病（神经炎、神经痛等）；慢性炎症如盆腔炎性疾病、附件炎、前列腺炎、腹腔盆腔感染后残留炎性包块等。

4. 平滑肌张力低下　运用音频电疗法，可以改善尿潴留、便秘、肠麻痹等平滑肌张力和运动减弱的疾病等。

（二）禁忌证

急性感染性疾病、肿瘤、出血性疾病、严重心力衰竭、肝肾功能不全、局部有金属异物、心区、孕妇腰腹部、植入心脏起搏器者等。

（三）注意事项

（1）患者治疗时不可接触机器，不可随便活动。

（2）治疗时，患者治疗部位的金属物品（如手表、发夹、首饰等）应除去，体内有金属异物（如骨科金属固定物、金属碎片、金属节育器等）的部位，应严格掌握电流强度，电流强度小于 0.3mA/cm^2 方可避免组织损伤。

（3）电极不能在心前区及其附近并置和对置治疗；心脏病患者，电流不宜过强，并注意观察患者的反应，如有不良反应立即停止治疗；忌用于孕妇下腹部、腰骶部及邻近部位治疗；植入心脏起搏器者禁用中频电疗法。

（4）治疗期间，治疗师应该注意巡视，观察患者有无不适或其他异常反应。如有头晕、头痛、胸闷、嗜睡等症状发生，应及时调节电流强度或停止治疗。如在治疗中患者感到电极下疼痛时，应立即终止治疗。患者皮肤局部出现斑点状潮红时，应立即涂烧伤油膏并及时处理，并向患者解释清楚。

（5）治疗结束后，注意观察患者治疗区域的皮肤有无发红、烧伤等异常。如有异常，应及时处理并向患者解释清楚。

> **链接**
>
> **音频电磁场疗法**
>
> 以 2～20kHz 电流所产生的 0.1～1.0mT 的交变电磁场治疗疾病的方法，称为音频电磁场疗法。音频电疗法、音频电磁场疗法同属于等幅正弦中频电疗法。音频电磁场疗法采用线圈场法进行治疗，治疗时使病灶局部处于通以音频电流的线圈所产生的交变磁场中。音频电磁场疗法作用于人体，可以引起细胞水平的谐振而达到镇痛、促进血液循环、提高肌肉工作能力、改善骨与软骨的营养、增加关节活动度、调节新陈代谢的作用。适应证：放射线引起的白细胞减少症、牙周病以及一些代谢疾病，下肢闭塞性动脉硬化症，骨关节病。音频电磁场疗法禁忌证同音频电疗法。

第 3 节　超音频电疗法

超音频电流是等幅中频正弦电流的一种。超音频电疗法是利用"超音频"振荡器产生 22kHz 等幅交变正弦电流，以高电压（输出电压达 3～5kV）、弱电流（输出电流强度＜2mA）、火花放电的方式进行治疗。此疗法最先为苏联学者在 1982 年报道使用。

一、物　理　特　性

超音频电疗法治疗用的玻璃电极内充有 1.33～2.00kPa（10～15mmHg）惰性气体氖，治疗时接通 3～5kV 电压，电极与人体接触时，由于电压差较大而产生无声火花放电，同时由于空气电离产生少量臭氧与氧化氮。

二、治疗原理与作用

（一）生理作用

超音频电刺激可使神经兴奋性降低，促进血液循环，促进淋巴管扩张和淋巴循环。

（二）治疗作用

在火花放电的刺激和电磁振荡作用下，超音频电刺激可使神经兴奋性降低，血管、淋巴管扩张，组织的代谢过程和营养状况改善，因而有止痛、止痒、解痉、抗炎的作用。

三、治　疗　技　术

（一）设备

超音频电疗机，电压 3～5kV，功率 10W，输出电流频率 22kHz。玻璃电极有蕈状电极（直径 25mm、10mm，用于体表治疗）、圆柱状电极（直径 15mm、11.7mm，用于肛门、直肠、阴道治疗）。玻璃电极插入电极手柄，接至治疗机输出端。

（二）治疗方法

治疗时玻璃电极与人体皮肤或体腔黏膜接触。发生火花放电时有热感，无局部共鸣火花疗法的刺痛不适感。每次治疗 5～10min，每日治疗 1 次，6～10 次为 1 个疗程。

四、临　床　应　用

（一）适应证

1. 外科疾病　皮肤皮下软组织感染消散期、骨髓炎、术后浸润、血肿、早期闭塞性动脉内膜炎、早期雷诺病、膀胱炎（直肠腔内治疗）。

2. 皮肤科疾病　慢性湿疹、神经性皮炎、过敏性皮炎、硬皮病、斑秃。

3. 妇科疾病　慢性附件炎、月经不调、子宫发育不良（均可进行阴道或直肠腔内治疗）。

4. 神经科疾病　神经症、血管性头痛。

5. 口腔炎症　牙周炎、牙龈炎。

（二）禁忌证

同音频电疗法。

第4节　调制中频电疗法

案例 4-2

　　王某，男，42岁。因"左腰疼痛2天"就诊。患者自述于2天前因提重物出现左侧腰部疼痛，咳嗽、打喷嚏时加剧，休息后缓解，自服止痛药物症状缓解不明显。查体：腰部活动度受限，前屈30°，后伸10°，左右侧弯15°，直腿抬高试验（－），加强试验（－），骶髂关节分离试验（－），跟臀试验（－），$L_4 \sim L_5$ 棘突间压痛，余无异常。既往体健。

问题：1. 该患者初步诊断是什么病？

　　　　2. 进一步辅助检查及治疗方案有哪些？

　　调制中频电疗法（modulated medium frequency electrotherapy）又称脉冲中频电疗法，是一种使用低频调制中频电流的方法，输出的中频电流幅度随着低频电流的频率和幅度的变化而变化。

　　调制中频电流具有低、中频电流的特点和治疗作用。以低频正弦波调制的中频电流称为正弦调制中频电流。我国主要应用由多种低频脉冲电流调制的中频电治疗技术，称为脉冲调制中频电流。

一、物 理 特 性

　　低频调制波频率多为 1～150Hz 的低频电流。它的波形有正弦波、方波、三角波、梯形波等。中频载波频率多为 2～8kHz 中频电流，电流的波形、幅度、频率、调制方式不断变化（图 4-3）。

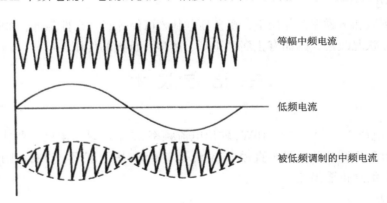

等幅中频电流

低频电流

被低频调制的中频电流

图 4-3　低频调制中频电流

　　调制波的波形有两大类：一类是正弦波，正弦波调制中频电流产生正弦调制中频电流；另一类是脉冲波，如方波、指数曲线波（积分波、三角波）、梯形波、锯齿波、微分波（尖脉冲波）等，脉冲波调制中频电流产生脉冲调制中频电流。

　　调制中频电流因调制方式的不同，可分为四类（图 4-4）。

　　1. 连续调制波　又称连续调幅波（连调波）。在这种调制方式中，调幅波连续出现。

2. 断续调制波　又称断续调幅波（断调波）。在这种调制方式中，调制波与等幅波交替出现，即调制波断续出现。

3. 间歇调制波　又称间歇调幅波（间调波）。在这种调制方式中，等幅波与断电交替出现，断续出现调幅波。

4. 变频调制波　又称变频调幅波（变调波）。在这种调制方式中，两种不同频率的调制波交替出现，是一种频率交变的调幅波。

各种调制电流可以全波、正半波或负半波的形式出现。各种调幅电流有不同的调幅度。调幅度为 0 时，中频电流没有调制，为等幅中频电流，没有低频成分，刺激作用不明显；逐渐增加调幅度时，调制中频电流中的低频成分逐渐增大，刺激作用逐渐增强。电脑中频电疗仪所输出的治疗处方中已预置了由不同种类、不同调幅度的调制波组合的多个处方，适用于多种疾病。

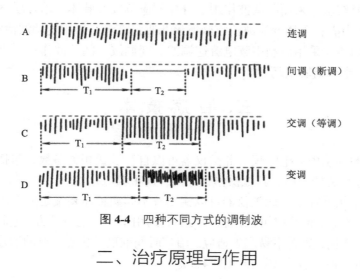

图 4-4　四种不同方式的调制波

二、治疗原理与作用

（一）治疗原理

1. 兼具中频、低频特点　调制中频电流含有中频电流成分，因此，具有中频电流的特点。人体对其阻抗较低，作用较深，可采用较强电流；无电解作用，对皮肤无刺激，能充分发挥中频正弦电流所特有的生理、治疗作用。调制中频电流同时含有低频电流成分，同时具有低频电流的特点，可发挥低频电流的生理、治疗作用。低频电流成分在调制中频电流中起治疗作用的因素有三个：电流的频率、频率交替变换、不同波形特异性作用。

2. 电学参数多变，不易产生适应性　调制中频电流有四种波形和不同的调制频率、调制幅度。其波形、幅度和频率不断变换，人体不易对其产生适应性。断调波作用于肌肉时，调幅波的刺激可引起肌肉收缩反应。在其后的断电时间内，肌肉可以得到休息，有利于再次收缩反应。调节中频电流幅度、调节低频成分的多少和振幅的大小即可改变刺激的强度，可以适应不同的治疗需要。半波形的调制中频电有类似于间动电流、脉动直流电的作用。

3. 不同的调制波对机体的作用特点不同

（1）连调波　具有止痛和调整神经功能的作用，适用于刺激自主神经。

（2）间调波　适用于刺激神经肌肉。

（3）交调波与变调波　有显著的止痛、促进血液循环和炎症吸收的作用。

（二）治疗作用

1. 镇痛　调制中频电流的止痛效果来源于低频和中频电流的综合结果。而且由于频率多变、机体组织不易适应、作用深等特点而较普通的中频或低频电流止痛效果好。调制中频电流作用于机体时，有明显的舒适振动感。100Hz 全波连调波,持续时间 2.5s;持续时间 3s 的全波交调波(调幅波频率 100Hz)及 90～120Hz 全波变调波均有较好的止痛效果。疼痛较剧时调幅度用 25%～50%,疼痛减轻后调幅度用 75%～100%。

2. 改善局部血液循环　正弦调制中频电流作用于局部血管,可使小血管及毛细血管扩张,血液循环加快。用频率 100Hz,调幅度 100%,通断比 1s:2s 的间调波治疗动脉阻塞性外周血管疾病,作用于局部及相应节段,有改善局部血液循环的效果。

3. 促进淋巴回流作用　调频 30～50Hz 的交调波、50Hz 及 150Hz 的变调波、100Hz 间调波电流均可使淋巴管径增大,表明其对促进淋巴回流有较好作用,临床可用于治疗肢体淋巴液淤滞。

4. 电刺激锻炼肌肉作用　此电流对失用性肌萎缩、部分失神经肌肉、完全失神经肌肉有提高神经、肌肉兴奋性的作用。

5. 中枢及外周神经伤病　采用断调波作用于脊柱相应节段及肢体,治疗肌痉挛;采用间调波、断调波治疗脑瘫患儿肌无力者;采用变调波治疗脑瘫患儿肌强直者;采用连调波治疗脑瘫患儿肌痉挛者。

6. 调节自主神经功能　采用调制中频电流连调波、变调波、间调波作用于上腹及背部、颈交感神经节部位,可治疗胃、十二指肠溃疡。

三、治疗技术

(一) 设备

1. 采用参数可调的调制中频电疗仪　此类仪器可以自行设置相关参数,包括载波类型、调制波参数、调幅度等。设置好相关参数后,其他操作程序同普通中频电疗法。

2. 采用电脑调制中频治疗仪　此类仪器可以输出按不同病种需要编定的多步程序处方,处方内综合了所需要的各种治疗参数,治疗时可根据患者的疾病选用不同的电流处方。电脑调制中频治疗仪具有操作简便、治疗电流多样化、患者不易产生适应、治疗时间准确等优点。有的治疗机还保留了自选电流种类和参数的功能,可由使用者按需调配(图 4-5)。

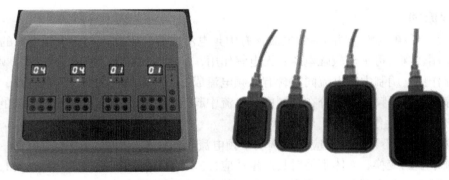

图 4-5　电脑调制中频治疗仪及电极

(二) 治疗方法

1. 普通调制中频电　①操作流程与等幅中频电疗法相似。在参数设置中通常需要对载波、载波频率、调幅、调制波类型、调制波频率、调制方式、调幅度等参数进行设置。②治疗时电极下以患者有可耐受的麻刺、震颤、抽动、肌肉收缩感为度,治疗过程中可参考患者的感觉与耐受程度来调节电流强度,一般为 0.1～0.3mA/cm²。每次治疗 15～20min,每日 1 次,10～15 次为 1 个疗程。

2. 电脑调制中频电　操作流程与普通中频电疗法相似。操作时可以根据仪器处方进行选择而无需参照普通调制中频电进行参数设置。只需选择处方号即可,操作简单。

3. 调制中频电药物离子导入疗法　对调制中频电进行半波整流后,可用于药物离子导入治疗。操作方法同药物离子导入法。如进行直肠内前列腺部位治疗时,采用直肠电极为主极,电极外涂凡士林后插入直肠内，使作用面朝向前列腺，通过输液装置向直肠电极内灌入药液，药液总量为 50～75ml。先灌入 1/3 的药量，其余在治疗过程中静脉注入，辅极置于耻骨联合上方。其他部位的调制中频电药物离子导入操作与之类似，只需要选择合适的药物、导入部位。

四、临床应用

（一）适应证

1. 疼痛　由于肌肉扭伤、肌纤维组织炎、腱鞘炎、滑囊炎、血管神经性头痛等导致的疼痛。
2. 中枢与外周神经损伤　脊髓损伤、小儿脑瘫、外周神经损伤等。
3. 消化系统疾病　胃十二指肠溃疡、慢性胆囊炎等。
4. 泌尿系统疾病　脊髓损伤引起的神经源性膀胱功能障碍、张力性尿失禁、尿潴留、慢性前列腺炎等。

（二）禁忌证

急性感染性疾病、肿瘤、出血性疾病、严重心力衰竭、肝肾功能不全、局部有金属异物、心前区、孕妇腰腹部、植入心脏起搏器者等。

（三）注意事项

（1）根据患者病情选择合适的治疗处方。
（2）连续采用两个治疗处方治疗或使用一个治疗处方而需更改电流处方前，应先将电流输出调回"0"位，不要在治疗中途更换电流处方。
（3）其他注意事项与等幅正弦中频电疗法相同。

第 5 节　干扰电疗法

案例 4-3

　　张某，女，52 岁，"因右肩周疼痛半年，加重 1 个月"就诊。患者无明显诱因发生右肩疼痛并逐渐加重，右手不能梳头，不能上举、后旋、外展，夜间疼痛加重影响睡眠，无上肢麻木，无放射性疼痛。查体：疼痛面容，活动受限，上举 15°，外展 20°，叉腰试验不能做，右肱二头肌长头肌附着处压痛明显，喙突下压痛明显，斜方肌有压痛。

问题：1. 该患者初步诊断是什么疾病？
　　　2. 进一步辅助检查及治疗方案有哪些？

　　干扰电疗法（interferential electrotherapy），又名交叉电疗法。将两组或三组不同频率的中频电流交叉地输入人体，在体内发生干扰后产生低频调制的中频电流，这种电流称为干扰电流。应用这种干扰电流治疗疾病的方法称为干扰电疗法，干扰电疗法分为传统干扰电疗法（静态干扰电疗法）、动态干扰电疗法（dynamic interferential electrotherapy）和立体动态干扰电疗法（stereodynamic interferential electrotherapy）三种。

一、物 理 特 性

（一）传统干扰电疗法

　　传统干扰电疗法（静态干扰电疗法）是将两路频率分别为 4000Hz 与（4000±100）Hz 的正弦交流电，通过两组（4 个）电极交叉输入人体，在电场线的交叉部位形成干扰电场，产生差频为 0～100Hz 的低频调制中频电流，这种电流就是干扰电流（图 4-6，图 4-7）。

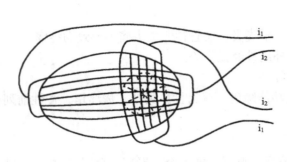

图 4-6　干扰电场的形成

i：电流强度

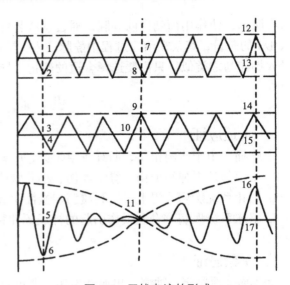

图 4-7　干扰电流的形成

纵轴表示电流，横轴表示时间，数字表示电流大小

传统干扰电疗法产生的低频电流不是由仪器直接输入的，而是中频电场内部作用产生的，这种深处"内生"的低频调制的脉冲中频电刺激克服了低频电流不能深入组织内部的缺陷。在两组中频电流交叉时，交叉处形成的低频脉冲电流还存在一个旋转的向量改变，使得变化更为复杂多样。两组电流综合形成的电流的强度比两组中的任何一组电流大，又比两组电流之和的平均值大，这就可能弥补了低频电疗时电流在人体深处减弱的不足，且含有中频的成分。这是干扰电疗法最突出的特点，所以它兼有中频和低频电疗法的特点。

（二）动态干扰电疗法

动态干扰电疗法是使干扰电流的中频电流的波幅被波宽为 6s 的三角波所调制。发生 1 个周期为 6s 的缓慢的低幅度变化，从而使两组电流的强度在 X、Y 轴方向上发生节律性变化。

动态干扰电疗法对人体的作用与传统干扰电疗法相似，但传统的干扰电疗法只能产生二维的效应，而且干扰电场是不变的。动态干扰电疗法的电流强度不断发生节律性动态变化，机体组织不易产生适应性，并能使深部组织获得更加均匀的作用强度，有助于获得较好的治疗效果。

（三）立体动态干扰电疗法

立体动态干扰电疗法是在传统干扰电疗法和动态干扰电疗法的基础上进一步发展起来的。治疗时将三路中频电流交叉地输入机体，在体内形成三维的立体干扰场。同时对三路电流进行低频幅度调制，从而获得多部位及不同方向、角度和形状的动态刺激效应。

二、治疗原理与作用

（一）治疗原理

干扰电流兼有低频电流与中频电流的特点，最大的电场强度发生于体内电流交叉处，作用深、范围大。不同差频的干扰电流的治疗作用有所不同。90～100Hz 的差频电流可抑制感觉神经，使皮肤痛阈升高，有较好的镇痛作用。50～100Hz 的差频电流可使毛细血管与小动脉持续扩张，改善血液循环，促使渗出物吸收。10～50Hz 的差频电流可引起骨骼肌强直收缩，改善肌肉血液循环，锻炼骨骼肌；也可以提高平滑肌张力，增强血液循环，改善内脏功能。

（二）治疗作用

1. 促进血液循环　干扰电流具有促进局部血液循环的作用。动物实验证明，由于干扰电流的作用，开放的毛细血管数增多，动脉扩张，局部血液循环的改善。干扰电流有促进局部血液循环的作用，是由于干扰电流作用于自主神经系统以及细胞内承担新陈代谢作用的细胞器所致。

2. 镇痛 干扰电流可以抑制感觉神经，100Hz 或 90～100Hz 差频的干扰电流作用 20min 后，皮肤痛阈明显上升，故具有良好的镇痛作用。有研究发现，干扰电流作用于腰骶部时，全身的痛阈都有所升高。有人认为这可能是干扰电流刺激、激活内啡肽系统的效应。

3. 消肿 干扰电流有促进局部血液循环的作用，局部血液循环的改善有利于炎症渗出液、水肿和血肿的吸收。

4. 治疗和预防肌肉萎缩 干扰电流对运动神经和骨骼肌有兴奋作用，能引起肌肉收缩，故有治疗和预防肌肉萎缩的作用。

5. 调节自主神经与调整内脏功能 干扰电流作用较深，在人体内部所形成的干扰电场（0～100Hz差频电流）能刺激自主神经，改善内脏的血液循环，提高胃肠平滑肌的张力，调整支配内脏的自主神经功能。

6. 促进骨折愈合 干扰电疗法能促进骨痂形成，加速骨折愈合。

三、治 疗 技 术

（一）传统干扰电疗法

1. 仪器设备 常用的传统干扰电疗机的两组输出电流多为频率相差 100Hz 的正弦交流电。采用 4 个电极或四联电极，分为两组，一组为 4000Hz，另一组为（4000±100）Hz。所用电极有普通导电胶的电极，也有负压吸附式电极（图 4-8）。

2. 治疗方法

（1）电极的放置方法

1）固定法：选用 4 块大小合适的电极，与电极相连接的 4 根导线分为两组，每组 2 根导线。一组导线连接至电疗机的一路输出的输出孔，另一组导线则连接至另一路的输出孔内。这两组不同频率的电极交错放置，使病灶处于 4 个电极的中心，即电流交叉处。根据治疗需要选用不同的差频，每次治疗选用 1～3 种差频，每种差频治疗 5～15min，总治疗时间为 15～30min。

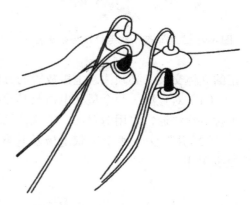

图 4-8 吸附式电极

2）抽吸法：采用负压装置与吸附式电极。治疗时将吸附式电极置于治疗部位的皮肤上，使病灶处于 4 个电极的中心。先开动负压装置，开始抽气，电极吸附于皮肤上，再接通干扰电流。负压装置以 16～18 次/分的频率抽吸，抽吸的频率能根据吸盘内负压的大小而自动调节，负压小时抽吸的频率自动回升，因此抽吸的频率按照负压的变化而呈现规律性的波动，在治疗区产生按摩作用（治疗的差额、剂量、时间、疗程与固定法相同）。

3）运动法：采用两个手套电极，相当于两级法。治疗时，操作者的双手分别插入两个手套电极的固定带下，双手下压，务必使整个电极与患者皮肤充分接触，并在治疗区域移动。操作者可以通过改变双手压力的大小以及电极与患者皮肤接触面积来调节电流的刺激强度。

（2）电流强度 传统干扰电疗法治疗电流的强度一般在 50mA 以内。根据患者的感觉或肌肉收缩的强度，分别将治疗剂量分为三级：①感觉阈下，刚有电感时再稍调小至感觉消失，但电流表有指示；运动阈下，电流表有指示，但无肌肉收缩反应。②感觉阈，刚有电感或麻痹感；运动阈，刚引起肌肉收缩反应。③感觉阈上，有明显电感或麻颤感；运动阈上，有明显的肌肉收缩反应。也可根据患者的耐受程度来调节电流强度。耐受量系指患者所能耐受的最大限度。每次治疗 20～30min，每日 1 次，10 次为 1 个疗程。不同差频干扰电流治疗作用各不相同（表 4-2）。

表 4-2 不同差频干扰电流治疗作用

差频	治疗作用
100Hz	抑制交感神经
90～100Hz	镇痛
50～100Hz	镇痛，促进局部血液循环，促进渗出物吸收，缓解肌紧张
25～50Hz	引起正常骨骼肌强直收缩，促进局部血液循环
20～40Hz	兴奋迷走神经，扩张局部动脉血管，引起骨骼肌不完全性强直收缩
1～10Hz	兴奋交感神经，引起正常骨骼肌收缩，引起失神经肌肉收缩，引起平滑肌收缩
0～100Hz	作用广泛，兼具上述各种作用，但因各种频率出现时间过短，针对性不十分强

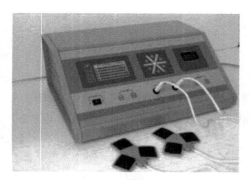

图 4-9 立体动态干扰电疗仪与星状电极

（二）动态干扰电疗法

动态干扰电疗法的治疗技术、临床应用范围与传统干扰电疗法相同。

（三）立体动态干扰电疗法

1. 设备 立体动态干扰电疗法使用的是星状电极。每个星状电极上有排列成三角形的三个小电极（图 4-9），每对星状电极的左右两对小电极的方向是相反的。每对电极相应方向的三对小电极，分为三组，每组两个小电极，连接治疗仪的一路输出，三对小电极可同时输出三路电流。

2. 治疗方法 选用大小合适的电极。为了达到三路电流真正的立体交叉，必须注意电极放置的方向。

（1）对置法 两个星状电极及其导线在治疗部位的上下或两侧反方向放置（图 4-10A）。立体动态干扰电疗法通常采用对置法，电流作用较深。

（2）并置法 两个星状电极及其导线在治疗部位表面同方向放置（图 4-10B）。并置法作用表浅，较少采用。

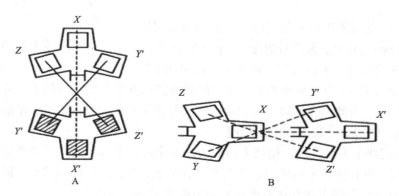

图 4-10 立体动态干扰电疗仪治疗时电极放置方法

A. 对置法；B. 并置法

治疗时应注意使星状电极的各个小电极均与皮肤接触良好，以使三路电流都能充分进入人体。

根据需要，每次治疗选用 1～2 种或 3 种差频，每种差频治疗 5～10min，每次治疗 20min，每日或隔日 1 次，10～15 次为 1 个疗程。

四、临　床　应　用

（一）适应证

1. 骨关节与软组织疾病　肩周炎、骨关节炎、慢性腰部疼痛、慢性颈部疼痛、软组织扭挫伤、肌筋膜炎、肌肉劳损、狭窄性腱鞘炎等骨关节、软组织疾病导致的疼痛或功能受限；注射后硬结、手术或外伤后软组织粘连、缺血性肌痉挛；骨折延迟愈合等。

2. 神经系统疾病　外周神经损伤或炎症引起的神经麻痹和肌肉萎缩等。

3. 消化系统疾病　术后肠粘连、术后肠麻痹、内脏平滑肌张力低下（胃下垂、弛缓性便秘）、胃肠功能紊乱等。

4. 泌尿系统疾病　睡眠遗尿症、尿潴留等。

5. 循环系统疾病　干扰电流可通过作用于颈、腰交感神经节改善血液循环，治疗雷诺病、闭塞性动脉内膜炎、肢端发绀等。

6. 肌力低下、肌肉萎缩　有人发现干扰电流可刺激肌肉收缩，产生的肌肉收缩可达到主动收缩时最大扭力的 1.5 倍。因此，用于肌力低下和肌肉萎缩的治疗较为有效。

7. 其他慢性炎症　妇科的慢性炎症，如慢性盆腔炎等。

（二）禁忌证

急性感染性疾病、肿瘤、出血性疾病、严重心力衰竭、肝肾功能不全、局部有金属异物、心前区、孕妇腰腹部、植入心脏起搏器者等。

（三）注意事项

（1）电极放置的原则是两组电流一定要在病变部位交叉。同组电极不得互相接触。

（2）在调节电流强度时必须两组电流同时调节，速度一致，强度相同。

（3）使用吸附式电极时，要注意时间不宜太长，一般每组频率不超过 10min，以免发生局部淤血而影响治疗；有出血倾向者不得使用此法。

（4）治疗时注意星状电极的各个小极应与皮肤接触良好，以使三路电流都能充分进入人体。

（5）电流不可穿过心脏、脑、孕妇下腹部及体内有金属物的部位。

（6）其他注意事项与等幅正弦中频电疗法相同。

第 6 节　音乐电疗法

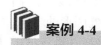

案例 4-4

　　杨某，女，61 岁。因"头痛伴失眠 1 个月，加重 2 天"就诊。查体：BP 120/80mmHg，听诊心音尚可，节律规整，双肺呼吸音清，未闻及啰音。既往体健，平时不爱说话，性格偏内向。

问题：1. 该患者初步诊断是什么疾病？

　　　　2. 进一步辅助检查及治疗方案是什么？

将音乐的音调及节奏转变为波动的低、中频电流，用于治疗疾病的方法称为音乐电疗法（musical electrotherapy）。我国在 20 世纪 70 年代开始推广音乐疗法，80 年代初又在音乐疗法的基础上将音乐与由音乐信号转换成的同步电流结合治疗疾病，取得了成效。

一、物　理　特　性

（一）音乐电流的产生

音乐电疗法是将所产生的音乐信号经声电转换，再放大、升压所产生的电流，即音乐电流。人耳能听到的声音的频率为 20～20 000Hz，常见乐器和人声的音频范围是 27～40 000Hz，转换成同步的音乐电流的频率为 30～18 000Hz。

（二）音乐电流的特点

音乐电流是一种节律、频率和幅度随音乐不断变化的不规则正弦电流，以低频为主，中频为辅，兼有低频电流和中频电流的作用，而又不同于一般的低、中频。音乐信号是多源、多种信号。它所产生的音乐电流也就不是单一的，而是多源、多种电流同时出现。由此可见，音乐电流与一般的音频电疗仪发出的电流，是完全不同的。

二、治疗原理与作用

（一）治疗原理

音乐声波的频率和声压会引起生理上的反应。音乐的频率、节奏和有规律的声波振动，是一种物理能量，而适度的物理能量会引起人体组织细胞发生和谐共振现象，能使颅腔、胸腔或某一个组织产生共振，这种声波引起的共振现象，会直接影响人的脑电波、心率、呼吸节奏等。

（二）治疗作用

1. 锻炼肌肉　音乐电流可引起明显的肌肉收缩，肌力增强，防止肌肉萎缩。但电极下无明显的低频电刺激的不适感。应用旋律热情、节奏激烈、速度快、力度强的音乐所转换成的音乐电流，震动感和肌肉收缩更为明显。

2. 促进局部血液循环　音乐电流可以引起较持久的血管扩张，使局部血流量明显增加。

3. 镇痛　音乐电流作用于皮肤后，局部痛阈和耐痛阈增高，镇痛作用明显，且出现迅速，持续时间长。

4. 神经节段反射作用　音乐电流作用于交感神经节可以调节血压；作用于头部可以缓解头痛，调整大脑的兴奋和抑制过程。

5. 对穴位和经络的作用　音乐电针疗法是将音乐电流作用于穴位，通过经络发生很复杂的生理和治疗作用，如镇痛，促进组织修复，调整内脏、内分泌功能，抗过敏，增强免疫等作用。

三、治 疗 技 术

（一）设备

音乐电疗仪融合了现代数码科技、声学系统、人机工程学、高分子材料学，采用高档耳机系统，高品质保证音质的醇美和至高享受；音响均衡控制系统，耳朵可以长久保持舒适和轻松；椭圆形的耳罩，刚好可以将耳朵全部罩入；高档丝绒面料，轻柔地贴敷在脸部；音乐电疗仪可有效隔离光线和声音的干扰，让最美妙的音乐来安抚心灵，身心快速放松。

仪器配备的音乐大致可以分为以下 6 组：

A 组：音乐旋律舒缓、柔和，速度、力度适中。

B 组：音乐旋律低沉，节奏平稳，速度缓慢，力度较弱。

C 组：旋律轻快活泼，速度较快，力度变化较大。

D 组：旋律热情、强烈，节奏激烈，速度快，力度强。

E 组：旋律雄壮，节奏平稳有力，速度慢，力度强。

F 组：旋律节奏平稳、松散，调性模糊、游离，速度慢，力度弱。

（二）治疗方法

1. 电极法

（1）根据患者的病情及爱好选择合适的音乐。

（2）如果采用导电胶电极，则需要电极外包以浸湿的绒布衬垫，置于治疗部位。

（3）电极放置方法，可参照感应电疗法及音频电疗法。

（4）操作者及患者戴上耳机通上电源，按下音乐开关，调好音量后，再将电极接上导线，调节电疗机的电流输出。

（5）电流输出的剂量按患者的感觉分为：①感觉阈下，患者无感觉；②感觉阈，有明显电感；运动阈，有电感及肌肉振动感；③运动阈上，有明显电感及肌肉振动感。

（6）每日 1 次，每次治疗 20～30min，15～20 次为 1 个疗程。

2. 电针法　操作程序与电极法相似。先选好穴位，治疗时将针刺入穴位，针柄上夹住导线与治疗机相连，电针法所用的电流强度小于电极法。

四、临 床 应 用

（一）适应证

1. 神经系统功能性疾病　神经衰弱、失眠、血管性头痛、情绪不安、抑郁、孤僻等。采用旋律优美、速度和力度适中的乐曲，或按同质原理选择合适的乐曲，电极采用额-枕对置法。本疗法能缓解头痛、头昏，改善睡眠，降低焦虑和忧郁的程度。

2. 内科系统疾病　高血压、胃肠功能紊乱、胃溃疡等。选用放松性乐曲，病灶处用电极法或在有关穴位上以电针法治疗，能使高血压患者的血压、心率、皮肤电阻都降低，改善头痛、头昏、胸闷、心悸和失眠等症状。对胃肠功能紊乱、胃下垂的疗效优于一般针刺疗法。

3. 软组织损伤　音乐电疗法治疗软组织扭挫伤、肌纤维组织炎等，采用节奏强、旋律轻快活泼的乐曲。有研究认为，音乐电疗法对软组织损伤的治疗效果优于红外线、激光和感应电疗法。

4. 骨关节疾病　颈椎病、风湿性关节炎、骨性关节炎等。采用节奏快、力度大的乐曲，电极置于患处或穴位上，可以减轻疼痛、改善关节活动度。

（二）禁忌证

急性感染性疾病、肿瘤、出血性疾病、严重心力衰竭、肝肾功能不全、局部有金属异物、心前区、孕妇腰腹部、植入心脏起搏器者等。

（三）注意事项

（1）治疗前向患者说明治疗意义，告知治疗时的感觉，了解患者的兴趣爱好，选好音乐；要求患者集中注意力，静听音乐，尽快进入状态。

（2）室内要求舒适美观，严防噪声干扰。

（3）其他注意事项与等幅正弦中频电疗法相同。

第 7 节　波 动 电 疗 法

波动电疗法是采用低电压、小电流、频率 20～20 000Hz 以单向或双向方式无一定规律的正弦交变电流进行治疗的电疗方法。由于电流类似于噪声电流般杂乱，故也称为噪声电疗法或随机电疗法。

一、物 理 特 性

波动电疗法采用的波动电流频率为 20～20 000Hz，兼有低频和中频的成分，而又不同于一般的低、中频。采用的电流强度较小，电压低，无规律性。

二、治 疗 原 理 与 作 用

（一）治疗原理

1. 改善血液循环和淋巴液循环　有学者研究发现，波动电疗法可以有效改善局部血液循环和淋巴液循环。

2. 促进组织修复和再生 波动电疗法尤其对浅表伤口的上皮生长有促进作用。

3. 促进炎症消散 波动电疗法可以促进炎症的消散，可能是通过改善循环，增强网状内皮系统的功能实现的。

（二）治疗作用

1. 缓解炎症和疼痛 波动电疗法具有低、中频作用，可以促进炎症消散和缓解疼痛。但也有研究认为其镇痛效果不如其他低、中频电疗。

2. 促进循环和局部代谢 波动电疗法可以有效改善局部血液和淋巴循环。

3. 半波整流后可用于药物离子导入 通过半波整流后的波动电疗法可以用于药物导入，从而发挥相应的治疗效果。

三、治疗技术

（一）设备

波动电疗仪能输出短暂的脉冲交变电流，脉冲的持续时间、幅度、方向都不规则。输出的电流主要分为：对称双相波动电流、不对称双相波动电流和经整流的单相波动电流。

体表治疗时采用的电极为铅板或直流电用的缓冲电极。体腔治疗时用特殊的体腔电极。

（二）治疗方法

波动电疗法操作方法与低频电疗法相似。治疗用的电流强度可参考干扰电疗法，按感觉或运动阈的标准选择，每次治疗时间为 8～10min 或 20～25min，疗程短者 2～4 次，疗程长者 10～12 次。

四、临床应用

波动电疗法的临床运用目前不多，适应证与禁忌证及操作注意事项与中频电疗法相似。

自 测 题

A₁ 型题

1. 中频电疗法电流量的调节应根据（　　）
   A. 治疗的要求和患者的感觉
   B. 感觉阈或运动阈
   C. 有无副作用，如头痛、头晕、胸闷、嗜睡等症状发生
   D. 不应以患者的感觉为准
   E. 电极下不产生疼痛

2. 下列哪项治疗对周围神经麻痹的疗效最高（　　）
   A. 直流电
   B. 感应电
   C. 调制方波电流
   D. 干扰电
   E. 三角波电流

3. 下列哪项不是音频电疗法的适应证（　　）
   A. 瘢痕疙瘩
   B. 纤维结缔组织增生
   C. 蟹足肿
   D. 狭窄性腱鞘炎

   E. 腔道内粘连狭窄

4. 中频电流作用后产生镇痛作用的有效时间为（　　）
   A. 5min
   B. 10～15min
   C. 15～30min
   D. 30min
   E. 45min 以上

5. 不属于中频电疗法作用的是（　　）
   A. 促进局部血液循环
   B. 镇痛
   C. 抑制、杀灭肿瘤细胞
   D. 抗炎
   E. 软化瘢痕、松解粘连

6. 目前常用干扰电疗机的两组输出电流多为频率相差多少的正弦交流电（　　）
   A. 100Hz
   B. 1000Hz
   C. 2000Hz

D. 4000Hz

E. 50Hz

7. 音频电疗法的频率是（　　）

   A. 1000Hz

   B. 1000～100 000Hz

   C. 1000～20 000Hz

   D. 20 000Hz

   E. 100 000Hz

8. 中频电疗法的作用基础是（　　）

   A. 促进血液循环

   B. 镇痛

   C. 刺激运动神经和肌肉

   D. 软化瘢痕、松解粘连

   E. 抗炎

9. 干扰电疗法最突出的特点是（　　）

   A. 频率较高，可以增大作用的深度

   B. "内生"的低频调制中频电流可以同时发挥低频电
与中频电的双重治疗作用

   C. 两组电流中的一组电流频率固定，另一组电流频率
在一定范围内变化

D. 治疗时同时用 2 种电流

E. 治疗时用 4 个电极

10. 50～100Hz 差额的干扰电的主要作用为（　　）

   A. 镇痛

   B. 兴奋神经肌肉

   C. 引起肌肉收缩

   D. 刺激平滑肌

   E. 松解粘连

A₂ 型题

11. 脑卒中后 1 个月，左侧偏瘫患者，左上肢屈肌痉挛，
左下肢伸肌痉挛，左侧偏身感觉减退，为改善痉挛可
以采取的治疗方法是（　　）

   A. 调制中频电疗法，部位左上肢屈肌、左下肢伸肌

   B. 调制中频电疗法，部位左上肢伸肌、左下肢屈肌

   C. 等幅中频电疗法，部位左上肢屈肌、左下肢伸肌

   D. 等幅中频电疗法，部位左上肢伸肌、左下肢屈肌

   E. 以上均可

（张彦龙）

第5章
高频电疗法

第1节 概 述

案例 5-1

　　于某，女，60 岁，1 个月前在家不慎跌倒，左手掌撑地后出现左腕部肿胀，疼痛，畸形，不能活动，递到医院就诊，行患部 X 线检查提示左桡骨远端 Colles 骨折，采用石膏固定等治疗复位。现为康复治疗来诊，经查体患者腕关节主动掌屈关节活动度 30°、主动背屈关节活动度 35°，肘关节主动屈曲关节活动度 90°，肩关节前屈活动度轻度受限，上肢肌肉萎缩明显，行腕关节关节活动度训练时患者视觉模拟评分法（VAS）评分 6 分，且腕部肿胀明显。

问题：1. 结合该案例分析患者疼痛肿胀的原因是什么？

　　　2. 根据患者病情可使用哪些物理因子治疗缓解其症状？

　　高频电疗法(high frequency electrotherapy)，起源于 19 世纪末出现的达松伐电疗法(共鸣火花疗法)，至 20 世纪上半叶中波、短波、超短波、微波等高频电疗法相继出现。近 40 年来，短波、超短波、微波等疗法得到了广泛的研究和应用，而长波、中波疗法的应用逐渐减少。高频电疗法所产生的热效应、非热效应使其成为临床治疗的重要手段之一，被广泛应用于各科疾病的治疗。

一、概 念

　　频率大于 100kHz 的正弦交流电称为高频电流，它以电磁波形式向四周传播。高频电流的频率与波长成反比，公式表示为：频率（f）=光速（V）/波长（λ），单位为频率 Hz，光速 m/s，波长 m。高频电疗法是指应用高频电流作用于人体治疗疾病的方法。高频电疗法的作用方式有火花放电法、直接接触法、电容场法、电感法、电磁波辐射法。

二、物 理 特 性

（一）电磁波的基本特性

　　电场是指电荷的电力所能及的空间，磁场则是磁板的磁力所能及的空间。任何电场的变化都会使其周围产生磁场，任何磁场的变化都会使其周围产生电场，变化的电场以及与它有密切联系的磁场称为电磁场，其中在空间中以波的形式迅速传播扩大的电磁场称为电磁波。电磁波是以波的形式进行传播，其传播速度与光的传播速度（即 3×10^8m/s）相同。

（二）高频电流的生物物理学特性

　　1. 无电解作用　　高频电流是一种正负交替变化的交流电流，在正负周期之内，离子向不同方向移动，同时由于电流频率较高，周期性变化电流较快，因此不会出现电解作用。

　　2. 对神经肌肉无兴奋作用　　高频电流的频率大于 100 000Hz 时，每个周期的时间小于 0.01ms，而阴极刺激只占其中的 1/4，即 0.002 5ms，达不到引起神经或肌肉兴奋刺激的持续时间（0.3ms 和 1ms），即周期长度低于肌肉兴奋绝对不应期。因此正常情况下高频电流一般不引起神经肌肉兴奋收缩。

3. 治疗时电极可不必接触皮肤　当电极离开皮肤时，皮肤与电极及两者间的空气间隙形成了一个电容，皮肤和电极相当于电容器的两个导体，空气则相当于介质，而高频电流可以通过电容作用于人体。

4. 在组织内产生热效应和非热效应　高频电磁场作用于人体组织时人体组织感应产生耗损而产热，称为热效应。当不引起体温升高的电场强度作用于人体时，也可改变组织的结构特性和生理反应，能够产生治疗作用，称为非热效应。

（三）高频电流作用下人体组织的电磁学特性

在高频电流的作用下，人体组织可以表现为导体、电介质、电容、磁性、线圈等，由于人体组织成分复杂，同一组织往往兼有多种电磁学特性。

1. 导体特性　人体组织中存在许多分子和粒子，如水分子、电离子（K^+、Na^+、Ca^{2+}、Mg^{2+}、HCO_3^-等）以及带电荷的蛋白质分子。这些分子和粒子作为导体，在高频电流的作用下沿电场线方向移动。传导电流在克服导体的阻力时所引起的电流耗损，称为欧姆损耗。欧姆损耗所产生热量的大小与电流密度的平方成正比，与电阻的大小成反比。组织电阻的大小与组织内的相对含水量相关，含水多的组织如血液、肌肉和脑，电阻较低、产热多；反之，含水量少的组织如脂肪、皮肤和骨，电阻较高、产热少。

2. 电介质特性　人体干燥的皮肤、脂肪、肌腱、韧带、骨膜、骨质、头发等均具有电介质特性。电介质又称无极分子，没有自由电子，只有束缚电子，对直流电和低、中频电流而言不导电，是绝缘体。细胞和体液的组成成分大部分是氨基酸、神经鞘磷脂等有极分子（又称偶极子），这些分子受热运动的影响分布极其混乱，在高频电场的作用下才按电场方向排列起来，此称为有极分子的取向；而无极分子的正负电荷则朝着电场极的相反方向移动，从而使两端带电，变成有极分子。在高频电场中，电介质有极分子随着电场方向的高速变化，不断反复取向而发生 180° 旋转，致使有极分子在其原来的位置上来回转动而相互摩擦生热。这种由于介质损耗所产生的热量，频率越高、介质常数越大、电场强度越强，则产热越多。

3. 电容特性　人体组织中既有导体又有电介质，在高频电场中的同一组织中可以同时存在电阻和电容成分，例如，在肌肉组织、肌细胞间隙组织和细胞外液含有水和电解质，能导电，属电阻成分，直流电、低频电流、中频电流及高频电流均容易通过。但肌细胞膜的电阻很高，属电介质，很难导电，直流电、低频电流及中频电流均不能通过。这样肌细胞内外构成一个电容体，在高频电流作用时，电容的容抗随着频率的升高而降低，由此高频电流通过细胞膜使电场线均匀分布。

4. 磁性特性　人体组织中的氮、二氧化碳是顺磁性物质，在磁场中被磁化后其磁感应强度比在真空中大。而氢、水等是逆磁性物质，在磁场中其磁感应强度比在真空中小。人体组织中顺磁性物质与逆磁性物质错综复杂地混杂存在，因此人体总的磁导率接近于 1。

5. 线圈特性　在高频电场中，人体可被视为由多个大小不同的同心线圈套叠而成的导体，也可表现为线圈的特性。在高频电磁场作用下，电磁感应在这些线圈中产生沿线圈流动的感应电流，即涡电流。涡电流基本属于传导电流，容易从导体中释放出大量的电热。

（四）高频电流的生物学效应

高频电流作用于人体时主要产生温热效应和非热效应（热外效应）。

1. 温热效应　高频电流通过人体时，体内各种组织会产生不同程度的热效应。其产热原理主要表现为：①高频电流与电场作用于人体导体、电介质时组织内产生传导电流、欧姆损耗而产热，如中波疗法以及部分短波、超短波温热效应的产生；②高频电场作用于人体电介质时组织内产生位移电流、介质耗损而产热，如分米波、厘米波疗法以及部分电容场法短波、超短波温热效应的产生；③高频电磁场作用于环形组织时人体组织感应产生涡电流、欧姆耗损而产热，可见于线圈场法短波产生的温热效应。

2. 非热效应　又称热外效应。当小剂量或脉冲式高频电作用于人体时，即使人体组织无温热感觉，其生物学作用仍然存在。体内同样存在离子、极性分子和胶体粒子的高速移动或转动，膜内外的粒子浓度改变、膜通透性变化、细胞结构改变、蛋白质结构变化等效应，只是能量转换尚未产生明显的热效应。小剂量的短波、超短波、厘米波、毫米波治疗时非热效应明显，频率越高的电磁波非热效应越明显。

三、高频电疗法的分类

（一）按波长分类

目前常用的高频电疗法有短波、超短波、中波、长波、微波（分米波、厘米波和毫米波），见表 5-1。

表 5-1　常用高频电疗法的波长分类

高频电疗法名称		波段	波长（m）	频率（MHz）	常用波长（m）	常用频率（MHz）
共鸣火花疗法		长波	300～3000	0.1～1	300～2000	0.15～1
中波疗法		中波	100～300	1～3	184	1.625
短波疗法		短波	10～100	3～30	22.124 11.062	13.56 27.12
超短波疗法		超短波	1～10	30～300	7.374 6.000	40.68 50.00
微波疗法	分米波疗法	微波（分米波）	0.1～1	300～3000	0.33	915.00
	厘米波疗法	微波（厘米波）	0.01～0.10	3000～30 000	0.1225	2450.00
	毫米波疗法	微波（毫米波）	0.001～0.010	30 000～300 000	0.008	37 500

（二）按波形分类

高频电磁场由高频振荡电路产生，其振荡形式有以下四种。

1. 等幅正弦波（连续波）　振荡电流在传播过程中由于能量得到不断的补充，各质点振荡的能量保持不变，振荡的幅度不变，如短波、超短波、微波。

2. 减幅正弦波　振荡电流在传播过程中由于能量不断地消耗而致耗尽，各质点振荡的能量也逐渐减少，振荡的幅度逐渐变小以致最后消失，现已不被采用。

3. 脉冲等幅正弦波　即呈现有规律的脉冲波组的等幅振荡电流，脉冲波组出现的时间较间歇时间段短，如脉冲短波、脉冲超短波、脉冲微波等。

4. 脉冲减幅正弦波　呈现有规律的脉冲波组的减幅振荡电流，脉冲波组出现的时间较间歇时间段短，如共鸣火花疗法。

四、安全与防护措施

（一）安全技术措施

1. 环境安全　治疗室的地面应是木板的或铺有绝缘橡皮板。治疗床、治疗椅及其附件应是木制或由其他绝缘材料制成。暖气管和上下水管应远离治疗机、治疗床、治疗椅，暖气片外应以木板遮挡，距离治疗床或治疗椅的距离应超过患者手能够触及的位置。

2. 电源安全　电源室的电源开关、插座、电源线应按照安全用电原则设计安装，设有总电闸和分电闸，禁止一个插座接多台仪器同时治疗。

3. 仪器安全　所有治疗设备必须接地线，绝缘部分配置良好。治疗师在操作前应首先检查治疗机能否正常工作，电极、电缆、辐射器是否完好，接头是否牢固，不得应用有故障、破损、接触不良的治疗机或附件。治疗仪器的两条输出电缆应等长，与波长相匹配，不得任意剪短或延长。

（二）安全操作要求

（1）治疗时患者及操作者的身体均不得接触接地的金属物（如暖气管、上下水管、治疗机外壳等），同时应当去除治疗部位的金属物品（如手表、磁卡、首饰、钥匙等），体内有金属物的部位应严格评估并谨慎进行高频电疗，以免烫伤。

（2）患者和操作者应保持皮肤干燥，穿吸汗、不含金属的衣服。治疗部位有汗水时应予擦干，有湿敷料时应予更换，防止电气设备发生短路。昏迷或截瘫患者治疗时应防止尿液流到治疗部位，以免发生烫伤。

（3）孕妇、佩戴心脏起搏器者不得进行高频电疗，也不得接近高频电疗机。

（4）手表、移动电话、助听器、收录机应远离高频电疗机。

（5）治疗时不要将电缆直接搭在患者身上，电缆下应垫以棉垫或毡垫。两肢体同时治疗时，骨突部位互相接触处应垫以棉垫或毡垫，以免该处电力线集中而造成烫伤。同时注意治疗时两条输出电缆应互相平行、远离，不得交叉，以免形成短路。

（6）治疗时电缆不得打卷，以免由于电磁感应在线圈内产生反向电流而抵消电缆内原有的输出电流，减弱治疗剂量。

（7）头部一般不宜进行大功率（200～300W）治疗，以免高频热作用引起颅内血管扩张充血或刺激半规管而造成眩晕等不适反应或灼伤角膜或晶体。

（8）治疗时患者不得入睡、阅读书报或任意挪动体位，操作者应注意询问患者的感觉，必要时随时调整剂量，治疗结束时应注意观察患者皮肤反应。患者的治疗部位有感觉障碍或循环障碍时不宜以患者的感觉作为调节剂量的依据，并应细心操作和观察。

（9）婴幼儿治疗时应有专人看护，防止其乱抓电缆、接头、插孔，防止泪水、汗水、尿液流至治疗部位。如有哭闹不合作的婴幼儿最好在入睡、安静后治疗。

（三）辐射影响及防护措施

1. 对人体健康的影响　高频电磁波是非电离辐射，不同于放射线，高频电疗机工作时发生的高频电磁波向空间传播辐射。对在辐射源近场（1/6 波长）内从事高频电治疗的工作人员影响不大，但长期处于远场内接受小剂量辐射，可能对身体造成一定的不良影响。

（1）对神经系统的影响　可能出现头痛、头晕、乏力、失眠、多梦、嗜睡、情绪不稳、记忆力减退等症状，脑电图显示血管弹性减退，慢波增多。

（2）对心血管系统的影响　可能出现胸闷、心慌、血压降低（高强度长时间辐射可使血压升高）、心动过缓，部分人员会出现心律不齐，右束支传导阻滞，同时可能出现周围血液中白细胞总数、淋巴细胞、嗜酸性粒细胞减少，胆碱酯酶活性降低。

（3）对消化系统的影响　可能出现食欲不振、消化不良的症状。

（4）对生殖系统的影响　睾丸接受大剂量微波辐射可能出现精子数量减少，形态改变，精子质量下降。

（5）对眼睛的影响　较大剂量微波辐射可致眼干、视力疲劳，严重者可能发生晶状体混浊。

这些反应多属可逆性的，脱离高频环境后就会逐渐减轻、消失直至恢复正常。但如果短时间内接受大剂量高频电辐射的组织、器官尤其是敏感器官可能出现器质性损伤，如白内障、睾丸的曲精细管变性等。

2. 辐射防护措施

（1）环境设施的防护　①有条件时尽量将高频电疗机单设一间治疗室，且室温不宜过高。②治疗室地板应当绝缘并可以减少反射。③电疗机之间保持一定距离，不宜过密，电疗机近旁尽量不设或少设金属物（如治疗机、暖气管、金属杆等），或高频治疗机远离这些金属物，以减少高频电磁波在金属物上反射。④高频电疗机与办公桌要保持一定的距离，办公桌距小功率机大于 1m 距离，距大功率机大于 3m 距离。

（2）辐射源的防护　①选用漏能少或不漏能的高频电疗机。②选用有屏蔽功能的输出电缆。③遵守操作规程，勿使有输出的辐射器空载。有条件时可采用经介质辐射法或采用接触式辐射器，减少电磁波向空间辐射；短波、超短波治疗时，电疗机必须在谐振状态下工作，电极与人体皮肤之间的间隙不大于6cm，电极下面垫毡垫，不能采用单极法治疗。微波疗法治疗时应该先调节辐射器，辐射器口朝下对准治疗部位，然后开机调节剂量，不使输出的辐射器空载。④作业场所的高频辐射强度仍超过标准时，采用 20～60 目铜网制成的 2m 高的防护屏风或四面包围式的屏蔽间或六面全封闭式的屏蔽室，屏蔽框架交接处铜网交搭，不留空隙。屏蔽接地，电阻应在 4Ω 左右。⑤以防护专用的化纤镀金属纤维布（导电平布）制成屏蔽帘代替普通布帘。⑥要定期对正在工作的高频电疗室进行高频电辐射强度的测量，重点测量电疗机泄漏强度和工作人员经常逗留处的受辐射强度。

（3）操作人员的防护　①穿着面料内含有金属、能反射微波的衣服，可减少微波的穿透吸收，必要时可佩戴微波防护眼镜和穿微波防护服。②切勿正视正在辐射的微波辐射器输出口，必要时佩戴微波防护眼镜。③不作不必要的机旁逗留，完成高频电治疗操作后及时离开治疗机。④操作人员操作前要认真学习有关高频电疗安全技术与防护知识，定期轮换到其他治疗室工作，并定期做体格检查。

第 2 节　短 波 疗 法

案例 5-2

　　患者，女，35 岁。患者自 1 年前无明显诱因反复出现下腹部两侧坠痛，疼痛时轻时重，常自感腰酸，腰部坠痛，头晕乏力，面色差，白带色白、量多而稀，经血色暗、量多、有血块。B 超显示双侧输卵管增粗。经检查确诊为慢性附件炎，医生给予药物治疗后疗效不显著。
　问题：1. 结合患者病情可采用何种物理因子治疗？
　　　　2. 治疗时选用何种剂量？

　　短波疗法，又称短波电疗法、感应热疗法、短波透热疗法，是一种应用波长为 10～100m（频率 3～30MHz）的高频电场作用于人体以治疗疾病的方法，主要利用高频交变电磁场通过导体组织时感应产生涡电流而发生温热效应。短波疗法具有良好的消炎、消肿、镇痛、缓解痉挛等作用，大剂量短波电流可起到杀灭肿瘤细胞或抑制其增殖的作用。

一、物 理 特 性

（一）产热原理

　　短波电流作用于人体时沿着螺旋形的闭锁导线产生强烈的交变磁场，机体组织产生感应电流（涡电流），使存在于组织内的有极分子、离子等发生旋转运动，从而引起组织产热。

（二）热量分布不均匀

　　短波电流所产生的热量在人体组织的分布不均匀，其产生的热量与磁场强度的平方成正比，与组织的电阻成反比。在作用频率和磁场强度相同时，不同组织的电阻率不同，其产生的热能也不同，产热多集中于电阻较小、体液丰富的肌肉与脂肪组织。

（三）输出形式不同

　　短波电流的输出形式有等幅正弦连续波和等幅正弦脉冲波。

二、治疗原理与作用

（一）治疗原理

1. 电感场法　利用盘绕体表或缠绕肢体的电缆或盘状电极或涡电流电极作用于人体，使组织产生感应电流，欧姆损耗。

2. 电容场法　利用电容电极间的高频交变电场作用于局部产生生物学效应，使组织产生位移电流，介质耗损。

（二）治疗作用

1. 抗炎消肿，促进组织修复　短波电流有促进深部组织器官血液循环的作用，通过加速局部组织血液循环，增加促进组织修复营养物质及吞噬细胞、抗体、凝集素等抗炎物质的代谢，促进炎症及水肿的消散吸收，加快组织营养修复。中等剂量短波作用于机体时，血管先出现短时间的收缩，随之血管扩张，血流加速；大剂量短波电流（温度一般在42.5℃以上）可以杀灭肿瘤细胞或抑制其增殖，促进组织修复。但过大剂量短波时则引起血管麻痹，血管壁内皮细胞变性，血管周围出血，毛细血管内有栓塞形成，故治疗时不宜采用过大剂量。

2. 解痉镇痛　短波作用于人体组织可产生局部温热作用，降低神经兴奋性，缓解肌肉痉挛，从而达到解痉镇痛的效果。

3. 改善内脏功能　短波作用于肝胆区，可增强肝脏的解毒功能，促进胆汁分泌；作用于肾区，可使肾血管扩张，促进排尿；作用于胃肠区，可缓解胃肠道平滑肌痉挛，增强胃肠吸收和分泌功能；作用于卵巢区，可改善卵巢功能。

4. 中枢神经系统抑制作用　短波疗法可抑制中枢神经、感觉神经兴奋，长期暴露于短波电场者可出现嗜睡、头痛、疲乏、消化功能失调等症状。

三、治 疗 技 术

（一）设备

1. 治疗机　目前常用的短波治疗机，采用的输出波长为22.12m，频率为13.56MHz，或波长为11.06m，频率为27.12MHz。连续短波输出电压为100～150V，功率为250～300W；脉冲短波的峰功率为100～1000W；短波肿瘤治疗机的功率为500～1000W。脉冲短波治疗仪的脉冲波组持续时间为25～400ms，平均功率为80～120W，用于非热治疗。

2. 电极　短波疗法常用的电极有电容电极（玻璃式和胶板式）、盘状电极、涡电流电极以及电缆电极。其中以电缆电极最常用，分为盘缆法、缠绕法、圆盘电极法和涡电流电极法四种操作方法（图5-1～图5-4）。

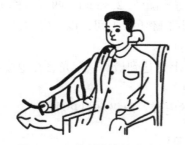

图 5-1　上肢电缆缠绕法治疗

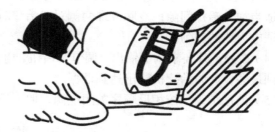

图 5-2　肝胆区盘缆法治疗

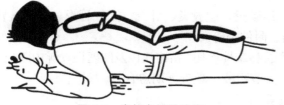

图 5-3　脊柱盘缆法治疗

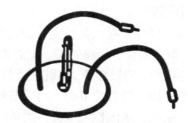

图 5-4　圆盘电极法

（二）治疗方法

1. 电极放置

（1）并置法　将两电极置于治疗部位的同一侧，且两电极间距应大于两电极距体表间隙之和。

（2）对置法　将两电极置于治疗部位的两侧，且两电极的间距应大于一个极的横径或直径；电极与体表平行，两电极端的距离应大于两侧电极间隙之和。

（3）单极法　将一个电极置于治疗部位上，另一电极接地或置于远离治疗区之处。

使用涡电流电极时，电极可贴在皮肤上。

2. 剂量、时间和疗程

（1）剂量分级　治疗时主要依据患者主观温热感觉、氖光管辉度以及谐振工作状态下治疗机电子管阳极电流强度（毫安，mA）数将剂量分为四级，通过调整空气间隙的大小或衬垫的厚度获得不同的剂量。急性病变宜用脉冲式、无热量，慢性病变宜用微热量或温热量，肿瘤治疗宜用热量。

Ⅰ级：无热量，无温热感，氖光管若明若暗，电流强度为100～120mA，适用于急性疾病。

Ⅱ级：微热量，有微弱的温热感，氖光管微亮，电流强度为120～180mA，适用于亚急性、慢性炎症。

Ⅲ级：温热量，有明显的温热感，氖光管明亮，电流强度为180～240mA，适用于慢性疾病和局部血液循环障碍。

Ⅳ级：热量，有强烈热感，氖光管明亮，电流强度在240mA以上，适用于射频的肿瘤热疗中。

（2）治疗时间与疗程　治疗急性伤病时采用无热量，每次5～20min，通常每日1～2次或隔日1次，10～20次为1个疗程。治疗亚急性伤病时采用微热量，每次10～15min，每日1次，15～20次为1个疗程。治疗急性肾衰竭时采用温热量，每次30～60min，每日1～2次，5～8次为1个疗程。治疗恶性肿瘤时采用热量，每次40～60min，每周1～2次，6～15次为1个疗程，与放疗、化疗同步进行。

3. 操作方法

（1）将电缆或电极的插头插入治疗机的输出插孔内，接通电源。在开始治疗前要先预热仪器5min，随后才能进行治疗。

（2）按照疾病类型，选取合适的电极及治疗方法，设定治疗时间。

（3）取下患者身上的金属物品，指导患者保持适宜的治疗体位，维持治疗局部的平整。根据病情所需选择适合的电极和放置方式并固定，电极面积应大于病灶，且与体表平行。要求电极与皮肤距离1～3cm，可放置衬垫。其中电缆电极法要求电缆缠绕准确（电缆间距为2～3cm，两端对称）。对不平的局部宜适当加大治疗间隙；双膝或踝两侧对置治疗时宜置衬垫于膝（踝）间，以免电力线集中于突起处，以保证电力线的均匀。

（4）按照治疗要求调节输出，调节调谐钮，电流表指针上升达到最高，氖光管在电缆或电极旁测试时达到最亮，此时治疗机输出达到谐振。

（5）治疗结束，按相反顺序关闭电源，取下患者身上的电缆、电极和衬垫物。

四、临床应用

（一）适应证

1. 亚急性、慢性炎症　如胃炎、消化道溃疡、结肠炎、胆囊炎、肝炎、支气管炎、肺炎、肾盂肾炎、膀胱炎、前列腺炎、尿路感染、盆腔炎性疾病、附件炎等。

2. 痉挛性疾病　胃肠痉挛、内脏平滑肌痉挛、血管痉挛性疾病（雷诺病以及闭塞性动脉内膜炎）等。

3. 骨关节疾病　骨性关节炎、肩关节周围炎、关节积液、骨折延期愈合等。

4. 风湿性疾病　风湿性关节炎、类风湿关节炎等。

5. 肿瘤　短波高热疗法可配合化疗、放疗用于较深部肿瘤的治疗。

6. 其他　脊髓炎、神经痛、周围神经损伤、血栓性深静脉炎恢复期、血肿等。

（二）禁忌证

恶性肿瘤（与放疗、化疗同步进行者除外）、结核、出血倾向、严重心肺功能不全、妊娠、局部金属异物、颅内压增高、青光眼、植入心脏起搏器及心瓣膜者等。

（三）注意事项

（1）操作者应严格执行电疗安全技术要求。

（2）治疗室需用木地板，治疗床、椅为木制品，暖气管及水管等加隔离罩，电疗仪必须接地线。

（3）除去患者身上一切金属物，禁止在身体有金属异物的局部治疗。

（4）治疗部位应干燥，禁止穿潮湿衣服及金属织物治疗，治疗前擦去汗液，除去伤口的湿敷料及伤口的分泌物。

（5）电极面积应大于病患部分的面积，且与体表平行。

（6）治疗时两条输出电极电缆应平行和远离，不能接触交叉或打卷，以防短路；电缆与电极的接头处及电缆与皮肤间用衬垫隔离，以免烫伤。

（7）治疗中患者不能触摸仪器及其他物品，治疗中要询问患者的治疗感觉，以免烫伤。

（8）涡电流电极法治疗时，将电极放在皮肤上。

（9）头部一般不宜采用大功率治疗仪进行大剂量治疗，以免引起颅内血管扩张充血、增高颅内压、刺激半规管引起头晕或损伤眼角膜与晶状体。

（10）脂肪层厚的部分进行电容法治疗时，可能因脂肪过热，出现皮下脂肪硬结，一般不用进行处理，可自行消失。

（11）感觉障碍或血液循环障碍者进行治疗，应严格控制或适当减小治疗剂量，不应以患者的温热感为依据。

第 3 节　超短波疗法

案例 5-3

　　患者，男，6 岁。因"反复咳嗽、咳痰 10 天"为主诉来诊，患者体温 38.2℃，阵发性咳嗽，咳痰色黄、质黏、不易咳出，流黄涕，无鼻塞，无胸闷胸痛，无咯血、盗汗。经检查确诊为肺炎，给予药物口服及相应外用治疗后效果不理想。

问题：1. 针对该患者应首选哪种物理因子疗法？

　　　2. 采用何种剂量进行治疗？

　　超短波疗法（ultrashort wave therapy）是应用波长为 1～10m、频率为 30～300MHz 的超短波电流作用于人体以治疗疾病的方法。超短波疗法主要利用超高频电场的作用，产生热效应和非热效应，具有消炎、止痛、治癌等作用，同时影响神经的兴奋性、提高机体免疫系统功能。

一、物理特性

（一）热效应

　　超短波电流是以电容场法作用于人体，治疗时人体作为电介质存在传导电流的欧姆损耗和位移电流的介质损耗，但在超高频电容场中，人体的电介质特性更突出，故以位移电流、介质损耗产热为主。超短波电流的频率高于短波，故热效应比短波更深、更均匀，若脂肪不厚，超短波电流还可穿透至较深部位。

（二）非热效应

超短波电流作用于人体时，体内同时存在离子的移动、有极分子和胶体粒子的转动、膜位的改变、膜通透性变化等理化效应。

二、治疗原理与作用

（一）心血管系统

无热量和微热量超短波电流作用于人体，小血管、毛细血管先短时收缩，后持续扩张，血管壁通透性增强，组织血液循环改善，从而促进水肿的吸收及代谢产物、致痛物质等的排出。超短波电流作用于颈动脉窦或颈部交感神经节可使高血压患者的血压降低。小剂量作用于迷走神经时可使心率减慢，心肌张力和收缩力下降，血压下降；大剂量可使心率加快，血压上升，剂量过大则可引起血管麻痹、毛细血管栓塞。

（二）神经系统

超短波电流对感觉神经有抑制作用，故临床上有镇痛效果。中小剂量促进受损周围神经纤维再生，提高神经传导速度；过大剂量则反之。中小剂量作用于头部，可能会出现嗜睡等中枢神经系统抑制现象；大剂量则可使脑脊髓膜通透性增强，颅内压升高。

（三）网状内皮系统及免疫功能

中小剂量超短波电流可增强网状内皮系统功能，使吞噬细胞数量增多，吞噬功能加强；大剂量则抑制。

（四）内分泌系统

超短波电流作用于肾上腺，可增强肾上腺皮质功能，皮质类固醇的合成增加，血中可的松类激素增加。作用于脑垂体，可使促肾上腺皮质激素增加，血糖先是短时升高后逐渐下降。同时其对健康人的血压影响不大，单纯高血压患者血压可出现治疗时上升，但治疗结束后逐渐下降。

（五）内脏器官

超短波电流作用于胃肠，可缓解痉挛，增强黏膜的血液供应和营养，促进胃肠分泌和增强胃肠道吸收功能。作用于肝脏，可促进胆汁的分泌，增强解毒能力。作用于肺部，可使肺血管扩张，改善呼吸功能。作用于肾脏，可扩张肾血管，使血流增加，解除肾脏血管痉挛，使泌尿增多。

（六）血液和造血器官

中小剂量超短波电流可使血沉短时内加快，凝血时间缩短。小剂量可使骨髓充血，刺激骨髓造血功能，使网织细胞增多；但大剂量长时间超短波全身照射会使周围血细胞明显降低。

（七）生殖系统

小剂量超短波电流可调节卵巢功能的失调，并促进精子生成增多。大剂量可引起睾丸细胞坏死，精子生成减少、活动障碍，出现不育现象。

（八）新陈代谢

小剂量超短波电流可增强组织代谢，使酶活性提高，氧化过程加强，促进细胞有丝分裂，肉芽及纤维结缔组织增生，加速伤口愈合和结痂。但大剂量长时间使用可抑制、破坏结缔组织的生长，使伤口及周围结缔组织过度脱水、老化、坚硬，影响伤口愈合。

三、治 疗 技 术

（一）设备

1. 治疗机　超短波治疗机按输出波形分为连续超短波治疗机、脉冲超短波治疗机。前者通常采用的输出波长为 7.37m 和 6m，对应频率为 40.68MHz 和 50MHz；后者常采用的波长为 7.7m 和 6m，对应频率为 38.96MHz 和 50MHz，脉冲持续时间为 1～100μs，脉冲周期为 1～10ms，脉冲重复频率为 100～1000Hz，脉冲峰功率为 1～20kW。超短波治疗机按输出功率分为小功率和大功率，小功率为 50～80W，用于五官、手足、躯体较小部位的治疗；大功率为 250～300W，用于较大、较深部位的治疗。

2. 电极 超短波疗法主要采用电容电极，常用电极按照其形状可分为板状电极（长方形、正方形、长条形）、圆形电极和体腔电极三种。小而浅的部位，如眼、耳、鼻、喉及皮肤，可选用圆形电极；较深的病灶可选用玻璃体腔电极；宽大且较平坦的部位，如胸部、腰背部等，可选用长方形板状电极；急性炎症、感染、伤口、溃疡等建议选有支架以空气为间隙的电极。体腔电极治疗时需经消毒后直接插入腔道中，用于阴道者为阴道电极，用于直肠则为直肠电极。

电极和皮肤间隙以空气或用干毛巾棉垫隔开，以免电极直接接触皮肤造成烫伤。间隙的大小决定电场作用的深度以及均匀性，一般依据治疗仪的输出功率和病变部位的深浅来决定。通常微热量治疗时，小功率治疗仪浅作用的间隙为 0.5～1.0cm，深作用的间隙为 2～3cm；大功率治疗仪浅作用的间隙为 3～4m，深作用的间隙为 5～6m。当进行无热量或温热量治疗时可根据实际情况和患者感受调节间隙大小。

（二）治疗方法

1. 电极放置

（1）双极法 分为对置法和并置法（图 5-5～图 5-8）。

对置法：将两个电极相对放置，使电力线贯穿治疗部位，用于治疗较深部位和内脏病灶。

并置法：将两电极置于体表的同一侧，电力线分散，用于治疗表浅或病变广泛而较浅表的部位。

（2）交叉法 两对电极分别对置于相互垂直的位置上，先后给予输出使病变部位接受不同方向的两次治疗，以加大深部的作用强度、均匀度和治疗时间。用于鼻旁窦、肺部、盆腔等处病灶。

（3）单极法 只使用一个电极，作用范围小而表浅，只限于电极下中央部位的浅层组织。治疗时将一个电极置于治疗部位，另一极相背置于远离治疗部位之处。大功率仪器尽量避免单极法，以减少电磁波污染。

（4）体腔法 将消毒的体腔电极置于阴道或直肠内，另一极置于腹部、腰骶或围绕骨盆周围。

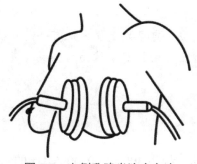

图 5-5 左侧乳腺炎治疗方法

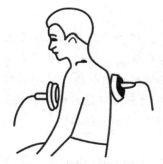

图 5-6 背部痈治疗方法

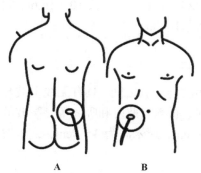

A **B**

图 5-7 阑尾炎治疗方法

A. 背部；B. 腹部

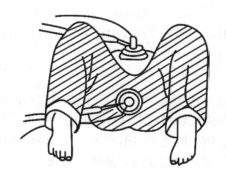

图 5-8 前列腺疾病治疗方法

2. 剂量、时间和疗程

（1）剂量分级　依据患者的温热感觉分为四级。①无热量：机器有输出，患者无温热感，适用于急性炎症、水肿、血液循环障碍的治疗；②微热量：患者有微弱、舒适的温热感，适用于亚急性、慢性疾病的治疗；③温热量：患者有明显、舒适的温热感，适用于慢性炎症、慢性疾病的治疗；④热量：患者有刚能忍受的强烈热感，只用于射频的肿瘤热疗，适用于恶性肿瘤的治疗。

（2）治疗时间与治疗疗程　一般急性伤病或急性炎症每次无热量治疗 5～10min，每日 1～2 次或隔日 1 次，10～20 次为 1 个疗程。亚急性伤病每次微热量治疗 15～20min，每日 1 次，15～20 次为 1 个疗程。急性肾衰竭每次温热量治疗 30～60min，每日 1～2 次，5～8 次为 1 个疗程。恶性肿瘤采用热量治疗，每次 40～60min，每周 1～2 次，6～15 次为 1 个疗程，与放疗、化疗同步进行。

3. 操作方法　具体操作流程与短波疗法相似。

四、临　床　应　用

（一）适应证与禁忌证

1. 适应证　同短波疗法的适应证。超短波疗法与抗结核药物联合应用于治疗胸膜、骨关节等部位的结核病。

2. 禁忌证　同短波疗法的禁忌证。超短波疗法慎用于结缔组织增生性疾病，如瘢痕增生、软组织粘连、内脏粘连等，以免刺激结缔组织增生。

（二）注意事项

同短波疗法。

第 4 节　微 波 疗 法

案例 5-4

患者，男，17 岁，2 天前出现左上眼睑硬结伴红肿，查体可见左上睑内眦有一约直径 2mm 的硬结，红肿伴有压痛，左眼睑结膜充血明显，其余未见异常。经检查确诊为睑腺炎（麦粒肿），口服及外用药物治疗后症状均未见明显改善。

问题： 1. 针对该患者可进行哪种物理因子治疗？
　　　2. 治疗剂量如何选择？

微波疗法（microwave therapy）是应用波长 1m 至 1mm，频率 300～300 000MHz 的超高频正弦交流电作用于人体治疗疾病的方法。微波根据波长不同分为分米波（波长 1m 至 10cm、频率 300～3000MHz）、厘米波（波长 10～1cm、频率 3000～30 000MHz）、毫米波（波长 10～1mm、频率 30 000～300 000MHz），具有改善血液循环、促进组织代谢和营养等作用。

一、物　理　特　性

微波是一种超高频电磁波，在电磁波谱的位置介于超短波与光波之间，具有无线电波与光波的物理特性，呈单向束状传播，具有弥散性，可被不同介质所反射、折射、散射和吸收等。微波的作用深度随波长缩短、频率增高而逐渐变浅，分米波的作用深度为 5～7cm，厘米波为 3～5cm，毫米波则只作用于表皮，以分米波对组织的温热效应最强。

二、治疗原理与作用

（一）治疗原理

1. 心血管系统　治疗剂量的微波作用于心前区时心脏有类似迷走神经兴奋的表现，可使组织温度升高，血管扩张，局部血流加速，血管壁渗透性增高，血液循环增强，用微热量作用于人体 10～15min，可使高血压患者血压下降。但大剂量辐射对心脏有损害作用。

2. 神经系统　短期中、小剂量微波可增强大脑兴奋，长期大剂量则增强抑制；各种剂量均可引起脑电图改变。长期接触小剂量微波后可出现神经系统，特别是自主神经系统功能紊乱症状，如头晕、头痛、易疲劳、记忆力减退、睡眠障碍、心动过缓、心律失常、血压波动等，脑电图出现慢波较多等抑制现象，但脱离微波接触后，以上症状可逐渐消失。微波作用于外周神经可降低神经兴奋性，呈现镇痛作用；作用于肌肉组织，可提高营养代谢，促进水肿吸收及炎症产物、致痛物质等排出，缓解肌肉痉挛，降低肌肉张力。

3. 消化系统　动物实验发现，治疗剂量的微波能增强实验动物胃肠的吸收功能，缓解胃肠痉挛，抑制胃酸分泌，使胃蠕动减慢，对分泌和排空功能亢进有明显的调节作用。但胃肠等空腔器官的调节功能较差，对热敏感，不能用较大剂量微波治疗，以避免引起损伤。小剂量微波可引起肝脏充血反应，大剂量辐射会引起肝细胞肿胀、变性，甚至出现空泡、坏死。

4. 内分泌系统　小剂量微波可提高内分泌腺的功能。其作用于肾上腺区，可使肾上腺交感部分明显兴奋，升高血中 17-羟基-11-脱氢皮质酮和去甲肾上腺素含量；作用于胸腺、甲状腺区，可提高胸腺及甲状腺功能，淋巴细胞增生活跃，免疫球蛋白升高，降低肾上腺皮质的皮质醇活性，呈现免疫刺激效应；作用于头部，可对下丘脑-垂体-肾上腺皮质系统产生刺激作用，升高糖皮质醇的血液浓度和活性，呈现免疫抑制效应。大剂量微波则呈抑制作用。

5. 血液及免疫系统　大剂量微波可使红细胞脆性增高，血磷含量降低，中性粒细胞数量减少，凝血时间延长，但骨髓造血功能未见抑制；中小剂量可使中性粒细胞数量增多，吞噬能力下降，淋巴细胞减少，抗体生成受到严重抑制。长期接触微波则使血清总蛋白和球蛋白增高，白蛋白/球蛋白值下降，血清胆固醇增高，血清碱性磷酸酶活性增高。

6. 呼吸系统　中小剂量微波作用于肺部时，可使呼吸变慢，缓解支气管痉挛，增加肺通气量，使肺轻度充血、肺泡间隙有少量白细胞浸润，有利于炎症的吸收。

7. 其他　眼及睾丸对微波非常敏感。治疗时应采用小剂量，注意屏蔽防护，对血液循环差、富于水分的组织应避免过量导致病情恶化。

（二）治疗作用

1. 分米波和厘米波　两者的治疗作用与超短波疗法类似。其温热作用可改善血液循环及组织代谢，还具有镇痛、脱敏、消除急性或亚急性炎症、促进组织细胞再生、修复缓解骨骼肌和平滑肌痉挛、调节神经功能等作用。

2. 毫米波　毫米波属于极高频电磁波，目前认为其通过与人体内粒子发生谐振而产生治疗作用。治疗时采用低能量辐射，不产生温热作用但热外作用明显，能量通过人体内 RNA、DNA、蛋白质等大分子相干振荡的谐振效应向深部传送而产生远隔效应。因此具有抗炎、止痛，促进上皮生长、加速伤口和溃疡愈合，促进骨痂生长、加速骨折愈合，降低血压，增强免疫功能，抑制肿瘤细胞等作用。

三、治 疗 技 术

（一）设备

1. 治疗仪　目前医疗常用的分米波治疗仪输出波长为 33cm、频率为 915MHz，或波长为 69cm、频率为 434MHz，功率为 200～250W，用于恶性肿瘤热疗的微波功率为 500～700W。厘米波治疗仪大多输出波长为 12.24cm、频率为 2450MHz，功率为 200W；国内毫米波治疗仪一般波长包括 8.3mm（37.5GHz）、7.1mm（42.19GHz）、5.6mm（53.53GHz）和 4.9mm（60.48GHz），治疗仪输出功率一般小于 10W/cm²，多为 1～5W/cm²，个别治疗仪输出的毫米波的波长和输出功率可调节。

2. 辐射器

（1）非接触式辐射器　治疗时辐射器不接触皮肤，微波在空间反射散射（亦称漏能）较大。辐射器有多种形状以适应治疗的需要：①半球形辐射器：通常直径为 17cm，适用于体表治疗，辐射器与体表距离为 10cm（图 5-9）。②圆柱形辐射器：圆柱形截面呈管状，有大小不同规格，常用的直径为 8cm，适用于较小部位的治疗（图 5-10）。③矩形辐射器：适用于脊柱、肢体部位的治疗。④马鞍形辐射器：适用于治疗如胸、腰、腹、膝等面积较大、凹凸不平的部位，治疗时将辐射器紧贴治疗部位（图 5-11）。⑤凹槽形辐射器：适用于面积较大部位的治疗，为分米波治疗专用辐射器。

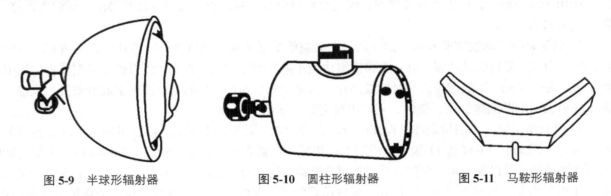

图 5-9　半球形辐射器　　　图 5-10　圆柱形辐射器　　　图 5-11　马鞍形辐射器

（2）接触式辐射器

1）聚焦辐射器：治疗时辐射器与皮肤接触，漏能较小，能把微波辐射集中作用于相当小的范围内，这种辐射器的直径有 1cm、1.5cm、4cm 三种。辐射器内采用陶瓷作为媒质代替非接触辐射器中的空气媒质，减少微波的反射。

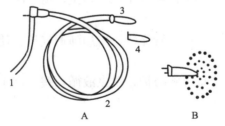

图 5-12　耳道辐射器（A）及其辐射场（B）

2）体腔辐射器：适用于直肠、前列腺、阴道、子宫颈、外耳道等部位疾病的治疗，体腔辐射器多呈不同直径的长圆柱形，微波呈全径向辐射、半径向辐射或轴向辐射（图 5-12）。治疗时，聚焦辐射器或体腔辐射器均可与人体皮肤接触，其反射消耗少，使用此类辐射器只需要相当于圆柱形或矩形辐射器所需功率的 10%～15%。

（二）治疗方法

1. 辐射器的应用方法

（1）有距离辐射法　适用于非接触式辐射器，如半球形、圆柱形及矩形辐射器，照射时辐射器中心对准治疗部位，辐射器与人体表面有一定距离，一般辐射距离为 5～10cm（因辐射器的不同要求而异）。非接触式辐射器治疗时电磁波向四周空间散射较多。常用的有距离辐射法还包括体表经沙辐射法与体表经水袋辐射法，后者多用于肿瘤热疗。

（2）接触辐射法　适用于接触式体表辐射器，使辐射器器口紧贴治疗部位皮肤。用体腔辐射器时，由于接触面积较小，反射消耗少，输出功率不宜超过 10W，常用于阴道、直肠腔内治疗。耳辐射器治疗时也应该带有乳胶套。

（3）体腔内辐射器加温疗法　应用微波体腔内辐射器加温疗法治疗慢性前列腺增生，采用单极同轴微波天线（辐射头），直径在 0.7cm 左右，低位脊椎麻醉后取膀胱截石位使尿道扩张，插入膀胱镜冲洗膀胱后经镜鞘入微波辐射极于精阜近端，按前列腺大小调整输出功率（50～100W），照射时长（60～90s），按后尿道长度照射 1～3 次，术后留置导尿 7～10 天。本法还适用于子宫出血、腔内及口腔血管瘤、中心性肺癌、胃息肉、直肠内肿瘤、内痔、声带息肉等。

2. 治疗剂量、时间与疗程

（1）治疗剂量　根据病情而定。一般急性期剂量宜小，慢性期剂量可稍大些，微波疗法治疗剂量的大小多依据患者的主观温热感和按辐射面积计算功率密度而定。

1）依据患者主观温热感分级：治疗剂量分为四级，Ⅰ、Ⅱ级属小剂量，Ⅲ、Ⅳ级属大剂量。

无热量（Ⅰ级剂量）：患者无温热感。

微热量（Ⅱ级剂量）：有刚能感觉的温热感。

温热量（Ⅲ级剂量）：有明显而舒适的温热感。

热量（Ⅳ级剂量）：有明显强烈热感，但能耐受。

2）依据机器功率计的读数分级：对于直径 15cm 的圆柱形辐射器、矩形辐射器和马鞍形辐射器，治疗剂量分为无热量（<50W），微热量（50～100W），温热量（101～150W），热量（>150W）。经沙辐射时上述剂量减半。直接辐射一般为 10～40W，但聚焦及体腔电极不超过 10W。耳内辐射器<10W，阴道、直肠辐射器一般为 10～20W，肿瘤放疗时为 30～40W。

（2）时间和疗程：依病情而定，急性病 3～6 次为 1 个疗程，慢性病 10～20 次为 1 个疗程，每次治疗 5～20min，每日或隔日治疗 1 次。

1）分米波、厘米波治疗通常为 10～20min（凹槽形辐射器治疗时间为 8～10min），每日或隔日 1 次，10～15 次为 1 个疗程。恶性肿瘤热疗通常 40～60min，每周 1～2 次，6～15 次为 1 个疗程，与放疗、化疗同步进行。

2）毫米波治疗通常为 20～30min，穴位治疗时每穴位 5～30min，每次治疗 2～4 个穴位，总共治疗 30～40min，每日或隔日 1 次，10～15 次为 1 个疗程。

3. 操作方法

（1）患者取下身上所有金属物品。

（2）患者采取舒适体位，根据治疗部位及病情选择合适的辐射器，调好辐射器与体表的距离，将治疗部位充分暴露，将辐射器贴近治疗局部，可有 0.5～1cm 空气间隙。

（3）将电缆或电极的插头插入治疗机的输出插孔内，检查输出调节是否在"0"位，接通电源，治疗机预热 1～2min。

（4）打开治疗开关，调节输出至所需要的电压，转动定时器至所需时间，此时患者已在高压电场作用下。治疗中要经常询问、观察患者的反应，如有不良反应出现，及时停止治疗并给予相应处理。

（5）治疗结束时，关闭输出通路及电源，移开辐射器，取下患者身上的电缆、电极和衬垫物，接触式辐射器治疗前后应严格消毒处理。

四、临床应用

（一）适应证

1. 分米波和厘米波　适用于软组织、内脏、骨关节的亚急性及慢性炎症感染，伤口延迟愈合，慢性溃疡，坐骨神经痛，扭挫伤，冻伤，颈椎病，腰椎间盘突出，肩关节周围炎，肌纤维组织炎，网球肘，胃十二指肠溃疡等。皮肤癌、淋巴结转移癌、恶性淋巴瘤、甲状腺癌、直肠癌、食管癌、宫颈癌、骨肿瘤等。皮肤良性与恶性赘生物、鼻息肉、子宫颈息肉、胃息肉、胃溃疡出血、胃癌、直肠息肉等。

2. 毫米波　胃十二指肠溃疡、高血压、冠心病、慢性阻塞性肺疾病、颈椎病、面神经炎、关节炎、骨折、扭挫伤、肌纤维组织炎、伤口愈合迟缓、烧伤、软组织炎症感染、淋巴结炎、肾盂肾炎、慢性前列腺炎、慢性盆腔炎、颞下颌关节功能紊乱、癌痛、恶性肿瘤（放疗、化疗综合治疗者除外）、放疗后白细胞减少等。

（二）禁忌证

恶性肿瘤（接受放疗、化疗综合治疗者）、出血倾向、结核病、妊娠、严重心肺功能不全、治疗局部有金属异物、植入心脏起搏器者，避免在眼部、小儿骨骺及睾丸部位治疗。

（三）注意事项

（1）要求辐射器必须与电缆紧密连接，在辐射器未调整好治疗位置前不得调节输出能量，切勿空载辐射或将辐射器对准治疗人员及周围空间，以防止微波对人眼部的损伤以及对环境的电磁波污染。

（2）进行微波组织凝固治疗需操作者直视时，操作者应戴微波防护眼镜，尤其在使用金属器械时要避免金属器械表面微波反射对眼的损伤。

（3）一般体表治疗时，患者应暴露治疗部位，直接辐射治疗，也可以穿单层薄棉织内衣进行治疗。

（4）避免在头面部、小儿骨骺与阴囊部位进行分米波、厘米波治疗。

（5）眼部、睾丸区忌用微波辐射；头面部治疗时，毫米波辐射眼部容易造成角膜、晶状体和虹膜的损伤，故应注意保护眼部，避免对眼的直接辐射和治疗。患者需戴专用的微波防护眼镜或 40 目铜网，以保护眼睛；下腹、腹股沟、大腿上部治疗时，应用防护罩或 40 目铜网保护阴囊、睾丸。腹部大剂量治疗前需排便，避免饱餐，以免造成胃肠道过热而导致糜烂、穿孔。

（6）当患者存在感觉迟钝或丧失或严重循环障碍时必须慎用，必要时减小治疗剂量。

（7）治疗伤口前应除去伤口表面的油膏与湿敷料。

（8）治疗局部须保持干燥，以免毫米波被体表的水分吸收而影响其对人体的作用。

第 5 节　达松伐电疗法

案例 5-5

　　王某，男，49 岁，患者近 2 年来反复出现头部不随意的向左侧旋转，颈部则向右侧屈曲，可因情绪激动而加重，睡眠中完全消失。头颅 CT 检查未见明显异常，肌电图、神经病学与心理学相关检查结果显示阴性。某医院诊断为痉挛性斜颈。医生给予药物治疗后效果不理想，遂到理疗科进行高频电共鸣火花治疗，症状迅速缓解。

问题： 1. 针对该患者可进行哪种物理因子治疗？

　　　　2. 治疗如何操作？

　　达松伐电疗法（D'Arsonval electrotherapy），俗称共鸣火花疗法，是应用波长范围为 300～3000m、频率范围为 150～1000kHz 的长波，利用断续火花放电产生高频电振荡，并借共振和升压电路获得高电压、低电流强度、断续、减幅、高频电流，通过特殊电极作用于人体以治疗疾病的方法。共鸣火花疗法间歇时间较长，治疗点小，患者一般无明显温热感，具有独特的火花刺激作用，临床可用于止痒、镇痛、改善血液循环、调节皮肤内脏反射等。

一、物　理　特　性

　　共鸣火花疗法通过特殊的玻璃电极作用于人体局部进行治疗。治疗时人体皮肤相当于电容的一极，电极内所充的容易电离导电的氖气为电容的另一极，电极与人体之间的空气以质电板的玻璃为电容中的介质。在高压脉冲电作用下空气电离导电，电流急剧通过电极与人体之间的间隙并发热，热度增大时发光，气体急剧膨胀发生微型爆炸，发出细微噼啪声。热、光、声构成火花，气体爆破构成机械刺激，共同产生治疗作用。共鸣火花疗法频率高，150～1000kHz，波长为 2000～3000m；电压高，15 000～30 000V；电流小，1～30mA；减幅振荡，断续出现，通断比约为 1∶500。

二、治疗原理与作用

（一）治疗原理

1. 热作用不明显　因电流断续明显，其断电时间比通电时间大数百倍，且每次通电时间极短，只有 1/50 000s，故产热量不大。

2. 独特的火花放电刺激　治疗时不仅仪器内部的火花间隙中产生火花，电极与人体间也形成火花间隙，对机体产生火花和热的刺激。

3. 一定化学刺激性　共鸣火花刺激时产生的火花放电，使空气中的氧气聚合成臭氧，$3O_2 \rightarrow 2O_3$，臭氧具有抑菌、降血压等作用，并在治疗伤口溃疡时有一定作用。

（二）治疗作用

1. 镇痛、止痒　中强火花对皮肤刺激的麻刺感可兴奋周围神经粗纤维，通过闸门控制、皮层干扰机制达到镇痛、止痒的作用，或缓解皮肤感觉过敏、感觉异常。

2. 改善局部血液循环　高频火花刺激皮肤后通过轴突反射，影响内脏功能，引起毛细血管和小动脉扩张，加强血液循环。同时火花所引起的蛋白微量变性分解、血管活性肽释放也可引起血管扩张效应，从而缓解局部血液循环障碍，改善组织营养代谢，促进组织生长愈合。

3. 改善局部组织营养代谢　这是由于局部血液循环加强，同时阻断了病理性冲动，改善和正常化局部神经兴奋性、传导功能和神经营养所致。

4. 增强肌肉组织的张力　火花的机械刺激能增强麻醉肌肉的张力，提高静脉的张力，可用于表浅皮肤静脉曲张和直肠肛门痔的治疗。

5. 镇静作用　头部进行共鸣火花治疗，对神经症和高血压引起的头痛、失眠有一定效果，机制尚不清楚。严重神经症可用金属电极强刺激治疗。

6. 破坏病理组织　用电极的源端或金属小球极端集中火花放电，能烧灼疣等病理组织。

7. 脱敏作用　电极下皮肤蛋白质微量变性产生组胺，这些少量的组胺进入血液后刺激组胺酶的产生，转而分解过敏状态时血液中过量的组胺而达到脱敏。

三、治疗技术

（一）设备

采用共鸣火花电疗仪，应能输出 15～30kV、1mA 的脉冲减幅振荡长波电流。目前常用的共鸣火花电疗机安装在一只手提小箱内，内盛主机和各种电极。以玻璃电极最常用，玻璃电极有多种形状，适用于不同部位和体腔的治疗。玻璃电极中只有稀薄空气（0.5～1.5mmHg）并充以少量氩气。用玻璃外壳和只充入少量氩气的目的都在于减弱放电的强度，否则电极电压过高，电流骤增时会造成灼伤。

（二）治疗方法

1. 移动法　首先需要在皮肤上撒少许滑石粉，然后使电极与皮肤保持一个极为狭窄的间隙，从而使电极与皮肤间产生火花，治疗过程中，电极在病灶区缓慢移动。

2. 固定法　电极固定不动，如耳部治疗或穴位治疗或体腔治疗等；玻璃真空电极在每次治疗后，均应使用 75% 乙醇溶液进行消毒。

（三）治疗剂量

治疗剂量由输出大小和火花强度确定，主要分为弱剂量、中剂量和强剂量。

1. 弱剂量　电极距离皮肤较近，输出较小，火花细少或甚至不见火花，患者有极微麻感。

2. 中剂量　电极与皮肤稍微离开部分距离，输出增大，火花较多，患者有清晰的轻触、麻和细微的弹击感。

3. 强剂量　电极与皮肤有一定的距离，输出大，火花多而强，患者会产生针刺样的轻触痛感。

（四）治疗时间与疗程

移动法的治疗时间依照移动的面积大小决定，通常为 10~15min。固定法的治疗时间通常为 10~15min，每日 1 次，15~20 次为 1 个疗程；体腔治疗的治疗时间通常为 3~8min，每日 1 次，5~10 次为 1 个疗程。如治疗癔症时，可采用强刺激，结合语言暗示鼓励其发声或活动，治疗 1~3 次。

（五）操作方法

（1）将电缆或电极的插头插入治疗机的输出插孔内，接通电源。在开始治疗前要先预热，随后才能进行治疗。

（2）按疾病类型，选取合适的电极及治疗方法，设定治疗时间。

（3）取下患者身上的金属物品，指导患者保持适宜的治疗体位，维持治疗局部的平整。

（4）打开治疗开关，调整时间和处方，治疗中要经常询问、观察患者的反应，如有不良反应出现，及时停止治疗并给予相应处理。

（5）治疗结束，移开辐射器，按相反顺序关闭电源，治疗电极应消毒处理。

四、临 床 应 用

（一）适应证

神经症、头痛、癔症性失语、癔症性瘫痪、枕大神经痛、神经性耳鸣、面肌抽搐、股外侧皮神经炎、皮肤瘙痒症、湿疹、痤疮、脱发、酒渣鼻、慢性溃疡、伤口愈合迟缓、早期冻伤、肛裂、痔、支气管哮喘、心绞痛等。

（二）禁忌证

恶性肿瘤、局部有金属异物、植入心脏起搏器、活动性出血、传染性皮肤病、急性化脓性炎症、妊娠、结核。

（三）注意事项

（1）同短波的注意事项。

（2）治疗时操作者及患者应与地绝缘，相互之间或与他人之间不得相互接触。操作者手部及患者治疗部位均应保持干燥，湿手不得直接接触电极手柄，若有手汗时应戴干手套或以干毛巾包裹电极手柄，治疗伤口时应注意消毒。

（3）电极必须在通电前插入手柄。任何人不得接触已通电的手柄口。治疗过程中不得将电极从手柄中拔出，治疗时手柄电极与导线不得放在患者或操作者身上，治疗过程中如手柄发热或仪器发出异常响声，应立即中止治疗。

（4）电极浸泡消毒时，不得使消毒液浸过电极的金属接头，更不得煮沸消毒。

自 测 题

A₁ 型题

1. 共鸣火花疗法属于（　　）
   A. 长波疗法　　　　　　B. 中波疗法
   C. 短波疗法　　　　　　D. 微波疗法
   E. 厘米波疗法

2. 下列疗法中属于高频电疗法的是（　　）
   A. 干扰电疗法　　　　　B. 功能性电刺激
   C. 直流电疗法　　　　　D. 超短波疗法
   E. 超声波疗法

3. 下列疗法不属于高频电疗法的是（　　）
   A. 微波疗法　　　　　　B. 短波疗法
   C. 超短波疗法　　　　　D. 音乐电疗法
   E. 共鸣火花疗法

4. 下列不属于短波电疗法禁忌证的是（　　）
   A. 活动性肺结核　　　　B. 出血倾向
   C. 局部有金属物
   D. 装有起搏器及心瓣膜
   E. 支气管哮喘

5. 中小功率的短波电疗作用不包括（　　）
    A. 改善、促进血液循环
    B. 解除胃肠平滑肌痉挛
    C. 镇痛
    D. 杀灭肿瘤细胞
    E. 消炎

6. 患者，女，1个月前因车祸致左前臂尺桡骨中段骨折，已行钢板内固定术，绝对禁忌的理疗是（　　）
    A. 短波疗法　　　　　B. 蜡疗
    C. 偏振光　　　　　　D. 小剂量超声波
    E. 磁疗

7. 高频电疗法采取的电流频率为（　　）
    A. 0～1000Hz　　　　B. 100kHz
    C. 10kHz　　　　　　D. 1～100kHz
    E. 100Hz

8. 用弱剂量共鸣火花疗法治疗时，电极与治疗部位的距离为（　　）
    A. 1～2mm　　　　　B. 4～6mm
    C. 1～4mm　　　　　D. 2～5mm
    E. 紧贴治疗部位

9. 国内超短波治疗机常用的波长为（　　）
    A. 7.37m　　　　　　B. 7.37cm
    C. 7.37km　　　　　 D. 7.37mm
    E. 7.37nm

10. 较深部位病灶进行超短波治疗时应注意（　　）
    A. 增大电极面积
    B. 加大皮肤与电极的距离
    C. 加大剂量
    D. 延长治疗时间
    E. 减小皮肤与电极的距离

11. 关于急性肾盂肾炎的物理因子治疗，下列叙述错误的是（　　）
    A. 微波　　　　　　　B. 红光、红外线
    C. 立体干扰　　　　　D. 脉冲磁疗
    E. 热量超短波

12. 确定短波治疗剂量的主要依据是（　　）
    A. 皮肤红斑程度　　　B. 电流表读数
    C. 电极面积　　　　　D. 患者温热感觉程度
    E. 氖光灯亮度

13. 短波和超短波疗法治疗作用的描述不正确的是（　　）
    A. 降低肌肉张力，缓解痉挛
    B. 提高感觉神经的兴奋性
    C. 小剂量时非热效应明显
    D. 大剂量能抑制和杀灭肿瘤细胞
    E. 超短波作用深度深于短波

14. 下列不是超短波疗法禁忌证的是（　　）
    A. 月经期下腹部
    B. 带有心脏起搏器
    C. 急性肾衰竭
    D. 高热患者
    E. 机体极度衰弱者

15. 对微波辐射特别敏感的组织为（　　）
    A. 眼睛、睾丸　　　　B. 关节
    C. 周围神经　　　　　D. 肝脏
    E. 乳腺

（孟笑男）

第**6**章
光 疗 法

第1节 概 述

一、概 念

光疗法（phototherapy）是利用自然光源（阳光）或人工光源（红外治疗仪、可见光治疗仪、紫外线治疗仪等）防治疾病和促进机体康复的治疗方法。临床上常用的光源可分为两类：第一类是热光源，又称热辐射光源，发光时伴随有强烈的发热，发光时除了大量可见光外，还有大量的不可见光红外线和微波产生，发光效率低。如远红外线治疗仪、烤灯、白炽灯等。第二类是冷光源，发光时不会伴有强烈的发热，没有红外线和微波产生，发光效率高。如紫外线灯、激光治疗仪等。

二、理 化 特 性

1. 波粒二象性　光具有电磁波和粒子的双重特性，称为波粒二象性。光可看成是频率在某一范围的电磁波，具有不同的频率、波长，可以发生传播、干涉、衍射等很多现象。光具有粒子特性，遇到平面会发生反弹，具有动能和势能，会发生光电效应。

2. 光具有能量　光的能量大小和光的频率与波长有关。光的传播速度 C 为其波长和频率的乘积，即 $C=\lambda f$，因此波长和频率成反比，光的频率越高，波长越短。光的波长是很短的，常用微米（μm）和纳米（nm）来计量，1μm=1000nm。光的频率越高，波长越短，光能 E 越大。光能的常用单位为瓦（W）、毫瓦。如红外线频率低，波长长，则能量小，多表现为温热作用。紫外线频率高，波长短，能量大，可杀菌。

3. 光的照射强度　光作用于人体的照射剂量不仅与光子的能量有关，还与照射距离、照射角度有关。物体单位面积上所接受的光能，称作照度。光的照射强度遵循光的照射平方反比定律，即照射强度与距离平方成反比关系（图 6-1）。例如，当光的照射距离增加 1 倍，则照射强度变为原来照射强度的1/4。照射强度与照射角（照射光线与法线的夹角）的余弦成正比（图 6-2），因此垂直入射的照射强度最大，如照射的垂直距离不变，照射角度为60°，则照射强度减小为原来的1/2。

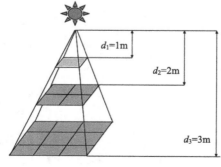

图 6-1　光的照度定律

d 为光照距离

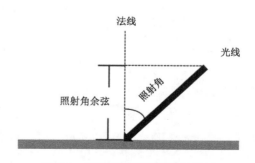

图 6-2　照射强度与照射角的关系

4. 光谱　是复色光经过色散系统（如三棱镜、光栅）分光后，被色散开的单色光按波长（或频率）大小而依次排列的图案，全称为光学频谱（图 6-3）。光谱中最大的一部分是可见光谱，如太阳光经过色散系统分光后形成按红橙黄绿蓝靛紫次序连续分布的彩色光谱。

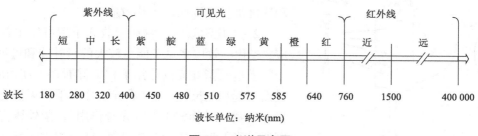

图 6-3　光谱示意图

5. 光的传播　光在同种均匀的介质中沿直线传播。当光从一种介质进入另一种介质时，在介质表面会发生反射和折射。光的反射率与介质对光的吸收有关，因此在光疗过程中为减小光能的损耗，治疗光源反射罩的内壁常选用抛物线型，内壁用抛光的镁铬合金和铝作为材料的反射罩。此外，不同色素沉着的皮肤对光的反射率亦不同，有色素沉着的皮肤对光的反射率低于无色素沉着的光的反射率，即白色皮肤的反射率高于黑色皮肤的反射率。光的折射角度与两种介质的密度差有关，密度差值越大，折射角度越大。为减小光的折射角度，光疗体腔照射的光导需选用与空气密度差小的介质，因此紫外线体腔照射器常选用石英作为光导。

6. 光的穿透和吸收　光照射在物质上时，一部分光线在物质表面发生反射，另一部分则穿入物质之内，而穿入光线的其中一部分又会被该物质吸收，被物质吸收后的光能会转化为其他形式的能如热能、化学能等）。如红外线被皮肤吸收后多转化为热能。然而，穿透和吸收是两个呈相反关系的概念，物质吸收的此类光线越多，则光线穿透物质的深度就越表浅。如短波紫外线，频率高，能量大，极易被皮肤表面所吸收，因此短波紫外线多用于治疗皮肤表层炎症。皮肤各层对不同波长的光线吸收能力不同。总地来说，穿透深度的大小依次为：近红外线、可见光里的红橙黄（穿透真皮层达皮下筋膜）＞长波紫外线、可见光里的绿蓝靛紫（可穿透表皮到达真皮）＞中波紫外线（穿透到达表皮深层）＞短波紫外线和远红外线（穿透仅达表皮浅层）（图 6-4）。

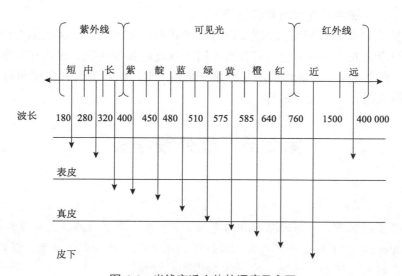

图 6-4　光线穿透人体的深度示意图

三、光的生物学作用

1. 光的热效应　当物质吸收波长较长的光线（红外线和可见光的长波部分）时，由于这部分光线的光子能量较小，主要是使受照射物质的分子或原子核的运动速度加快，因而产生热效应。

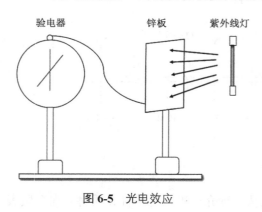

验电器　　锌板　　紫外线灯

图 6-5　光电效应

2. 光化学效应　物质吸收光子后可发生各种光化学效应，光化学效应多见于能量较大的紫外线和可见光。如光的分解效应是指在光的作用下化学键断裂，使物质发生分解，进而引起视觉反应；植物在光的作用下将无机化合物变为有机化合物同时释放出氧（光合作用）；紫外线将空气中的氧气通过光的聚合作用合成臭氧；能量很大的紫外线照射在金属板上，使其化学键断开，击出电子（光电效应）（图 6-5），使原子变成带正电荷的离子；有时光的能量不足以使某种物质发生变化时，加入另一种物质（光敏剂）后，使光化学反应得以完成，这种现象称作光敏效应。

3. 荧光和磷光　某些物质吸收了波长较短的光能后可发出波长较长的光能，即继发的光能量低于原照射的光能量。荧光是外界光线停止照射后，该物质所发的光也随之消失；磷光是外界光线停止照射时，该物质所发的光还持续一定时间。荧光和磷光主要是由于短波光线如紫光、紫外线、X 线等照射引起的。

四、分　　类

1. 红外线疗法　应用波长 760～400 000nm 的红外线治疗疾病的疗法称为红外线疗法。红外线疗法治疗作用以热作用为主，又称为热射线。临床上常用来治疗软组织损伤、劳损、骨性关节炎等。

2. 可见光疗法　应用波长在 400～760nm 的可见光治疗疾病的方法称为可见光疗法。可见光透过三棱镜可分为红橙黄绿蓝靛紫七种颜色。其中红光可提高神经系统的兴奋性；蓝光和紫光可降低神经系统的兴奋性，有镇静作用；蓝紫光对新生儿高胆红素血症有疗效。

3. 紫外线疗法　应用波长在 180～400nm 的紫外线治疗疾病的方法称为紫外线疗法。紫外线光子的能量较大，能引起一系列光化学效应，因此又称为光化学射线。临床上常用于治疗皮肤化脓性炎症、伤口溃疡、伤口不愈合、各种疼痛性疾病和软骨病等。

4. 激光疗法　激光是受激辐射放大的光，以各种形式的激光治疗某些疾病的方法，称为激光疗法。激光之所以被称为神奇之光，是因为它具有普通光所不具备的独特功能，它具有高亮度、高方向性、高单色性且相干性好。在临床上，低能量的激光常用于抗炎、促进伤口愈合和穴位照射等，高能量的激光常用于手术切割，因此激光又有光针之称。

第 2 节　红外线疗法

案例 6-1

　　王某，男，57 岁，农民，年轻时从事体力劳动，7 年前出现腰痛症状，劳累后或阴天及寒冷时加重，经计算机断层扫描（CT）、血沉、类风湿因子、尿常规等检查未见异常，曾口服布洛芬等药，可暂时止痛，近日因天气转冷，腰痛加重，诊断为腰肌劳损。

问题：1. 怎么设定康复治疗目标？
　　　 2. 如何对患者进行康复治疗？

1800 年，英国科学家 Herschel 用分光棱镜把太阳光分成红橙黄绿蓝靛紫七种颜色的光带，并在每一光带上挂一个温度计，意外发现红光区外温度计的示数竟然上升数值最高，因而发现了太阳光中位于红光以外的不可见光，因此称为红外线。在临床上，应用波长范围在 760～400 000nm 的红外线防治疾病和促进机体康复的治疗方法称为红外线疗法（infrared therapy）。

一、物 理 特 性

医用红外线可分为近红外线（短波红外线）与远红外线（长波红外线）。近红外线波长为 0.76～1.5μm，穿透深度可达 5～10mm，能直接作用到皮肤的血管、淋巴管、神经末梢及其他皮下组织，但热作用较远红外线弱。远红外线波长为 1.5～400μm，照射时绝大部分被皮肤反射或为浅层皮肤组织吸收，因而穿透皮肤的深度仅达 0.05～2mm，只能作用到皮肤的表层组织，但远红外线热量很大。

二、治疗原理与作用

（一）治疗原理

1. 热效应　在光谱中，红外线频率低，光子的能量小，故作用于人体只能使细胞分子运动加速，而不能引起电子激发，因而红外线治疗以热效应为主，无化学作用。但热效应可加速化学反应过程，升高皮温，扩张毛细血管，加快血液循环，增强代谢。

2. 人体对红外线的反射和吸收　红外线照射皮肤后，一部分被反射，另一部分被吸收。皮肤对红外线的反射程度与色素沉着的状况有关，研究发现用波长为 0.9μm 的红外线照射时，无色素沉着的皮肤反射其能量约 60%，而有色素沉着的皮肤反射其能量约 40%。此外，皮肤充血可使反射下降到 14%。

3. 红外线的红斑反应　足够强度的红外线照射皮肤时，皮肤充血而发红，出现浅红色或鲜红色红斑，红斑特点为呈斑纹状或网状，且与未照射区无明显界线，停止照射 5～10min 红斑即消失。若大剂量或反复多次照射后，可出现长时间的色素沉着，皮肤表面形成褐色的脉络网状大理石样花纹，特点为分布不均且沿血管走行。红外线红斑的形成是由于血管温度上升，刺激血管周围基底细胞层中的黑色素细胞的色素合成增多而引起。

（二）治疗作用

1. 对循环系统的作用　红外线治疗的基础是热效应，红外线作用于人体组织，使细胞分子运动加速，局部组织温度升高，可使血管平滑肌松弛并引起轴突反射，进而使毛细血管扩张充血，血流加速，血液循环得到明显改善，代谢增强，促进局部渗出物的吸收改善，提高吞噬细胞的吞噬能力，增强人体免疫功能，并有利于慢性炎症的吸收及消散，因此红外线治疗具有消炎、消肿的治疗作用，临床上多用于各种慢性炎症、炎症性疼痛、肿胀性疼痛的治疗。此外，血液循环的加快，还可改善局部组织营养状态，活化细胞，提高组织再生能力，使纤维细胞和成纤维细胞的再生增强，促进肉芽组织和上皮细胞的生长，增强组织的修复功能和再生功能，加速伤口、溃疡的愈合，同时可改变组织缺血缺氧状态治疗缺血性疼痛。而应用大剂量红外线照射体表后，可使心率、呼吸加速，排汗能力增强。全身光浴照射体表可改善肾的血液循环。

2. 对神经系统的作用　红外线热作用可使骨骼肌肌梭中的 γ 传出神经纤维兴奋性降低，牵张反射减弱，致使肌张力降低，痉挛缓解。红外线照射腹壁浅层，腹壁皮肤温度升高，通过反射作用使胃肠道平滑肌松弛和蠕动减弱。因此红外线照射可用于治疗肌肉痉挛、劳损和胃肠道痉挛等病症。而红外线光浴治疗对自主神经具有良好的调节作用，可调节内脏功能，达到治疗失眠、头晕、头痛和调节自主神经紊乱的目的。此外，热本身对感觉神经具有镇静作用，也可作为一种特殊的刺激作用于人体，进而起到镇痛作用。

3. 对骨关节系统的作用　红外线照射机体穿透深度深，可达肌肉和关节，在红外线的热作用下骨关节血液循环得到显著改善，代谢增加，可将骨关节内积存的老化废物排出体外，同时可促进骨关节的血液营养供给，起到消炎消肿的治疗作用。因此在临床上红外线可用于治疗风湿性关节炎、骨性关节炎等。

4. 对皮肤的作用　红外线的热作用强，干燥作用强。红外线照射可使皮肤伤口、溃疡等渗出物吸收明显加快，表层组织干燥、结痂，因此在临床上红外线可用于治疗压疮、皮肤溃疡、慢性伤口等。

5. 对眼的作用　正常情况下，人眼通过瞳孔的调节作用对一定范围内的光线都能适应。但光的照射强度达到一定范围时就会造成伤害。因眼球含水量较大，对红外线吸收较强，因而一定强度的红外线直接照射眼睛时可引起白内障。因此患者进行头、面、肩、胸部治疗时需佩戴防护镜或以布巾、浸水纱布覆盖眼部。

6. 护肤美容作用　研究发现红外线照射于皮肤上，可使乳酸、游离脂肪酸、胆固醇及多余的皮下脂肪燃烧分解，进而达到滋润皮肤和减肥的目的。

三、治 疗 技 术

（一）治疗设备

1. 红外线辐射器　是将电阻丝缠在瓷棒上或板内，通电后电阻丝产热，瓷棒温度升高（一般不超过 500℃）形成辐射头，发射出红外线（主要是长波红外线）。红外线辐射器一般分落地式和手提式两种。落地式的功率可达 600～1000W 或更大，手提式的功率一般为 50～500W。临床上特定电磁波(TDP)治疗仪、频谱治疗仪均属于此类。

2. 白炽灯　是将钨丝伸入充气的石英灯管或灯泡中制成，在医疗中广泛应用各种不同功率的白炽灯泡作为红外线光源。通电后，灯泡内的钨丝温度可达 2000～2500℃，发出的光 95%为红外线（主要是短波红外线），适用于较深病灶的治疗。

3. 光浴箱　光浴箱内，根据不同箱体的大小安装有 6～30 个不同数量的红外线灯，灯的功率一般为 40～60W，适用于躯干、双下肢和全身的治疗。

（二）治疗方法

直接照射法：将红外线辐射器直接照射于病灶。照射时光线垂直照射，距离一般如下：功率为 500W以上，灯距应在 50～60cm 以上；功率为 250～300W，灯距在 30～40cm；功率为 200W 以下，灯距在20cm 左右。具体以患者自觉舒适为准，皮温以不超过 45℃为准，否则可致烫伤。每次照射 15～30min，每日 1～2 次，15～20 次为 1 个疗程。

四、临 床 应 用

（一）适应证

1. 亚急性和慢性损伤　扭挫伤、损伤性滑囊炎、肌肉劳损等，尤其是软组织扭挫伤恢复期疗效明显。

2. 软组织炎症吸收期　疖、痈、外阴炎、子宫颈炎、盆腔炎、胸膜炎、慢性胃炎、慢性肠炎、慢性淋巴结炎、蜂窝织炎、慢性支气管炎、丹毒等。

3. 各种慢性关节炎和关节病　各种原因所致的骨性关节炎，如老年性骨关节炎、类风湿关节炎。

4. 神经系统疾病　神经性皮炎、神经根炎、外周神经损伤、多发性末梢神经炎、痉挛性或弛缓性麻痹等。

5. 外科系统疾病　术后粘连、注射后硬结、瘢痕挛缩、慢性静脉炎、皮肤溃疡、外伤感染的创面、烧伤、冻伤、慢性不愈的伤口、压疮、湿疹等。

6. 其他　产后缺乳、肌痉挛、肠胃痉挛等。

（二）禁忌证

有出血倾向、活动性出血、急性炎症、高热、活动性肺结核、肿瘤所致的体质消耗、重度动脉硬化、闭塞性脉管炎、烧伤后的瘢痕、系统性红斑狼疮、心血管代偿功能不全等。

（三）注意事项

（1）治疗时患者不可移动体位，照射过程中如有感觉过热、心慌、头晕、大量排汗等不良反应时，需立即告知工作人员。

（2）照射部位接近眼或光线可射及眼时，应用盐水纱布遮盖双眼。治疗时不可直视光源。

（3）患者有意识障碍或患部有温热感觉障碍或照射新鲜的瘢痕、植皮部位时，应用小剂量，并密切观察局部反应，以免发生灼伤。肢体动脉栓塞性疾病，较明显的血管扩张部位一般不用红外线照射。

（4）急性扭挫伤的早期一般不用红外线照射，而应采用冷敷 10～15min。冷敷超过 20min 可引起继发性血管扩张，渗出增多，肿胀加重。

（5）治疗时可先于治疗部位涂一些活血化瘀的中成药（云南白药、红花油等），而后进行红外线照射，以提高治疗效果。

第 3 节　可见光疗法

案例 6-2

> 李某，男，头胎足月顺产儿，无窒息，体重 3000g，生后母乳喂养。出生后第 2 天出现黄疸，第 3 天加重，测皮肤胆红素 14mg/dl。患儿精神好，吸吮有力，大便黄，尿不黄。经查体，患儿除黄疸外无其他阳性体征。
>
> 问题：1. 怎么设定康复治疗目标？
> 　　　2. 如何对患儿进行康复治疗？

可见光是肉眼看得见的电磁波，波长范围在 400～760nm，可见光经三棱镜分光后，成为由红、橙、黄、绿、蓝、靛、紫七种颜色组成的光带，这条光带称为可见光光谱。可见光疗法（visible light therapy）是指利用波长在 400～760nm 范围的光防治疾病和促进机体康复的治疗方法。

一、物 理 特 性

可见光中红光波长最长，频率最小，能量最小，但穿透力最强，其他光线的穿透力随波长的减小依次减弱，但能量逐渐增强。紫光波长最短，频率最高，能量最大，基本仅在皮肤表面吸收。

二、治疗原理与作用

（一）温热作用

可见光被组织吸收后可产生温热效应，可使血管扩张、血液循环加快、代谢增强，因而具有促进炎症吸收的作用。尤其是红光照射深度较深，达 30mm，可使深部组织血管扩张，血液循环增强，增加新陈代谢，加速伤口愈合。

（二）光化学作用

线粒体是红光的最大吸收体，红光照射后线粒体的过氧化氢酶活性增加，ATP 产能增加。胆红素对波长 400～500nm 蓝紫光吸收最佳，胆红素在光的作用下发生一系列光化学反应，将形成的水溶性、易于排泄的胆绿素由尿液和粪便排出体外，血清中胆红素含量下降，新生儿退黄。红光照射可提高血液中血红蛋白和氧气的结合能力，人体血氧饱和度明显增加。此外，红光照射还可增加变形性和流动性，进而降低血脂和血液黏稠度。

（三）对视觉器官的刺激作用

视觉器官接受可见光的作用后，产生的神经冲动经间脑可达脑垂体及其他内分泌腺，这些内分泌腺产生的激素进入血流，从而影响其他组织器官和整个机体的功能。长期不接受光的作用可严重破坏性腺的正常功能活动。高血压患者在暗室待1个小时后可见血压下降和心率减慢。风湿性舞蹈症患儿居于暗室，不自主运动可明显减少。癫痫患者强光照射后可引起发作。可见光照射还可增加白细胞的吞噬作用，提高机体的免疫功能。实验研究发现，将致死量的破伤风毒素注入家兔体内，可见光组比暗室组生存率较高。可见光照射接种疫苗的动物或人体，抗体生成较快。此外，不同颜色的光对人体产生很多不同的生理效应，红光可明显提高神经的兴奋性，有刺激作用；紫光和蓝光照射可降低神经的兴奋性，有镇静作用；红光、橙光、黄光可使呼吸加深、加快，心率加快；绿光、蓝光、紫光可使呼吸变浅、变慢，心率减慢。

正常情况下，人的眼睛通过瞳孔的调节作用，对一定范围内的光辐射均可适应。但当光的照射强度达到某一值时，则不仅会对眼睛造成损伤，还会引起失眠、情绪低落、心烦意乱、食欲缺乏、神经衰弱等不良现象。如适量蓝光可调节生物钟、控制情绪，过量蓝光（手机、电脑长时间使用）会引起视疲劳、黄斑病变。

三、治疗技术

（一）设备

白炽灯是最常用的人工可见光线的光源，加不同颜色的滤光板（片）后即获得各色的可见光，如红光、蓝光等。此外，利用不同的荧光物质制成的荧光灯也可发出各色的可见光线，国内比较常用的是颜色光光子治疗仪。

1. 红光治疗仪　红光治疗仪的基本原理是通过特殊的滤光片得到波长以 600～700nm 为主的红色可见光波段，整机输出功率高，光斑大，光输出分为"强"和"弱"挡以适应不同体质的患者。若在白炽灯前加红色滤过板，名为红光荧光灯，功率为200W，适用于小部位病症的治疗。此外，还有一种量子光能治疗系统，采用 620～760nm 的红光段，对人体进行全身照射，可增强细胞新陈代谢，改善全身血液循环，降低血液黏稠度。

2. 蓝、紫光治疗仪　将6～10支20W的蓝光荧光灯安装在半圆形的光浴器内，灯管长轴与床的长轴平行，灯距离治疗床70cm。蓝、紫光治疗仪用于治疗新生儿胆红素脑病。

3. 颜色光光子治疗仪　医生可根据不同病种和病情需要选用输出不同（红、橙、黄、绿、蓝、紫）颜色光光子能量，利用其中一种或两种颜色光光子能量照射病变部位或穴位，达到对患者的治疗目的。

（二）治疗方法

1. 可见光疗法　局部照射与局部红外线疗法操作技术相同。照射距离视灯的功率大小而定，若在200W以下，红光照射距离在20cm以内，蓝光在10cm以内。量子光能治疗系统，照射时间为30～40min，照射强度为3～5W/cm^2，舱内温度为37℃以下，每日1次，5次为1个疗程。

2. 蓝紫光疗法　①蓝紫光治疗前检查灯管安装是否牢固，灯管是否破裂；②为患儿佩戴防护镜或用黑色硬纸遮盖眼睛；③将患儿全身裸露，仰卧或俯卧于治疗箱内，灯距70cm；④分别以婴儿胸骨柄、双膝关节、背部和双膝关节窝为中心分四区照射；⑤连续或间断照射，每照射6～12小时，停照2～4小时，总照射时间为24～48小时。灯管的总功率不得超过200W，每小时翻身1次，使身体前后交替照射。

3. 颜色光光子治疗　局部照射与局部红外线疗法操作技术相同。

四、临床应用

（一）适应证

1. 红光疗法　软组织扭挫伤、软组织炎症浸润吸收期、术后伤口浸润、术后伤口愈合不良、溃疡、注射后硬结、面神经炎、胃炎、慢性盆腔炎、慢性附件炎等各种慢性炎症。

2. 蓝紫光疗法　蓝紫光照射可治疗新生儿高胆红素血症。蓝光照射可用于治疗急性湿疹、急性皮炎、三叉神经痛、灼性神经痛、皮肤感觉过敏等。

3. 颜色光光子治疗　软组织损伤、带状疱疹、结节性红斑、静脉炎、疖肿、毛囊炎、慢性溃疡、术后切口感染等疾病。

（二）禁忌证

红光疗法禁忌证与红外线疗法相同。蓝光疗法、蓝紫光疗法及颜色光光子治疗无绝对禁忌。

（三）注意事项

（1）红光疗法、蓝光疗法及颜色光光子治疗注意事项与局部红外线疗法相同。急性扭挫伤的早期一般不用红光照射。

（2）蓝紫光治疗过程中注意观察患儿的情况，如体温（保持在 37.5～37.7℃）、呼吸、皮肤、大小便状况等；治疗过程中注意骶尾部及臀部的皮肤护理；照射过程中要注意经常给患儿翻身；箱内温度保持在 30℃左右，每 4 小时给患儿测量 1 次体温；若照射 24 小时后，血胆红素不下降，症状无缓解，需考虑其他治疗方法。

第 4 节　紫外线疗法

案例 6-3

　　李某，男，58 岁，于 2 日前出现发热症状，最高 38.2℃，伴畏寒。同时右下肢皮肤红肿、色鲜红，伴局部疼痛，呈烧灼样疼痛，不敢触碰。患者近期无下肢骨折外伤史，既往足癣病史 20 年。实验室检查：血常规有血象升高的表现，提示存在感染性疾病。体格检查发现右下肢鲜红皮疹，轻微隆起，伴烧灼样疼痛，诊断为丹毒。

问题： 1. 怎么设定康复治疗目标？
　　　　2. 如何对患者进行康复治疗？

　　应用波长为 180～400nm 的紫外线防治疾病和促进机体康复的治疗方法称为紫外线疗法（ultraviolet therapy）。紫外线波长短，能量大，光化学作用强，是各种生物维持正常新陈代谢不可缺少的重要因子。

一、物 理 特 性

（一）长波紫外线

长波紫外线（UVA），波长为 320～400nm，生物学作用较弱，有明显的色素沉着作用，又称为晒黑段。但色素沉着有效性低，引起红斑反应的作用很弱，可引起一些物质（荧光素钠、四环素、硫酸奎宁等）产生荧光反应，还可引起光毒反应和光变态反应等。穿透深度可达到真皮深处，穿透力强，可透过玻璃。

（二）中波紫外线

中波紫外线（UVB），波长为 280～320nm，是紫外线生物学效应最活跃的部分，红斑反应强，又被称作晒伤（红）段，是应重点防护的紫外线波段。能使维生素 D 原转化为维生素 D，促进上皮细胞生长、黑色素产生，抑制变态反应等。穿透皮肤的深度在 0.1～1.0mm，主要发生在角质层和棘细胞层，穿透力中等，不透玻璃。

（三）短波紫外线

短波紫外线（UVC），波长为 180～280nm，红斑反应明显，主要引起蛋白质和核酸结构的变化，对细菌和病毒有明显杀灭和抑制作用。穿透皮肤的深度较浅，在 0.01～0.10mm，主要发生在角质层，穿透力差，仅可表面消毒杀菌。杀菌作用最强的部分为 250～260nm。

中、短波紫外线主要引起表皮变化，长波紫外线可引起真皮明显变化，只有大剂量紫外线才可能引起对结缔组织的作用。

二、治疗原理与作用

（一）治疗原理

1. 红斑反应　紫外线照射后，经 4～6 小时的潜伏期，照射区域的皮肤或黏膜出现反应，12～24 小时达到高峰，照射区域皮肤出现边界清晰的红斑（充血反应），即为紫外线红斑反应。它的本质是一种光化性皮炎，属于非特异性炎症反应，局部组织学改变为血管扩张充血、白细胞增多、毛细血管渗透性增强等。红斑反应的发生除了体液因素外，还与神经系统的功能状态有关，如神经系统发生病变，红斑反应将明显减弱。紫外线照射剂量不同，红斑颜色、持续时间、皮肤反应及治疗作用也不同（表 6-1）。红斑消退后，局部皮肤可有脱屑现象和遗留色素沉着。然而，红斑反应的强度也是因人而异的，影响紫外线红斑反应的因素如表 6-2 所示。特别要注意的是黏膜出现红斑快、消失也快，因此黏膜照射剂量一般为皮肤照射剂量的 2 倍。

表 6-1　皮肤紫外线红斑的分级

红斑等级	生物剂量（s）	红斑颜色及其持续时间	白觉症状	皮肤脱屑	色素沉着	治疗作用	照射面积	复照加量
亚红斑	<1	无红斑反应	无	无	无	维生素 D 形成，配合光敏剂	用于全身或区域性照射	10%～100%
阈红斑	1	微红，12 小时内消退	较大面积照射时可有轻微灼热感	无	无	促上皮生长，增强血液循环	用于全身或区域性照射	25%
弱红斑（1 级红斑）	2～4	淡红，界线明显，24 小时左右消退	灼热感、痒感，偶有微痛	轻微	无，或多次照射时可微有	轻度抗炎，增强白细胞吞噬能力，治疗慢性炎症	照射面积不超过 800cm²	25%～30%
中度红斑（2 级红斑）	5～6	鲜红，界线明显伴皮肤微肿，3 天内可消退	刺痛、明显灼热感	轻度	轻度	抗炎、止痛、脱敏、杀菌，清除无生命力组织	病灶局部照射	50%
强红斑（3 级红斑）	7～10	暗红伴皮肤水肿，4～5 天后逐渐消退	较重度的刺痛和灼热感，可有全身性反应	明显脱屑	明显	同上，反应剧烈，多用于急性炎症性病灶的中心	照射面积一般不超过 250cm²	75%
超强红斑（4 级红斑）	>10	暗红伴有皮肤水疱，5～7 天后逐渐消退	重度刺痛及灼热感，伴全身反应	大片脱屑	明显	作用同上，破坏作用强，多用于无表皮的皮肤溃疡或伤口	照射面积不宜超过 30cm²	100%

表 6-2　紫外线红斑反应影响因素

影响因素	敏感度提高	敏感度降低
部位	屈侧，近端，躯干，胸腹部	伸侧，远端，下肢，足背部，黏膜
年龄	2 岁以内的幼儿、处于青春发育期的青年	新生儿、老年人每周照射 1 次
性别	男	女
季节	春季	夏季
皮肤颜色	皮肤白；室内、矿井工作	皮肤黑；经常户外工作
生理	经期、经前期或妊娠期	经后期

续表

影响因素	敏感度提高	敏感度降低
病理	甲状腺功能亢进、艾迪生病、痛风、高血压、血中胆红素升高者、风湿性关节炎急性期、活动性肺结核、白血病、恶性贫血、食物中毒、光敏性皮炎、湿疹、雷诺病、闭塞性动脉内膜炎、多发性硬化等	糙皮病、表皮硬化症、重症冻疮、急性重度传染病、疾病后全身衰竭、丹毒、气性坏疽、广泛的软组织损伤、慢性溃疡、慢性化脓性伤口、失神经支配等病症
用药	碘制剂、磺胺制剂、四环素、多西环素、灰黄霉素、保泰松、水杨酸、奎宁、荧光素、铋制剂、异丙嗪、氯丙嗪、氯磺丙脲、吖啶、甲基多巴、氢氯噻嗪、磺脲降糖药、氟喹诺酮类等	一些麻醉剂、钙制剂、溴制剂、胰岛素、硫代硫酸钠等药
物理治疗	超短波、红外线等物理因子治疗前	—
食物	无花果、茴香、芹菜、芥菜、苋菜、萝卜叶、猪毛菜、洋槐花、灰菜等	—

2. 色素沉着　紫外线大剂量照射或小剂量多次照射，可使局部皮肤产生直接和间接色素沉着，使皮肤变黑。直接色素沉着是皮肤在紫外线照射后数分钟内照射区域皮肤即呈现黑褐色，1~2 小时达高峰，之后逐渐消退，一般在 6~8 小时皮肤完全恢复正常，其机制主要是光照引起处于还原状态的颜色较淡的黑色素，经氧化作用后转变为呈氧化状态的颜色较深的黑色素，在角质细胞中的重新分配而成，以波长为 340nm（属于长波的范畴）的紫外线最有效。间接色素沉着是照射后 1 天内出现，3~4 天达到高峰，2~3 周内才逐渐消退。其机制是光照引起黑色素细胞体积增大，黑色素小体和黑色素增多，主要由波长为 254nm（属于短波的范畴）的紫外线引起。

3. 对细胞的影响　细胞内的 DNA（脱氧核糖核酸）和 RNA（核糖核酸）对波长为 250~260nm（属于短波的范畴）的紫外线有强烈的吸收作用，尤其是 DNA 吸收更多。作用机制主要为：①小剂量的紫外线照射可刺激细胞的 DNA 和 RNA 的合成，从而促进细胞的生长繁殖，促进伤口愈合；②较大剂量的紫外线照射可导致细胞的生长繁殖呈现先抑制后兴奋的过程，利用光敏剂加强紫外线抑制能力，进而治疗增殖性皮肤病；③大剂量紫外线照射可使细胞的 DNA 和 RNA 破坏，蛋白质变性及酶灭活，导致细胞死亡，这正是紫外线杀菌作用的机制。

4. 对钙吸收的影响　太阳光中的中波紫外线能促进人体皮肤基底层内的 7-脱氢胆固醇经光化学反应转化为维生素 D_3，其被吸收入血后再经肝和肾中羟化酶的作用生成活性维生素 D，进而促进钙、磷吸收。中波紫外线穿透力差，因而隔着玻璃晒太阳，起不到促进钙吸收的作用。

5. 光敏反应　在临床上可表现为光毒反应和光变态反应两种类型。光毒反应是指机体接受了超常规照射剂量，导致皮肤表面发生急性损伤性反应。喹诺酮类、四环素族和布洛芬等药物与紫外线照射同时应用，均可增强机体对紫外线的敏感性，产生较强的皮肤反应，临床上用以提高紫外线治疗某些皮肤病的疗效。光变态反应是指少数人单受日光（或人工紫外线）照射，或同时有已知外源光敏剂存在时，可能发生日光荨麻疹或接触性光过敏性皮炎，此类光敏反应与免疫反应有密切关系。

6. 对器官系统的影响

（1）对循环系统的影响　经红斑量紫外线照射后，心率增加、心搏出量增加，可缓解冠状血管的痉挛；对于高血压的患者，照射后可使收缩压呈现一过性升高，然后暂时性下降，继而稳定性降低的变化规律。

（2）对消化系统的影响　紫外线照射皮肤对胃分泌功能的影响与胃的功能状态密切相关，对分泌功能亢进的患者可起到抑制的作用，对分泌功能低下的患者可起到促进的作用。适量的紫外线照射皮肤可促进胰腺的功能，大剂量则抑制其功能。

（3）对内分泌系统的影响　用 4 个生物剂量紫外线照射大鼠的肾上腺投影区，可使皮质类固醇增加，小于 4 个生物剂量紫外线则无此作用。红斑量紫外线照射可加强甲状腺的功能，抑制甲状旁腺的功能。

（4）对血液系统的影响　对于继发性贫血的患者，小剂量紫外线照射后可加快红细胞的生成；大剂量紫外线照射后则作用相反。

（5）对物质代谢的影响　红斑量紫外线照射局部或亚红斑量紫外线照射全身后，可使糖尿病患者血糖降低，酮症患者的血乳酸和尿酮体降低。大剂量紫外线照射时，蛋白质分解增加，氮、磷、硫排出增加，脂肪分解增加、血脂降低。紫外线可加强嘌呤代谢，促进尿酸排泄，有助于痛风患者的康复。

7. 其他　紫外线照射后，皮肤及皮下组织的离子平衡发生改变，蛋白质变性，免疫细胞数量增多，能提高吞噬细胞的功能使防御机制得到加强，提高免疫能力；许多荧光物在紫外线的照射下，产生一定颜色的可见光，临床上利用荧光反应来诊断疾病。研究发现，红斑量紫外线照射，有抑制 I、IV 型变态反应的作用，因此紫外线具有脱敏作用。

（二）治疗作用

1. 消炎　临床实践证明，红斑量紫外线局部照射对各种皮肤和黏膜炎症性疾病，如压疮、扁桃体炎等都有良好的治疗效果，特别是对急、慢性化脓性炎症疗效显著。红斑量紫外线照射后可使红斑区域血管扩张，促进血液和淋巴循环，代谢产物和病理产物的排出加快，巨噬细胞吞噬功能增强，从而使炎症局限、消散。不同剂量的紫外线在炎症治疗的不同阶段有不同的治疗作用，如在炎症浸润期能防止液化、促进吸收；已化脓时能使炎症局限化。临床上紫外线对一些脏器炎症（肺炎）的治疗，是通过反射机制发挥抗炎作用的。

2. 镇痛　红斑量紫外线照射对炎症和非炎症性疼痛都有良好的镇痛作用。红斑量紫外线照射后，可使照射区域痛阈升高，感觉时值延长，抑制痛觉的传入，同时血液循环加快，致痛物质清除加快。并且，经强红斑量紫外线照射后，大脑皮质形成的强势兴奋灶可干扰、抑制疼痛在大脑皮质的兴奋灶。

3. 杀菌　短波紫外线杀菌作用较强，大剂量紫外线照射后可引起 DNA、RNA 严重受损，结构改变、蛋白质分解变性而致细菌死亡。紫外线可以杀灭各种细菌或病毒，主要是因为细菌或病毒的蛋白质和核酸能强烈吸收相应波长的紫外线，而使蛋白质发生变性解离，DNA 结构和功能受损害，从而导致细菌和病毒的死亡。

4. 促进伤口愈合　紫外线有促进细胞生长、分裂和增殖作用以及改善血液循环、改善组织细胞营养和再生条件的作用等，均有利于伤口的愈合。大剂量紫外线对 DNA 的合成有很强的破坏作用，促使细胞死亡，促进坏死组织的大片脱落，临床上可用于治疗各种感染创面、迁延不愈的伤口和皮肤溃疡等。

5. 脱敏　红斑量紫外线照射有全身性和局部性脱敏作用，用中波紫外线脱敏作用较好。多次小剂量紫外线照射可使组织中的少量蛋白质分解形成组胺，刺激组胺酶产生，分解血液内过多的组胺，从而起到脱敏作用。此外，紫外线照射后维生素 D 增多，钙的吸收亦增多，钙离子可降低神经系统兴奋性和血管通透性，减轻过敏反应。所以，紫外线可用于荨麻疹、支气管哮喘、风湿病等 I、IV 型变态反应性疾病的治疗。

6. 抗佝偻病和骨软化症　人体皮肤基底层内的 7-脱氢胆固醇经紫外线照射后转化为维生素 D_3，进而促进钙吸收，因此紫外线可用于治疗佝偻病、骨软化症和骨质疏松。临床上常用全身照射或多孔照射法治疗。

7. 加强药物作用　红斑量紫外线照射风湿性关节炎患者，有利于抗风湿药物水杨酸钠的分解，提高药物疗效。此外，使照射区域血液循环改善，亦有利于药物吸收。

8. 改善局部血液循环　经红斑量紫外线照射后，照射区血管扩张，供血量增加，血液循环加快，代谢加强，营养得到改善，促进代谢产物和病理产物排出。

9. 光敏作用　又称光动力学作用，采用 8-甲氧基补骨脂素（8-MOP）为光敏剂，用长波紫外线照射后能抑制病灶区表皮细胞内 DNA 的复制，从而抑制上皮细胞的生长，用于治疗银屑病；激活休止期黑色素细胞，促进皮肤细胞合成黑色素，用于治疗白癜风。

10. 调节机体免疫功能　紫外线照射可激活人体细胞免疫功能，使吞噬细胞增多，吞噬能力增强，人体体液免疫功能增强，亦可使补体、凝集素、调理素增加。

三、治 疗 技 术

（一）设备

1. 高压水银石英灯　又称高压汞灯，工作时灯管内温度可达 500℃，用于局部与全身体表照射，主要发射中、长波紫外线，伴有少量短波紫外线。常用的有落地式（功率为 300～500W）、手提式（功率为 200～300W）和水冷式三种。落地式适用于大范围或全身体表照射；手提式适用于局部小范围照射；水冷式灯管外罩内有冷水流动，适宜贴在皮肤上照射或借助石英导子进行体腔照射。

2. 低压水银石英灯　又称低压汞灯（图 6-6），工作时灯管内温度在 30～40℃，用于体表和体腔照射，主要发射短波紫外线，其中约 85% 为波长 254nm 的紫外线。可分为立式（功率为 30W，多用于大面积照射）、手提式（功率为 10～15W，多用于小、大面积照射，易携带）、体腔式（可直接照射，还可通过配有各种形状的石英导子用于体腔、伤口和窦道照射）、荧光灯、黑光灯和太阳灯。荧光灯有较强的红斑反应、色素沉着以及促进维生素 D 形成的作用，常用于光敏疗法治疗白癜风、银屑病。黑光灯又称低压汞荧光灯，辐射出 300～400nm 的紫外线，主要用于光敏疗法治疗白癜风、银屑病。

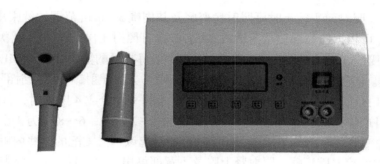

图 6-6　低压水银石英灯

（二）治疗方法

1. 生物剂量测定

（1）生物剂量　就是最小红斑量（minimal erythema dose，MED），即紫外线灯管在一定距离内，垂直照射下引起照射区域皮肤出现最弱红斑反应（阈红斑反应）所需要的照射时间，单位为秒（s）。患者初次进行紫外线治疗前应先测定生物剂量（局部照射可用该灯的平均生物剂量）。

（2）平均生物剂量　以同等条件测定 20 名以上的不同年龄、性别的正常成年人的生物剂量，求出平均值即为该紫外线灯的平均生物剂量。紫外线灯管的照射强度可随着灯管的使用而衰减，一般每隔 3 个月测定 1 次生物剂量。

1）测定器：用长方形（成人用）或圆形（儿童用）的薄金属板制成，中间挖 6～8 个长方形孔，每孔为 1.5cm×0.5cm，孔距 0.5cm，上方置一可滑动遮盖各孔和暴露各孔的活动板。测量时，将其放在身体对紫外线比较敏感的部位上，用布巾遮盖周围（图 6-7）。

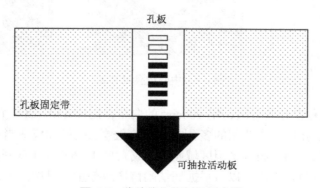

孔板

孔板固定带

可抽拉活动板

图 6-7　紫外线生物剂量测定器

2）测定部位：一般多选对紫外线较敏感的腹部两侧、胸部两侧、上臂内侧或大腿内侧。

3）测定方法：①将生物剂量测定器固定在裸露的下腹部皮肤上，并将活动板推上以遮盖全部小孔，遮盖周围皮肤。②预热紫外线灯源，稳定后，移动紫外线灯，使灯管中心垂直对准测定的部位，高压汞灯的灯距为50cm，低压汞灯可贴近测定部位（灯源表面不可接触皮肤或距离为1~2cm）。③操作者一手持秒表，一手缓慢拉动测定器上的活动板，以每隔5s暴露一个窗孔的速度逐个暴露6个窗孔，从上而下依次暴露照射孔，6个孔照射时间依次为30s、25s、20s、15s、10s及5s，结束时将灯移开。若用低压汞灯照射，可以每隔1~2s暴露一个窗孔。④在测定的整个过程中，不宜做任何热、冷治疗，不宜洗澡。

4）阈红斑反应的观察：成人照射后6~8小时观察测定结果，小儿照射后4~6小时观察测定结果。观察最弱红斑反应（红斑颜色最弱，但边界清楚）出现在第几个孔，则该孔的照射时间为1个生物剂量，如第5个孔出现最弱红斑，则1MED=10s，如果照射后6个孔均未出现红斑反应或全部出现红斑反应，则应缩短或延长照射时间重新测定。

2. 局部照射法

（1）病变部照射　照射面积较小时可照射病变区及其周围5~6cm范围的健康皮肤，一般首次照射，于8~10MED开始，可根据照射部位状况增减，每日或隔日照射1次，照射6~8次为1个疗程。例如，急性乳腺炎，首次照射选用3~5MED，每日或隔日照射，每次可酌情增加1~2MED，加至6~8MED，6~8次为1个疗程。若照射面积超过600~800cm^2，则可分区照射，根据照射部位大小将治疗部位分成数区（如2区或4区），依次进行照射，如丹毒可将小腿平均分成4区照射，首次照射选用3级红斑量8~10MED，每日或隔日照射1次，每次可酌情增加1~2MED，6~8次为1个疗程。

（2）节段照射法　照射躯体的相应节段，反射性地引起该节段支配的某些内脏器官功能变化，照射乳腺区可用以反射性治疗盆腔疾病，照射肾上腺及下背部可用于治疗胃、十二指肠、肝胆疾病等。一般照射从2~3个MED开始，以后根据病情斟酌增减剂量，每日或隔日照射1次，照射10~15次为1个疗程。如带状疱疹的治疗除病变区的照射外，还要照射相应节段的脊神经根处。

（3）中心重叠照射法　先应用大剂量紫外线照射病灶局部，然后用适当红斑量照射病灶周围5~10cm范围的健康皮肤。治疗时可先用大孔方巾暴露病灶及病灶周围5~10cm的健康皮肤，再将小孔方巾重叠放置于大孔方巾上使小孔充分暴露病变区域，开始照射超过照射病灶周围区的剂量，然后取下小孔方巾照射未完成的照射剂量，即为中心重叠照射法。如痈的照射，在炎症中心用小孔方巾照射6~8MED，取下小孔方巾照射2~3MED。创面感染控制后，可减少紫外线的剂量。此法多用于病变面积较小的疖、痈等及难治愈的压疮和慢性溃疡（图6-8）。

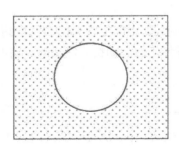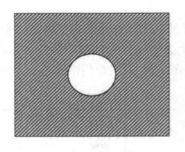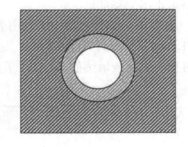

图6-8　中心重叠照射法

（4）筛网照射法　又称多孔照射法，用900cm^{2}的白布，制成150~200个面积为1cm^{2}的圆孔、孔间距离为1cm的筛网状多孔巾，小儿用的多孔巾面积、孔数、孔径均应适当缩减。将多孔巾置于局部进行照射，一般常选胸、腰、背、腹等平坦区域照射，成人自4~6个MED开始，小儿自3~4个MED开始，可每日或隔1~2日照射1次，以后根据病情酌情增减剂量。再次照射，应更换照孔部位，共照射10～15次。临床常用来治疗带状疱疹后遗症、佝偻病、贫血、大面积的肌筋膜炎、小儿营养不良等病症。

（5）穴位照射法　需制备孔洞直径约为1.5cm的孔巾，孔的位置及数目可根据照射不同部位的腧穴设计，自4～6个孔开始，小儿可酌情减少，每日或隔日照射1次，每穴可照射4～6次。如咳嗽可选列缺、天突、大椎。

（6）体腔照射法　通常采用低压水银石英灯，根据照射部位选择合适的体腔石英导子。照射前，用生理盐水将石英导子上的消毒液冲洗干净，再用纱布擦干光导电极上的清洁液，然后将石英导子缓慢插入体腔或伤口窦道内进行照射。紫外线通过石英导子后强度减弱，石英导子的粗细、长短、弯曲程度均会影响照射剂量的大小，因此照射前应测定紫外线通过石英导子的生物剂量。此外，黏膜对紫外线的敏感性较皮肤低，照射剂量应加大，其生物剂量是皮肤的1.5～2.0倍。注意照射时导子需直接接触体腔表面，如窦道过深需后退2～3cm再次照射，直至窦口。治疗完毕，将石英导子自患者体腔取出，冲洗干净后将其浸泡在75%乙醇溶液中消毒。如急性扁桃体炎，将导子直接伸入口腔中，直接作用于扁桃体上照射，首次照射成人6～8MED，儿童4～6MED，如有渗出或脓肿需酌情增加剂量，每日或隔日1次，每次可酌情增加1～2MED，6～8次为1个疗程。

（7）分期照射法　软组织炎症感染的不同时期有不同的生理表现，应选取不同的治疗方案。如炎症浸润期治疗目的是防止炎症进一步发展，可采用中心重叠照射法，中心区域选用强红斑量照射，首次照射一般8～10MED，周围皮肤照射3～5MED，每次可酌情增加1～2MED，3～5次炎症即可控制。化脓期若是开放性伤口用超强红斑量进行照射，首次可选20～25MED，每次可酌情增加3～4MED，以促进坏死组织的脱落。化脓期若是非开放性伤口，首次可选10～20个MED，每次可酌情增加2～3MED，以促进炎症吸收。肉芽生长期，若正常新生肉芽首次可选5～10MED，水肿肉芽首次可选10～15MED，坏死肉芽首次可选15～20MED，以促进肉芽的生长。上皮组织生长期，可选2～4MED以促进上皮的生长。

3. 全身照射法　采用落地式大功率紫外线灯，高压水银石英灯预热10～15min，低压水银石英灯需5～10min。灯距为50～100cm，要求患者全身裸露，也可仅穿着内衣，戴好防护目镜。成人分四区照射，患者取合适卧位，紫外线灯管中心依次对准双乳头之间、膝前部、背部中央、膝后上部这四个部位，儿童分身体前后两区照射，灯头中心在胸腹间和腰背部，一般从1/8、1/6、1/4或1/2MED开始，每日1次，逐渐增加剂量至4～5MED（小儿2～3MED），10～20次为1个疗程，注意照射前必须先测定患者的生物剂量，全身照射不应出现红斑。主要用于治疗营养不良、抵抗力低下、佝偻病等。

4. 光敏照射法　实施光敏照射前需测定最小光毒量，口服8-MOP，2～3小时后按测定生物剂量的方法测定最小光毒量。24～48小时后观察测定结果，以出现最弱红斑反应时间为1MED。治疗全身银屑病，口服8-MOP 20～30mg，2小时后用长波紫外线全身照射。治疗局限性银屑病、白癜风，将0.15%～0.5%的8-MOP涂抹于患处，40min后用长波紫外线照射。照射剂量从3/4MED开始，每次增加1/4～1/2MED。治疗结束需避光4小时，每周2次，20～30次为1个疗程。

四、临 床 应 用

（一）适应证

1. 全身照射　适用于佝偻病、骨软化症、老年骨质疏松症、骨折、免疫功能低下、肝硬化或尿毒症伴全身皮肤瘙痒等。

2. 皮肤照射

（1）外科疾病　浅表的软组织炎症，如疖、痈、急性蜂窝织炎、甲沟炎、丹毒、急性淋巴管炎、静脉炎、血栓闭塞性脉管炎、伤口感染、压疮、冻疮、溃疡、烧伤创面、急性乳腺炎、急性腱鞘炎、化脓性关节炎等。

（2）内科疾病　肺炎、支气管哮喘、支气管炎、慢性胃炎、风湿性关节炎、类风湿关节炎、痛风性关节炎。神经系统疾病如各种神经痛、周围神经炎、多发性神经炎等。

（3）妇产科疾病　盆腔炎、子宫颈炎、产后缺乳等。

（4）皮肤科疾病　皮肤化脓症、带状疱疹、毛囊炎、慢性湿疹、脓疱疮、脱发等。

（5）五官科疾病　眼睑炎、角膜炎（溃疡）、扁桃体炎等。

3. 体腔照射　适用于口腔、咽、鼻、外耳道、窦道、阴道等腔道急性感染和溃疡。如咽喉炎、鼻炎、中耳炎等。

4. 光敏疗法　适用于银屑病、白癜风等。

（二）禁忌证

高热、恶性肿瘤局部、出血倾向、脏器衰竭、活动性肺结核、甲状腺功能亢进症、严重的动脉硬化、红斑狼疮、皮肤癌变、急性湿疹、光敏代谢性疾病（红斑狼疮、日光性皮炎）、应用光敏药物的患者（除光敏治疗外），紫外线光敏疗法禁用于年老体弱者、儿童和妊娠者。

（三）注意事项

（1）紫外线灯管辐射量随时间的延长而衰减，应定期更换。

（2）照射部位涂有药物时，应先清除，以免发生光敏反应。

（3）照射头部时，宜剃光头发。

（4）注意保持灯管清洁，防止灰尘积存，勿用手摸灯管壁，以免污染管壁而影响紫外线透过，每日使用前宜用95%乙醇棉签或干细绒布擦拭管壁一次。

（5）若紫外线照射剂量过大可使患者产生疼痛、瘙痒、兴奋不安等不良反应，应及时停止照射或让患者服用苯海拉明减轻不良反应。

（6）照射时间间隔　当上次照射红斑反应已经消失或显著减弱时进行下一次照射，如红斑反应明显则不再照射。弱红斑量照射可每天1次。若照射剂量大于或等于中度红斑量，根据照射后皮肤的反应选择间隔时间，如照射后皮肤脱屑并有较重度的刺痛和灼热感，照射可间隔3～5天以上。且中度以上红斑量照射每个部位一般不超过3～4次。

（7）剂量调整原则　①根据局部及全身反应增减：如照射后局部及全身反应减弱，一般增加上一次照射剂量的30%～50%，红斑反应消失则剂量增加1倍，若红斑反应显著则停照1～2天。②根据治疗目的增减：若第一次照射坏死组织不脱落则加量10%～20%，若为促进上皮生长则选用较小剂量。

第5节　激光疗法

案例 6-4

曹某，男，59岁，脑外伤术后，切口不愈合6个月，神志清醒，语言流利，左额颞部可见切口瘢痕，局部0.5cm未愈合，伴有少量渗出，无明显皮下积液，诊断为颅骨修补术后切口愈合不良，继发性脑积水。

问题：1. 怎么设定康复治疗目标？

　　　2. 如何对患者进行康复治疗？

激光简单地说就是受激辐射放大的光，1964年钱学森将其命名为激光。临床上应用激光技术防治疾病和促进机体康复的治疗方法称为激光疗法（laser therapy）。

一、物　理　特　性

（一）高亮度性

激光是目前最亮的光源，高亮度性也就是说激光能量巨大。据测定 1mW 氦-氖激光器亮度约为太阳光的 100 倍，经过聚焦后，能产生强烈的热效应，焦点附近能产生几千摄氏度或几万摄氏度的高温足以使细胞、病毒瞬间气化或炭化，因此临床上常用作激光手术刀，对组织病变进行气化、切割等。

（二）高方向性

日光灯、太阳光等普通光源均是向四面八方同时发射的光，因而可以照亮整个房间。激光发散角小，能量集中，向一个特定的方向发射，可以准直地射向远距离目标。聚焦激光光束的能量密度可以达到很高的程度，这种特点是临床外科和细胞外科使用光刀的决定条件。

（三）高单色性

普通光源是自发发射的光，频率是多样的，使人们感到不同颜色。而激光为受激辐射产生的光，光谱高度集中时，频率单一，其纯度甚至接近单一波长的光线，因此单色性好。例如，氦-氖激光就是波长为 632.8nm 的单色红光，被誉为单色性之冠。

（四）相干性好

相干指某些波的幅度和起伏次序相关联，相干性好指光波的频率相同，振动方向相同，波动步伐相同。该特性使全息照相得以实现，在医学中已用于眼科、口腔科等。

二、治疗原理与作用

（一）治疗原理

1. 热效应　激光产热有两种机制：一种是吸收生热，一种是碰撞生热。红外激光照射生物组织时，由于红外光子能量小，被吸收后，光能只能转变为生物分子的振动能和转动能而增加生物分子的热运动，称为吸收生热。可见光和紫外线照射生物组织时，由于光子能量大，被吸收后，分子跃迁到了激发态，与周围分子发生碰撞，转化为周围分子的动能，称为碰撞生热。低能量激光的热效应可改善心脑缺氧缺血，加速伤口溃疡愈合，提高免疫力等；高能量激光瞬间温度可达 1000℃以上，可使蛋白质变性、凝固、炭化、气化。

2. 光化学效应　激光的光化学效应是指当激光的强度没有达到破坏生物组织时，生物分子与激光作用被激活后产生受激原子、分子和自由基，并引起组织内一系列的化学反应，尤其蓝、紫光激光的光化学效应较为显著。光化学效应可导致酶、氨基酸、蛋白质以及核酸变性失活，分子的高级结构也会有不同程度的变化，从而产生相应的生物学效应，如杀菌作用、红斑效应、色素沉着、维生素 D 合成等。此外，光敏反应亦是激光光化学效应的一种，如临床上局部涂以补骨脂酊再用紫外线激光照射，治疗牛皮癣或白癜风。

3. 压强效应　当光辐射到某一物体时，在物体上产生辐射压力，称为光的压强效应。普通光束照射在人体上，压强微乎其微，人体基本感觉不到压力，但激光的能量密度高，所以产生的光压也很大。临床上常利用激光的压强效应进行打孔、碎石、穴位治疗等，如青光眼的虹膜打孔，击碎胆结石、肾结石等。

4. 电磁场效应　一般强度的激光电磁场效应不明显，只有当激光强度很大时，电磁场效应才较明显。电磁场效应可引起或改变生物组织分子及原子的量子化运动，可使体内的原子、分子、分子基因等产生激发、振荡、热效应、电离，对生化反应有催化作用，生成自由基，破坏细胞，改变组织的电化学特性等。

（二）治疗作用

1. 生物刺激和调节作用　小功率的激光照射具有明显的生物刺激作用和调节作用，主要表现为：

（1）抗炎　小功率的激光照射无灭菌作用，但可使白细胞吞噬能力增强，免疫球蛋白增加，补体滴度增加，机体免疫功能增强，有明显的消炎作用。

（2）促进代谢和组织修复　小功率的激光照射可促进局部血液循环，加强代谢；促进蛋白质合成和胶原纤维、成纤维细胞的形成；增强酶的活性，促进组织代谢与生物合成，加速组织修复。因此，具有促进伤口和溃疡愈合，促进毛发和断离神经再生，促进骨折愈合的作用。

（3）镇痛　小功率的激光照射可改善血液循环，有益于致痛物质的排出，同时可降低末梢神经兴奋性，提高痛阈。

（4）调节血液系统　小功率激光血管内照射，可使血液黏稠度下降，发挥降血脂等作用。

（5）调节内分泌功能　小功率激光照射甲状腺、肾上腺等可影响内分泌腺的功能，调节体内代谢过程，如激光照射产妇乳头可促进乳汁分泌。

（6）调节神经、免疫系统　实验发现激光刺激神经反射区的神经末梢，有调节神经功能和免疫功能的作用，如弱激光照射胸腺区可增强细胞的免疫功能，照射头区可使脑细胞活动明显改善。

（7）刺激穴位　小功率的激光照射穴位时，通过对经络的影响，改善脏腑功能。

2. 激光手术　大功率的激光主要表现为热作用和破坏作用，使组织烧灼、凝固，因而在临床上常用于激光手术，利用激光高能、高温、高压的电磁场作用和烧灼作用对病变组织进行切割、黏合、气化。激光手术具有出血量少、术后感染率低、组织损伤小、疼痛较轻的优点。如激光心肌打孔、激光口腔肿瘤切除术、激光神经吻合术等。

三、治 疗 技 术

（一）设备

激光器的种类很多，按激光的工作物质可分为固体、气体、半导体、液体（染料）激光器四种，其中常见的固体激光器有红宝石激光器、掺钕钇铝石榴石（Nd∶YAG）激光器、金属宝石激光器等；气体激光器有氦-氖（He-Ne）激光器、二氧化碳（CO_2）激光器、氩离子（Ar^+）激光器等；半导体激光器有砷化镓（GaAs）半导体激光器和镓铝砷（GaAlAs）半导体激光器等。按照激光输出能量的大小又可分为低强度激光器和高强度激光器（表6-3）。

表6-3　临床上常用的激光器比较

分类	激光器	波长	光谱	功率	临床
低强度激光器	氦-氖激光器	632.8nm	单色红光激光（纯度最高）	1～80mW	具有明显的止痛作用。临床上常用于局部照射、穴位照射。治疗作用主要有抗炎，加速伤口愈合，治疗肩周炎、颈椎病、鼻炎、扁桃体炎等
	砷化镓半导体激光器	904nm	红外激光	数十毫瓦至数百毫瓦	治疗神经性疼痛（带状疱疹、三叉神经痛等）；促进损伤神经组织的修复、伤口愈合；治疗骨性关节炎、软组织损伤等
	镓铝砷半导体激光器	810nm	红外激光	5～50mW	直接进行体表照射或通过光导纤维进行体表或体腔内照射。具有修复，促进伤口愈合，治疗软组织损伤、鼻炎、扁桃体炎等作用
高强度激光器	二氧化碳激光器	1060nm	远红外激光	10～200W	用于外科、皮肤科手术切割肿瘤或美容消除瘢痕、色素痣等
	氩离子激光器	514.5nm 和 488.0nm	绿光激光和蓝光激光	5～50W	常用于皮肤科、眼科、内科、外科等疾病的治疗
	掺钕钇铝石榴石激光器	1060nm	红外激光	0～100W	连续：外科激光刀；脉冲：口腔科
	红宝石激光器	694.3nm	单色红光激光	数百瓦	激光切割，眼科、皮肤科、外科等

（二）治疗方法

1. 低、中能量激光疗法　主要有氦-氖激光器、砷化镓半导体激光器与镓铝砷半导体激光器。这三种激光器的功率均为毫瓦级，可直接或通过光导纤维照射，每次 10～20min，穴位或伤口照射时每部位照射 3～5min，10～15 次为 1 个疗程。目前已在康复科广泛应用。

2. 高能量激光疗法　主要有二氧化碳激光器、掺钕钇铝石榴石激光器，输出红外激光。这些激光器的功率均为瓦级。进行激光外科治疗时，将聚集光束对准病患部位，瞬间产生组织凝固、碳化，较小病灶可一次消除，较大病灶可分次处理，也可以通过内镜进行体腔内治疗。

3. 光敏疗法　原理是利用光敏剂选择性聚集在靶组织中，然后用特定波长的光线激发光敏剂，使其发生光化学反应来治疗疾病。光敏疗法必须具备三个条件：光源、光敏剂、靶组织。光源常用的有可见光、紫外线及激光。光敏剂是可吸收一定波长的光并能被其所激活的物质。常用的有煤焦油、呋喃香豆精、8-甲氧基补骨脂素、卟啉类、光敏药物、酞菁化合物类。靶组织有皮肤、血液、骨髓、肿瘤和其他组织。

四、临床应用

（一）适应证

1. 低强度激光疗法

（1）内科疾病　原发性高血压、低血压、哮喘、肺炎、支气管炎、胃肠功能失调、肝炎、类风湿关节炎、神经性头痛、神经根炎、面神经炎、三叉神经痛、小儿脑性麻痹、遗尿症等。

（2）外科疾病　慢性溃疡、压疮、烧伤创面、甲沟炎、疖、痈、淋巴结炎、静脉炎、肩周炎、肱骨外上髁炎、前列腺炎等。

（3）妇科疾病　痛经、附件炎、外阴炎、阴道炎等。

（4）皮肤科疾病　湿疹、皮炎、斑秃、带状疱疹、皮肤瘙痒症、神经皮炎、单纯疱疹等。

（5）口腔科疾病　慢性唇炎、舌炎、创伤性口腔溃疡、复发性口疮、疱疹性口炎等。

（6）眼耳鼻喉科疾病　睑腺炎、病毒性角膜炎、耳软骨膜炎、慢性鼻炎、过敏性鼻炎、咽炎、腭扁桃体炎、喉炎、耳聋、耳鸣等。

2. 高强度激光疗法　输出功率在 10～30W 的激光治疗，治疗的疾病有伤口感染、慢性溃疡、腱鞘炎、滑囊炎、扭伤、慢性风湿性关节炎等。输出功率在 30～80W 的激光治疗，治疗的疾病有色素痣、黑色素瘤、血管瘤、寻常疣、老年性角化症、鸡眼等。输出功率在 100～300W 的激光治疗，聚焦后作为"光刀"施行手术，临床上已用二氧化碳"光刀"做颈部、胸腔、四肢、体表等部位的手术；红宝石激光主要用于治疗眼科疾病。

（二）禁忌证

恶性肿瘤（光敏治疗除外）、皮肤结核、活动性出血；心、肺、肾功能衰竭等；严重的心脏病、高血压患者，孕妇；皮肤癌患者；光敏性皮肤或正在服用光敏性药物；凝血功能障碍或正在服用抗凝剂者。

（三）注意事项

（1）光导纤维不得挤压、弯曲，防止折断。

（2）激光治疗室用黑色颜料粉刷四壁为宜。激光器须合理放置，避免激光束射向人员走动频繁的区域，在激光辐射的方向上应安置必要的遮光板或屏风。

（3）室内灯光应充分明亮，因光线较暗时瞳孔散大，受激光照射进入眼内的光能增多，由于眼球的高倍聚光作用，对眼的损伤加重。

（4）因激光烧灼治疗时产生异味，治疗室应安装通风、抽气设备。

（5）操作人员须穿白色工作服，戴白色工作帽；接受面部治疗的患者应注意保护眼睛，戴相应种类防护眼镜或用盐水布巾遮盖眼部，避免激光直接照射。

（6）光敏治疗者于注射药物1个月内居住暗室，严禁日光直晒，以免引起全身性光敏反应。

自 测 题

A₁型题

1. 有"光针"之称的是（　　）
   A. 红外线
   B. 可见光
   C. 激光
   D. 紫外线
   E. 蓝紫光

2. 根据光的照度定律，点状光源垂直照射物体时，照度与（　　）
   A. 光源距离的平方成反比
   B. 光源距离成反比
   C. 光源距离成正比
   D. 光源距离的平方成正比
   E. 距离无关

3. 红外线禁用于（　　）
   A. 急性扭伤早期
   B. 压疮
   C. 神经炎
   D. 冻伤
   E. 软组织炎症感染吸收期

4. 红外线长时间直接照射眼睛可能引起（　　）
   A. 结膜炎
   B. 角膜炎
   C. 白内障
   D. 电光性眼炎
   E. 青光眼

5. 蓝紫光疗法对下列哪种疾病有特效（　　）
   A. 高蛋白血症
   B. 高尿酸血症
   C. 高胆红素血症
   D. 低蛋白血症
   E. 低胆红素血症

6. 紫外线灯最小红斑量或一个生物剂量（MED）是指（　　）

   A. 生物剂量测定器有6个长方形窗孔
   B. 以出现最弱红斑反应后所需的时间为标准
   C. 应用紫外线强度计测定辐射源在一定距离的紫外辐射强度
   D. 根据人体的一定部位对紫外线照射后的反应程度而确定的剂量
   E. 某一部位距光源一定距离时，于紫外线照射经历一定潜伏期后，局部出现的肉眼能见的最弱红斑的时间

7. 紫外线治疗剂量分级不包括（　　）
   A. 0级（亚红斑量）
   B. 1级红斑量（弱红斑量）
   C. 2级红斑量（中度红斑量）
   D. 3级红斑量（强红斑量）
   E. 4级红斑量（超强红斑量）

8. 紫外线大剂量照射时容易引起光化性损伤，错误的表现为（　　）
   A. 照射野皮肤糜烂
   B. 照射野皮肤水疱
   C. 照射野皮肤逐渐干净
   D. 创面的组织液大量渗出
   E. 照射野皮肤红斑反应剧烈

9. 禁用激光直射的是（　　）
   A. 关节
   B. 伤口溃疡
   C. 甲状腺
   D. 手指
   E. 眼睛

10. 激光的生物学效应不包括（　　）
    A. 热作用
    B. 压强作用
    C. 光化作用
    D. 电磁作用
    E. 生物刺激作用

（黄　翠）

第1节 概　述

案例 7-1

　　李某，女，63 岁，退休职工，主因"腰骶部疼痛不适 2 个月"就诊，自述 2 个月前因劳累出现腰骶部疼痛不适，弯腰活动受限，就诊时症见腰骶部疼痛，痛处拒按，弯腰活动受限，夜间疼痛尤甚，翻身时疼痛加重，无肢体麻木无力。查体：腰椎生理曲度存在，无明显侧凸畸形，椎旁肌肉紧张，双侧 $L_3 \sim L_4$、$L_4 \sim L_5$ 椎旁压痛（＋），叩击痛（－），右侧直腿抬高试验（＋）。腰椎 X 线检查提示：①腰椎骨质增生；②L_1 椎体形态异常。诊断为腰椎骨质增生。

问题：1. 结合该案例分析患者治疗过程中应如何选择治疗方法、治疗模式及治疗频率？
　　　2. 治疗模式及治疗频率各是什么？

　　超声波应用于医学领域已有 90 多年历史。1928 年有报道用超声波治疗慢性耳聋，至 1948 年在国外超声波已被广泛应用于神经、肌肉、骨骼等系统疾病和创伤等的临床治疗。随着超声波在临床诊断、治疗以及基础研究等方面的不断发展，形成了医学超声学（medical ultrasonics），并通过研究、应用超声波对机体的作用和反作用规律，达到医学诊断和治疗的目的。

一、概　念

　　声波是机械振动在媒介中传播的机械波。正常人耳能听到的声波频率在 16～20 000Hz，而频率低于 16Hz 的声波（次声波）以及频率高于 20 000Hz 的声波（超声波）正常人耳都听不到。

　　超声波疗法是应用超声波作用于人体以达到治疗疾病目的的一种物理疗法。超声波治疗通常采用的频率为 800～1000kHz，声强在 $3W/cm^2$ 以下。

二、物理特性

（一）超声波的产生

　　当石英、钛酸钡等一些晶体受到某一外力作用时，晶体发生压缩或伸长变形，在其受力面上会产生数量相等的正、负电荷，这种将力（机械能）转变为电（电能）的现象称为压电效应。相反，对这些晶体施加交变电场使晶体机械变形（压缩或伸长），形成有规律的晶体机械振动，这种将电（电能）转变为力的现象称为逆压电效应。

　　医用超声波多利用压电效应由超声发生器发生，发生器中主要有一石英晶体薄片，在相应频率的高频电场作用下形成超声振动（图 7-1）。

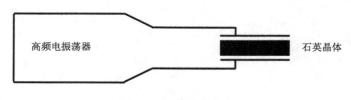

高频电振荡器　　　　　　　　　　　石英晶体

图 7-1　超声波的发生

（二）超声波的传播

1. 传播媒介与波形　超声波在介质中传播时，产生一种疏密交替的弹性纵波，这种弹性纵波与声波振荡方向一致。超声波的波长非常短，可以聚集成狭小的发射线束而呈束状直线播散，所以超声波传播具有一定的方向性。

2. 速度　超声波必须借助一定的媒介才能向四周传播。速度（单位：m/s）是指超声波单位时间内在媒介中传播的距离。超声波的传播速度与不同媒介的弹性、密度和温度有关，与频率无关。如气温每升高 1℃，传播速度增加 0.6m/s。

3. 散射和束射　超声波在传播过程中会向四周散射，其强度随传播的距离增加而减弱。点状声源发出的声波在均匀媒介中的声强与距离的平方成反比。当声源直径大于波长时，声波呈直线传播。超声探头频率越高，声波越集中成束射。医用超声波的超声探头直径一般为波长的 6 倍以上，所以超声探头上接近中心的声束强度最强而成束射。

4. 传播距离　超声波的传播距离与介质的特性有关，同一频率的超声作用于不同的介质，其穿透深度不同，如频率 1000Hz 的超声波能穿透水 300cm、血浆 150cm、血液 50cm、脂肪 8cm、肝 6cm、肾 5cm、肌肉 4～5cm。在同一介质中，超声波的传播距离与其频率有关，频率越高，传播距离越近，反之则传播越远。

5. 反射和折射　超声波由一种媒介传播至另一种媒介时，界面处会有一部分反射回第一种媒介（反射）；其余透过界面进入第二种媒介，因两种媒介的传播速度不同，而产生传播方向的偏转（折射）；声波在界面被反射的程度取决于两种媒介的声阻（媒介的密度和声速的乘积），声阻相差越大，反射也越大（表 7-1）。如空气与液体和固体的声阻相差很大，当声波通过空气传向液体或固体时，几乎全部被界面反射，声波很难通过空气进入液体和固体。所以治疗时应避免空气层，超声探头与人体之间用耦合剂（凡士林或液体石蜡等）紧密接触，以减少反射。

表 7-1　常见介质的声速、密度和声阻

介质	声速（m/s）	密度（g/cm³）	声阻（×10⁵rayl）
空气	340	0.00129	0.00043
液体石蜡	1420	0.835	1.18
脂肪	1476	0.995	1.41
水	1480	0.997	1.47
人体软组织	1500	1.060	1.59
肌肉	1568	1.074	1.68
骨骼	3380	1.800	6.18

（三）超声波的声场

超声声场指超声波在介质中传播的空间范围，即介质受到超声振动能作用的区域。超声的频率高，具有与光相似的束射特性，接近超声探头的一段为平行的射束，称之为近场区；随后射束开始扩散，称之为远场区（图 7-2）。因此治疗时超声探头应在治疗部位缓慢移动，以避免能量分布不均。声场的主要物理参量有声压和声强。

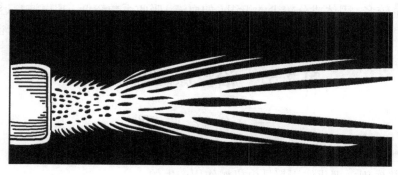

图 7-2 超声声场

1. 声压　是指介质中有声波传播时的压强与无声波传播时的静压强差。声波传播时在介质中出现稠密区和稀疏区。稠密区的压力强度大于原来的静压强，声压为正值；稀疏区的压力强度小于原来的静压强，声压为负值。这种正或负的压强所形成的声压，随声波周期而改变，因此也具有周期性规律。

2. 声强　代表单位时间内声能的强度，即在每秒内垂直通过介质中 $1cm^2$ 面积的能量。对超声探头，以每秒辐射总能量表示其总功率，单位为瓦特（W），用瓦特每平方厘米（W/cm^2）作为治疗剂量单位。声强与声压的平方成正比，亦与频率的平方、振幅的平方和介质密度的乘积成正比，因此声波频率越大，声能越强。

（四）超声波的吸收与穿透

1. 超声波的吸收　超声波的吸收与介质的密度、黏滞性、导热性及超声频率有关。超声波在固体中被吸收最少，液体中被吸收较多，气体中被吸收最多；超声波在空气中的吸收系数衰减剧烈，比在水中大 1000 倍，因此在超声波治疗中应避免超声探头下有任何极小的空气泡（表 7-2）。

半吸收层（半价层）：是指超声波在某种介质中衰减到原能量一半时的厚度，通常用来表明一种介质对超声波的吸收能力或超声波在某一介质中的穿透能力。例如，一个开始具有 $10W/cm^2$ 的束射超声波，当通过 3.6cm 厚的肌肉后将减低为 $5W/cm^2$，在经过 7.2cm 后将减低为 $2.5W/cm^2$。半吸收层厚度大，表明介质吸收能力弱，超声波穿透力强；半吸收层厚度小，则相反。

2. 超声频率的影响　同一生物组织对不同频率的超声波吸收不同，其吸收系数与超声波频率的平方成正比，即超声频率越高，在同一生物组织中传播时吸收越多，半吸收层越小，穿透能力越小（表7-3）。比如 0.8MHz 的超声波将穿透肌肉 3.6cm，而 2.5MHz 的超声波只能穿透肌肉 0.5cm。过高频率的超声波穿透能力低，深部治疗时剂量太小；而过低频率的超声波穿透能力强，以致被治疗部位吸收的声能太少，不足以产生有效的治疗作用。因此，目前常用于物理治疗的超声波频率为 800～1000kHz，穿透深度约为 5cm。

表 7-2　超声波在各种生物组织中吸收系数与穿透深度

介质	吸收系数（cm^{-1}）	穿透深度（cm）
水	0.0003	300
血浆	0.007	150
血液	0.02	50
脂肪	0.13	8
肝	0.17	6
肾	0.22	5
肌肉	0.20～0.25	4～5

表 7-3　不同频率下不同生物组织的半吸收层厚度

频率（MHz）	组织	半吸收层厚度（cm）
0.09	软组织	10
0.8	肌肉	3.6
	脂肪	6.8
	脂肪+肌肉	4.9
2.4	脂肪+肌肉	1.5
2.5	肌肉	0.5

3. 生物组织的影响 不同生物组织对同一频率超声波的吸收系数不同。水的超声波吸收系数比软组织低得多，含水量较多、固体成分较少的组织（如血液）吸收系数较低，超声波穿透力强，反之则弱。组织的平均吸收值由大到小依次为：肺＞骨＞肌腱＞肾＞肝＞神经组织＞脂肪＞血液＞血清。

第 2 节 治疗原理与作用

一、治 疗 原 理

超声波主要的生物学效应有机械作用、温热作用、理化作用。超声波是机械波，机械作用是它的一个最基本作用，温热作用、理化作用都是由机械作用产生的。

（一）机械作用

1. 机械作用的产生 超声波的机械作用有两种，一是在介质中前进时所产生的行波场中的机械作用，二是在介质中由于反射波所产生的驻波场中的机械作用。这两种机械作用分别由压力差和速度差产生。

超声波在人体内传播过程中，组织质点交替压缩与伸张产生正压和负压的波动（压力差）从而使组织细胞产生容积和运动的变化，引起较强的细胞质运动，并刺激半透膜的弥散过程，这种现象被称为超声波对组织的"细胞按摩"。这对刺激组织细胞功能、松解组织粘连、软化瘢痕具有重要的意义。

另外，介质中因入射波与反射波叠加产生干涉形成的驻波可影响介质张力、压力及质点的加速度。在超声治疗时，机体体液中的离子因质量不同获得不同的加速度，这种离子之间的速度差使其产生相对运动，表现出摩擦力。

2. 生物效应

（1）改善血液和淋巴循环，增强细胞膜的弥散过程，从而改善新陈代谢，提高组织再生能力和营养状况，可用于治疗营养不良性溃疡等局部循环障碍性疾病。

（2）降低脊髓反射幅度，使反射的传递受抑制；降低神经组织的生物电活性，从而产生明显的镇痛作用。

（3）通过超声波的机械作用使坚硬的结缔组织延长、变软，可用于瘢痕、粘连及硬皮病等的治疗。

（4）大剂量超声波的机械作用可引起生物体破坏性改变，用来杀菌，常用于饮用水消毒。对超声波最敏感的是丝状菌，其次是杆菌，球菌最不敏感，这与细菌形态有关。

（二）温热作用

1. 热能的产生 超声波在组织内产生热能是一种声的机械能转变成热能的过程。其产热的主要原理是超声波透过组织时，声能被组织吸收转变成为热能，或正负压力的变化而产生热能，或透过不同组织的界面时因声波的反射、干涉、驻波形成而产生热能。两种不同组织的交界处产热较多，如皮下组织与肌肉交界处，肌肉与骨骼交界处。在超声波作用下，液体中由于空化作用而释放出高热。

2. 热量产生的影响因素 超声波产生的热量主要与超声剂量、频率、介质性质以及治疗方法有关。超声波的声强越大，产热越多，故治疗时需不断移动超声探头辐射位置，以防止局部作用时间过长、剂量过大导致温度过高。超声波频率越高，穿透越浅，吸收越多，产热越多。不同生物组织对超声波的吸收量各有差异，产热也不同。机体组织的动力学黏滞性越高，半吸收层厚度越小，吸收能量越多，产热越多。同种剂量下，骨与结缔组织产热最多，脂肪与血液最少，如在 $5W/cm^2$ 的超声波作用下 1.5min，肌肉温度上升 1.1℃，骨皮质则上升 5.9℃。治疗方法不同，产热亦不同，如固定法较移动法产热多，直接接触法较水下法产热多，连续输出较脉冲输出产热多。

3. 作用特点 超声波的热作用可引起血管功能及代谢过程的变化，增强局部循环、营养代谢，降低肌肉和结缔组织张力及感觉神经兴奋性，缓解痉挛及疼痛。与高频透热和其他温热疗法相比，超声波的温热作用有以下特点。

（1）产热不均　两种不同组织的界面上产热较多。如在机体内的肌腱、韧带附着处、关节的软骨面、骨皮质、骨膜等处产热较多；接近骨组织、远离超声探头的软组织比远离骨组织、接近超声探头的软组织产热更多，这在关节、韧带等运动创伤的治疗上有重要意义。

（2）血液循环影响局部升温　超声波产生的热能79%～82%由血液循环带走，18%～21%由邻近组织的热传导散布，因此当超声波作用于缺少血液循环的组织时，如眼的角膜、晶状体、玻璃体、睾丸等则应十分注意，以免过热而发生损害。

（三）理化作用

除机械作用和温热作用外，超声波还可产生一些物理或化学变化。

1. 空化作用　超声波空化是强超声波在液体中引起的一种特有的物理现象。超声波在液态介质中传播时产生交变声压作用于液体，声压为正压时液体受到压缩，为负压时液体受到拉力而牵张，当声压超过介质的内聚力时，则液体中出现细小空腔，空腔的内壁有正、负电荷分布，当压力变化时空腔闭合破裂，此时有高热、高压、发光、放电等奇特效应，这种气泡随超声频率迅速变化而重复产生的气泡的生长—闭合—破灭过程称为超声空化作用。空化作用需要高声强及较低的频率，机体在800kHz频率以上的超声波作用下发生空化的现象极少，在常规理疗中意义不大。

2. pH变化　炎症组织中伴有酸中毒现象时，超声波可使pH向碱性方面变化，从而减轻症状，有利于炎症的修复。超声波还可增高细胞通透性，促进药物解聚，因而在超声作用下药物易透入菌体。

3. 对酶活性、蛋白质合成的影响　超声波可使复杂的蛋白质解聚为普通的有机分子，影响到许多酶的活性。如超声可增加关节内还原酶、水解酶活性，这在超声治疗中起着重要作用。此外，细胞线粒体、核酸对超声波作用非常敏感，低强度超声波可影响蛋白质的合成，刺激细胞生长，促进物质代谢。

4. 对自由基的影响　高强度超声作用下，组织内可形成许多高活性的自由基，加速组织内氧化还原过程，加速生长过程。另外，高强度超声波还可破坏氨基酸、脱氢、分裂肽键及凝固蛋白质等，这在超声治癌中具有重要意义。

二、治 疗 作 用

超声波的机械、温热和理化效应，可使人体局部组织血流加速，血液循环改善，血管壁蠕动增加，细胞膜通透性增强，促进离子重新分布，新陈代谢旺盛，组织中氢离子浓度降低，pH增加，酶活性增强，组织再生修复能力加强，从而使肌肉放松，肌张力下降，疼痛减轻或缓解。神经系统的反应和调节在超声波的治疗机制中起着主导作用，而超声波作用过程中发生的体液改变，又是超声波作用的物质基础，两者有机结合构成统一的反应过程。低强度、中小剂量（0.1～2.5W/cm²）超声波起刺激、调节作用；高强度、大剂量（>3W/cm²）超声波则起抑制或破坏作用，可造成组织形态结构上不可逆性变化。

（一）对神经系统的作用

神经系统对超声波非常敏感，且中枢神经敏感性高于周围神经，神经元的敏感性高于神经纤维和胶质细胞。

1. 对中枢神经的作用　中枢神经对超声波的敏感性较高，连续、较大剂量的超声波尤其是固定法直接作用于脑组织，可造成不可逆的损伤，因此，脑部曾被认为是超声波治疗的禁区。但近年来国内诸多研究证明，使用小剂量（0.75～1.25W/cm²）的脉冲超声波移动法作用于头部时，由于大部分超声波能量被头皮及颅骨吸收和反射，只有2.5%～20%透入颅内，对脑实质无损害，对脑卒中、脑外伤及其他某些神经系统疾病的治疗有一定疗效。

2. 对周围神经的作用　小剂量超声波能降低神经兴奋性，减慢传导速度，对周围神经疾病如神经炎、神经痛等具有明显的镇痛作用。大剂量超声波作用于末梢神经，可引起血管麻痹、组织细胞缺氧，继而坏死。

3. 对自主神经的作用　超声波对自主神经作用明显。1W/cm²超声波作用于星状神经节，手指皮温可上升 3℃；作用于腰交感神经节，可使同侧下肢远端的血液循环加快、皮温升高。因此，超声波可用于支气管哮喘和胃十二指肠溃疡等疾病的治疗。

链接

超声波或能用于神经调节疗法

英国《自然·通讯》杂志曾发表两项医学研究，展示了如何利用基于超声波的非侵入性方法，来调节神经活动和治疗啮齿类动物模型的炎性关节炎及高血糖症，这种非药物学方法未来或可用于治疗炎症和代谢紊乱。神经刺激可用于治疗一系列疾病，包括炎症、糖尿病和胃肠道疾病。然而，目前的方法需要植入电极，并且仅限于刺激大神经或靠近皮肤表面的神经。

这两项研究表明，超声刺激有望替代可植入装置，用于治疗适用于神经调节疗法的疾病。然而，非侵入性超声波对于类风湿关节炎的应用潜力还需要进一步的研究，相关临床试验正在进行中。

（二）对循环系统的作用

房室束对超声波的作用非常敏感。小剂量超声波可使心脏毛细血管充血，对冠心病患者有扩张动脉管腔及解除血管痉挛的作用，故 $0.75 \sim 1.25 W/cm^2$ 及以下的脉冲式超声波作用于心脏，对冠状动脉供血不足有一定疗效。大剂量超声波可减慢心率，诱发心绞痛，严重时发生心律失常，甚至导致心搏骤停。

（三）对肌肉骨骼的作用

横纹肌对超声波较敏感，治疗剂量的超声波可降低痉缩肌肉的张力，松弛肌纤维而缓解痉挛。骨骼声阻很大，对超声波吸收好。在超声波的作用下，骨膜部位由于界面反射会聚积较大能量，剂量过大时可引起骨膜疼痛。小剂量超声波（连续式 $0.1 \sim 0.4 W/cm^2$、脉冲式 $0.4 \sim 1 W/cm^2$）可促进骨骼生长、骨痂形成；中等剂量（$1 \sim 2 W/cm^2$）则会引起骨发育不全，因此幼儿骨骺处禁用超声。移动法超过 $3.25 W/cm^2$ 的超声波会延迟骨愈合并损害骨髓，被认为是危险剂量。

（四）对皮肤与结缔组织的作用

人体不同部位的皮肤对超声波的敏感性依次为：面部＞腹部＞四肢。在治疗剂量的超声波作用下，皮肤有轻微充血、轻微刺感及温热感，但无明显红斑，可改善皮肤营养，促进真皮再生，汗腺分泌增强，也有少数汗腺分泌不变或减弱。用固定法或较大剂量时，皮肤可有明显的热感及灼痛，甚至会引起表皮及真皮坏死。疼痛是超声波治疗剂量超过阈值的标志，对存在皮肤感觉障碍者，应注意观察，避免皮肤灼伤。

结缔组织对超声波的敏感性较差，小剂量超声波对组织损伤的伤口有刺激结缔组织增长的作用，中等剂量超声波对结缔组织的过度增长又有软化消散的作用。

（五）对泌尿生殖系统的作用

肾组织对不同剂量的超声波具有不同敏感性。小剂量超声波可促进肾脏组织细胞的生长、扩张肾脏血管、促进肾脏血液循环；大剂量超声波则可使肾脏细胞变性、坏死，毛细血管和小静脉充血、渗出、出血，甚至引起严重的尿毒症和酸中毒。

生殖器官及腺体对超声波较敏感。小剂量超声波可刺激卵巢功能，促进卵泡形成，使子宫内膜蜕变周期提前，还可防止盆腔附件组织内渗出物机化，促进输卵管通畅，减少粘连，软化瘢痕，并可增加精子活性，有利于增加受孕率，故可用于上述原因引起的不孕症的治疗。研究证明中等剂量超声波（$1 \sim 2 W/cm^2$，$10 \sim 15 min$，作用 $1 \sim 2$ 次）可以减少人和动物的精子产生，由此提出超声波可应用于男性可逆性避孕。大剂量超声波则使卵巢及睾丸破坏性损害，使卵泡变性，精子萎缩。超声波对染色体、胚胎发育也有影响，可以造成胎儿畸形、流产，因此孕妇腹部不宜治疗。

（六）对消化系统及内分泌系统的作用

适量超声波能增强胃肠分泌和蠕动；作用于甲状腺区，可改变甲状腺对碘的吸收。

（七）对眼睛的作用

眼的解剖结构特点是球体形态、层次多，液体成分和血液循环特点等因素容易使热积聚而导致损伤。小剂量（脉冲式 $0.4\sim0.6W/cm^2$，$3\sim6min$）可以促进吸收，改善循环，对玻璃体混浊、眼内出血、视网膜炎、外伤性白内障等有较好的疗效。大剂量超声波则会引起结膜充血、角膜水肿、角膜上皮脱落、晶状体和玻璃体混浊、交感性眼炎、眼底变性等。

第 3 节　治 疗 技 术

案例 7-2

　　王某，男，36 岁，公司职员。因"右肘关节疼痛伴活动受限 18 个小时"来诊，患者诉 18 小时前打羽毛球时右肘关节不慎扭伤，晚上出现肘关节红肿疼痛，屈伸困难，经休息、冰敷、服用布洛芬缓释胶囊未见好转，遂来诊。检查可见右肘关节处肿大，以肱骨外上髁处尤甚，休息位时 VAS 评分 5/10。肘关节呈屈曲状，伸展时疼痛明显（VAS 评分 8/10），Mills 征（＋）。医生诊断为"右肱骨外上髁炎"，建议行超声波治疗。

问题：1. 针对此急性期患者，如何选择治疗参数？治疗结束时，如何处理？

　　　2. 治疗 1 周后，患者症状改善明显，但完成拧毛巾等活动时仍有右肘部胀痛（VAS 评分 3/10）、右肱骨外上髁处压痛（VAS 评分 5/10），为进一步改善症状，如何选择治疗参数？

一、仪 器 设 备

（一）超声波治疗仪

1. **主要结构与原理**　超声波治疗仪由主机和超声探头两部分组成（图 7-3）。

（1）主机　包括电源电路、高频振荡发生器、调制器和定时器四个主要部分。①电源电路：提供电功率和电压；②高频振荡发生器：产生一定频率的振荡电压使超声探头内晶体产生高频率的机械振动；③调制器：用来调制电压振幅，产生脉冲辐射，调制器可根据治疗需要选择连续或脉冲形式输出；④定时器：提供定时、报警和控制治疗时间。

（2）超声探头　由两面镀有金属层的压电晶片（一般用石英晶体制成），装在一个圆柱形的金属外壳内构成。高频电压作用使超声探头内压电晶体的厚薄发生规律性的变化，引起机械振动，从而产生超声波。超声探头可将机械能转

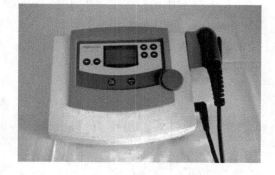

图 7-3　超声波治疗仪

换成声能，又称换能器。常用频率有 0.8MHz、1MHz、3.2MHz，超声探头直径有 1cm、2cm、5cm 等多种。

2. **输出形式**

（1）连续超声波　治疗过程中超声探头连续不断地辐射出强度恒定不变的连续等幅声能作用于机体，此种超声波作用均匀，热效应较明显。

（2）脉冲超声波　治疗时超声探头规律、间断地发射超声波，即声束发射后有一段间隔期，分为矩型脉冲声波和纺锤型脉冲声波两种。每一脉冲延续时间与脉冲重复时间的比值为脉冲通断比，通常的通断比有 1∶5、1∶10、1∶20 等。此作用产热效应较小，既可减少在较大强度超声辐射下引起的组织过热危险，又可充分发挥超声波的机械作用。

（二）耦合剂

耦合剂是用于充填超声探头与皮肤间的空隙，有利于声能通过并防止发生界面反射的一种无污染、对人体无毒副作用的液体，又称接触剂。耦合剂应选择声阻介于超声探头材料与皮肤之间者。常用的耦合剂有煮沸过的水、液体石蜡、甘油、凡士林、蓖麻油，还有按一定比例配制的各种复合乳剂（水、油、胶的混合物）以及液体凝胶等，以适应临床不同的用途。

（三）辅助设备

辅助设备是为超声波的特殊治疗或操作方便而配置的附件，常用的有以下几类。

1. 水槽　供水下治疗用。水槽的容积应能容纳肢体，保证治疗部位和超声探头均能浸在水中。水槽可用木头、玻璃、塑料、陶瓷、金属等材料制成。若没有特制槽也可用脸盆或桶替代。金属水槽（多为不锈钢或铝合金制成）不仅轻便、不生锈、坚固耐用，且声阻小，可将超声探头借助耦合剂贴紧水槽外壁进行治疗，对于无防水功能的超声探头尤为适用。水使用前应煮沸，以驱除溶于水中的气体，待冷却后再用。

2. 水袋　用塑料或薄橡皮制成不同形状和大小的密封袋，袋内装满无气体的水，置于超声探头和治疗部位之间，用于颜面部、会阴等表面不平的部位。

3. 漏斗　用塑料等较坚实的材料制成。漏斗下口紧压治疗部位，漏斗内盛驱气的水，超声探头从上端大口处放入水中，超声探头表面必须浸入水中，用于小部位或体腔内治疗。

4. 其他　如反射器、凹镜、透镜、超声探头接管等。

二、治 疗 方 法

超声波疗法包括常规剂量疗法、综合疗法、大剂量疗法三种，康复治疗常用的是前两种。超声波治疗处方由治疗方式、超声探头大小、治疗模式、超声频率、治疗强度、治疗时间组成。

（一）常规剂量疗法

超声波常用治疗强度一般小于 $3W/cm^2$，分三种剂量：$0.1\sim1.0W/cm^2$ 为小剂量（不含 $1W/cm^2$）；$1\sim2W/cm^2$（不含 $2W/cm^2$）为中等剂量；$2\sim3W/cm^2$ 为大剂量。实际应用中多采用低、中等剂量，不同疗法的强度等级也不同，脉冲法、水下法、水枕法的剂量稍大（表 7-4）。常规剂量疗法包括直接治疗法和间接治疗法。

表 7-4　超声波强度等级表

治疗方法	固定法			移动法		
强度等级	低	中	高	低	中	高
连续式（W/cm^2）	$0.1\sim0.2$	$0.3\sim0.4$	$0.5\sim0.6$	$0.5\sim0.8$	$1.0\sim1.2$	$1.5\sim2$
脉冲式（W/cm^2）	$0.3\sim0.4$	$0.5\sim0.7$	$0.8\sim1.0$	$1.0\sim1.4$	$1.5\sim2$	$2.1\sim2.5$

1. 直接治疗法　是指将超声探头直接压在治疗部位上进行治疗，分为移动法和固定法两种。

（1）移动法　此法临床超声波治疗最为常用，适用于皮肤平坦、面积较大部位。治疗方法操作如下。

1）连接插线，检查仪器。

2）了解患者病情，询问患者有无禁忌证。

3）患者取舒适体位，充分暴露治疗部位并涂上耦合剂，超声探头轻压接触身体。

4）接通电源，调节治疗模式、频率、时间及剂量后，在治疗部位作缓慢往返或回旋移动治疗。移动速度一般为 $2\sim3cm/s$。治疗时注意添加耦合剂，保持超声探头与皮肤紧密接触。治疗常用中小剂量，连续式为 $0.5\sim1.2W/cm^2$，脉冲式为 $1.0\sim2.0W/cm^2$，头部治疗可选用脉冲超声，输出强度由 $0.75\sim1W/cm^2$ 逐步增至 $1.5W/cm^2$；眼部治疗用脉冲超声，输出强度为 $0.75\sim1W/cm^2$。

5）治疗结束时将超声输出调回"0"位，关闭电源，移开超声探头，清洁治疗部位和超声探头，并将超声探头消毒后放置在超声探头架上。

6）治疗时间：每次 5～10min，大面积移动时可适当延长至 10～15min。一般每日或隔日 1 次，急性病 5～10 次为 1 个疗程，慢性病 10～15 次为 1 个疗程，疗程间隔 1～2 周。如需治疗 3～4 个疗程者，第 2 个疗程以后间隔时间应适当延长。

（2）固定法　此法适用于痛点、穴位、神经根和病变很小的部位。治疗时在治疗部位涂上耦合剂，超声探头以适当压力固定于治疗部位进行治疗，治疗剂量宜小，常用超声强度为 0.1～0.5W/cm^2，其最大量约为移动法的 1/3。治疗时间每次 3～5min。固定法较移动法产热多，治疗过程中应注意观察治疗部位是否过热，以及患者是否出现强烈的温热刺激或疼痛反应，一旦出现应立即降低强度或移动超声探头，避免发生灼伤。余治疗方法操作同移动法。

2. 间接治疗法　是指超声探头通过水、水袋等媒介或辅助器，间接作用于治疗部位的一种方法，分为水下法和辅助器治疗法。

（1）水下法　是在水中进行超声波治疗的一种方法，超声探头配备防水装置。此法的优点是超声波不仅能垂直且能倾斜呈束状辐射到治疗部位，还可通过水使超声波传导完全，常用于表面形状不规则、局部疼痛、不能直接接触治疗的部位，如手指、腕关节、肘关节、足趾关节、踝关节、开放性创伤、溃疡等（图 7-4）。

治疗方法：将超声探头与患者手、足等治疗部位浸入 36～38℃温开水中，超声探头距治疗部位 1～5cm。然后接通电源，调节输出治疗剂量及治疗时间，超声探头固定或作小范围缓慢移动（速度 1～2cm/s）。余操作步骤、治疗剂量、时间及疗程同移动法。

（2）辅助器治疗法　是借用水枕、水袋等辅助器紧密接触治疗部位，使治疗部位完全得到超声治疗。此法优点是声波能垂直、或能倾斜地投射于治疗部位，可达到最高传递效率。该法常用于表面不平部位的治疗，如牙齿、眼、面部、颈部、关节、脊柱、前列腺、阴道等（图 7-5）。

治疗方法：在水枕或水袋与皮肤及超声探头之间均涂以耦合剂，将超声探头以适当压力置于水枕或水袋上，也可用塑料等材料制成漏斗，内盛经煮沸而去除气体的温开水，将漏斗的小口端置于治疗部位，超声探头放入大口内；再接通电源，调节输出剂量及治疗时间，超声探头固定，余操作步骤、治疗剂量、时间及疗程同固定法。

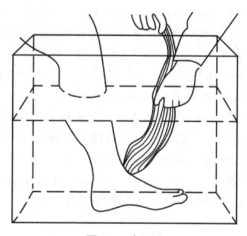

图 7-4　水下法

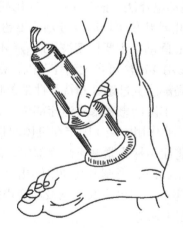

图 7-5　水枕法

3. 治疗参数　超声波治疗的参数包括超声探头大小、治疗时间、治疗模式、超声频率、治疗强度等。超声探头直径有 1cm、2cm、5cm 等多种，根据治疗部位确定超声探头大小，治疗时间的选择亦与治疗部位有关（表 7-5）。超声波治疗模式分为脉冲模式和连续模式，脉冲超声波产热较少，适用于急性期病症；连续超声波产热效应明显，适用于慢性期病症。超声波常用频率有 0.8MHz、1MHz、3.2MHz，一般机体平均半吸收层厚度 1MHz 为 4cm、3MHz 为 2cm，因此深层病变宜选用 0.8～1.0MHz，浅层病变宜选用 3.2MHz（表 7-6）。

表 7-5　超声波超声探头、治疗时间常用参数

项目	治疗部位大小		
	小（<10cm²） 如乒乓球	中（10～15cm²） 如网球	大（>15cm²） 如橙子
超声探头	小	根据治疗部位大小选择	大
治疗时间	3～5min	5～10min，小超声探头可时间长， 大超声探头可减少时间	6～15min

表 7-6　超声波治疗频率、模式、强度常用参数

病程	频率	模式	强度（W/cm²）
急性期	浅层病变 3MHz； 深层病变 1MHz	脉冲模式 1:10～1:4	0.5～0.8
亚急性期	如果浅层疼痛减退，可选择 1MHz	脉冲模式 1:2～1:1，逐步到连续模式	0.8～1.0
慢性期	浅层病变 3MHz； 深层病变 1MHz	连续模式	1.0～1.5

（二）超声综合疗法

超声综合疗法是将超声波治疗联合其他物理因子或化学治疗技术，共同作用于机体以治疗疾病的方法，主要包括超声电疗法、超声药物透入疗法、超声雾化吸入疗法。超声电疗法又分为超声低频电疗法（包括超声-间动电疗法、超声脉冲电疗法）和超声中频电疗法（包括超声调制中频电疗法、超声干扰电疗法、超声音频电疗法等）。临床中以超声-间动电疗法、超声药物透入疗法和超声雾化吸入疗法多用。

1. 超声-间动电疗法　该法是同时应用超声与间动电流作用于人体以治疗疾病的一种方法。临床常用的超声-间动电治疗仪可同时或分别输出超声与间动电，超声强度一般为 0.5W/cm²，脉冲频率为 50Hz，通断比为 1:1；间动电主要用密波（DF），不用直流电成分。该疗法具有如下作用特点：①止痛作用加强，显效快。②用移动法可扩大治疗范围，克服间动电流作用范围小的弱点。③超声探头在病变区移动时，沿出现的局部感觉过敏区和特征性带条状皮肤发红区治疗，临床疗效较好。

治疗方法：①协助患者暴露治疗部位，涂以耦合剂。②接通电源，超声探头接阴极（作用电极），将间动电阳极（非作用电极）固定在机体的相应部位，一般治疗上肢时置于肩胛间区，治疗下肢时置于腰骶区。③先将超声探头紧贴于治疗部位，调节超声输出强度至合适剂量（固定法小于 0.5W/cm²、移动法 0.5～1.5W/cm²），再调节间动电输出至适宜剂量，一般治疗 5～10min。④治疗结束时，先关间动电输出，再关超声波输出，取下电极与超声探头，关闭电源，清洁超声探头与皮肤上的耦合剂，并用 75%乙醇消毒超声探头。

2. 超声药物透入疗法　简称声透疗法，是将药物加入耦合剂中，利用超声波的弥散作用使药物经皮肤或黏膜进入体内的一种治疗方法。此法利用超声和药物的综合作用，可根据药物性能配制水剂、乳剂或油膏剂等作为耦合剂。声透疗法具有以下作用特点：①超声波通过提高生物膜、毛孔的通透性，使药物保持原有性能向体内有效转运，且完全透入体内。②可用药物范围广，不限于电离和水溶性物质。③操作简便，不存在影响作用强度和时间的极化问题，无电刺激现象，不会发生电灼伤。④缺点

是不易测定透入体内药物的剂量和深度,药物透入的影响因素以及超声对药物的影响等尚需进一步研究。

治疗方法:①选择不影响超声波输出强度和有利于药物透入体内的耦合剂,加入不同特性的药物制成水剂、乳剂或油膏等耦合剂。如水溶性药物加入水中制成水剂,中药可制成浸液或煎剂,脂溶性药物加入羊毛脂中制成油膏剂或乳剂。目前常用的药物有维生素 C、水杨酸、氢化可的松、呋喃西林、消炎止痛软膏、瘢痕软化剂、各种抗生素、普鲁卡因等麻醉药以及丹参等活血化瘀的中药,避免使用强烈刺激皮肤及引起过敏的药物。②治疗方法与一般超声波疗法相同,多采用直接治疗法,固定法小于 0.5W/cm^2,移动法为 0.5～1.5W/cm^2,治疗时间为 5～10min。③药物透入受超声波治疗参数、药物的理化性质、耦合剂中药物的浓度、机体神经功能状态和反应性以及局部皮肤黏膜特点、功能状态等的影响。超声波频率低,透入药量多且深;治疗范围内超声波作用强度越大,透入药量越多;作用时间越长,透入药量也越多。在超声波治疗前进行其他治疗,如先进行直流电治疗、中频电治疗、热疗等,再做超声药物透入疗法,则透入量多且透入深。

3. 超声雾化吸入疗法　是利用超声波的空化作用、气体射流原理,使液体变成微小的雾状颗粒(直径 1～8μm)悬浮于气体中,形成气雾剂直接吸入呼吸道,以进行呼吸道湿化或药物治疗的一种方法。此法使药物在呼吸道病变部位的浓度远远高于其他给药方法,对呼吸道疾病具有疗效快、用药省、不良反应少等特点。该疗法具有抗炎、镇咳、祛痰的作用,对解除支气管痉挛,消除鼻、咽、喉部炎性反应的充血、水肿状态,抑制分泌物渗出,改善通气和发声功能,均有较好的疗效。该法适用于肺、支气管、咽、喉、鼻腔黏膜的急、慢性炎症及变态反应性疾病,鼻、咽、喉局部手术后的感染预防,呼吸道湿化不足、痰液黏稠、排痰不畅、痉挛性咳嗽等的对症治疗。对自发性气胸、重度肺囊肿或肺大疱、大量咯血、严重心血管疾病以及不能耐受此治疗的患者禁用。

超声雾化吸入疗法具有以下作用特点:①超声雾化器由高频振荡器、超声换能器、水槽、雾化罐构成,常用频率为 1.3～2.5MHz。②雾化液由药物加生理盐水稀释而成。根据病情选择水溶性、无毒、无刺激、不易引起过敏反应的药物,临床常用的药物有化痰剂、平喘剂、抗生素、激素等。采用青霉素等可致敏的抗菌药物时,雾化吸入前应做药敏皮试,皮试阴性后方可治疗。③雾滴的大小决定了其在呼吸道的沉积部位。沉积部位在细支气管及肺泡的雾滴直径为 1～5μm;沉积部位在支气管的雾滴直径为 6～20μm;沉积部位在鼻、咽、喉及上部气管的雾滴直径为 21～40μm。一般临床所需雾滴直径以 1～5μm 为宜。故临床上需根据病情选用不同的雾化器。

治疗方法:①检查仪器连接是否良好,注意水槽中水位。②询问患者病情并选择适宜的药物,配制雾化液加入雾化罐中,成人一般为 30ml,儿童约为 15ml,将雾化罐放入水槽内嵌紧。③接通电源,调节雾化量。嘱患者戴上面罩或口含管,做慢而深的吸气,吸气末稍停片刻,以利于药物在呼吸道深部停留,呼气宜用鼻腔缓慢呼出。④每次治疗 10～20min,治疗中应密切观察患者有无呛咳、支气管痉挛等不适反应。治疗次数及治疗疗程由病情决定。⑤治疗结束取下面罩或口含管,依次关闭雾化开关、电源开关并拔除电源,清洁雾化罐及水槽。用过的面罩或口含管、螺纹管放入消毒液浸泡消毒 30min 晾干备用,最好一人一套,避免交叉感染。

(三)大剂量疗法

大剂量疗法是应用损伤性剂量超声波作用于机体以治疗疾病的一类方法。一般超声治疗中,2～3W/cm^2 即为大剂量超声;但大剂量疗法的剂量远超常规治疗量,主要指具有损伤性剂量的超声疗法,包括超声治癌、超声波外科疗法、超声波碎石疗法等。

1. 超声治癌　超声波可增强 X 线和化学药物对肿瘤细胞的杀伤力,高强度超声波可直接杀死癌细胞。

(1)超声热效应治癌　超声热疗联合放疗、化疗优于单一放疗或化疗的效果,患者受到表面灼伤的不良反应小,但无损测温问题是限制超声治癌技术发展的一个主要因素。

(2)聚焦超声疗法　是利用凹镜和透镜将超声能量聚焦于某一部位产生巨大的组织破坏作用,从而进行肿瘤治疗或其他特殊治疗。其对超声波所透过的组织则不会造成损害。实际应用的超声频率为1000kHz，聚焦处超声波强度可达 $500\sim2000W/cm^2$，作用时间一般为1s左右，用于治疗颅内肿瘤、内耳肿瘤。

2. 超声波外科疗法　是利用高强度的超声波代替手术刀对病变组织产生破坏作用的一种方法，也称为超声手术刀。与传统外科手术相比，该疗法无需开刀、不留瘢痕、创伤小、恢复快，其临床应用尚在试用、探索阶段。

3. 超声波碎石疗法　是利用大功率超声波作用于人体，使肾、输尿管、膀胱及胆囊等体内结石粉碎后排出体外的治疗方法。但由于技术原因超声波碎石疗法进展缓慢，目前临床上应用的体外碎石技术主要是冲击波碎石技术，其振动频率一般低于20kHz，已不属于超声波范畴，但该技术的发生原理和作用形式与超声波类似。

第 4 节　临 床 应 用

一、适 应 证

1. 神经系统疾病　脑血管意外后遗症、脑外伤、脊髓损伤、痴呆、癫痫、蛛网膜炎、脊髓炎、面神经麻痹、三叉神经痛、坐骨神经痛、肋间神经痛、灼性神经痛、幻肢痛等。

2. 骨关节病与软组织损伤　颈椎病、腰椎间盘突出症、骨关节病、半月板损伤、脊柱炎、髌骨软化症、肱骨外上髁炎、骨折、颞下颌关节功能紊乱、软组织扭挫伤、肌肉劳损、冻伤、冻疮、瘢痕组织、肩关节周围炎、腱鞘疾病（狭窄或囊肿）、注射后硬结。

3. 呼吸系统疾病　咽炎、喉炎、气管炎、支气管炎、支气管哮喘、肺炎、肺气肿、肺不张；胸外科术后、声带息肉术后、气管插管、气管切开术后以及咽喉部其他手术术后；呼吸道灼伤及麻醉后呼吸道并发症。

4. 循环系统疾病　冠心病、高血压病、动脉粥样硬化、雷诺病等。

5. 泌尿生殖系统疾病　前列腺炎、阴茎硬结、附睾淤积症、尿路结石、肾结石，输卵管闭塞、痛经、附件炎、盆腔炎性疾病等。

6. 其他　乳腺炎、肢体溃疡、便秘、慢性胃炎、胆囊炎、消化性溃疡、胆结石、鼻窦炎、耳鸣、耳聋、玻璃体混浊、视网膜病变、带状疱疹、神经性皮炎、瘙痒症等。

二、禁 忌 证

1）活动性肺结核、严重支气管扩张、化脓性炎症、血栓性静脉炎、多发性血管硬化、败血症、高热、出血倾向、消化道大面积溃疡、体质极度虚弱、恶性肿瘤（超声治癌技术除外）、放射线或放射性核素治疗期间及之后的半年内禁用；自发性气胸、肺巨大空洞、大量咯血以及不能耐受治疗者。

2）严重心脏病的心区和交感神经节及迷走神经部位；心绞痛、心力衰竭、植入心脏起搏器或血管支架者；高度近视患者的眼部及其邻近区域；孕妇的腹部和腰骶部、小儿骨骺部；睾丸部；关节炎急性期、椎板切除术后的切除部位；皮肤破溃部位；脑组织附近禁用大剂量超声；感觉异常部位慎用。

三、注 意 事 项

（1）熟悉超声波仪器性能，定期测定超声波治疗仪输出强度，确保治疗剂量准确。

（2）治疗前应先检查患者有无感觉障碍，尤其是治疗部位有无感觉异常。

（3）治疗时超声探头不可空载或碰撞，必须通过耦合剂紧密接触皮肤或浸入水中，方能调节输出，以防晶体过热损坏。

（4）固定法或移动法治疗时，耦合剂应涂抹均匀，超声探头应紧贴皮肤，不得有任何间隙，注意及时补充耦合剂。移动法治疗时超声探头要均匀移动，勿停止不动，以免引起疼痛反应或皮肤灼伤；固定法或皮下骨突出部位治疗时，超声强度宜小于 0.5W/cm^2。

（5）水下法或水袋法治疗时应使用经煮沸的水，冷却后缓慢灌注，以免激起水泡进入水中，皮肤表面不得有气泡。

（6）治疗时仪器导线不得卷曲或扭转，连续使用仪器应注意仪器和超声探头的散热，如有过热应暂时停机一段时间，避免烫伤患者或损坏仪器。

（7）治疗结束时，将超声输出调回"0"位，关闭电源后方可将超声探头移开，并将超声探头清洁后放置于安全稳定的支架上，防止超声探头跌落。

（8）操作人员应注意安全操作，不得直接手持超声探头，超声探头握柄上要用网套保护或戴双层手套操作。治疗时密切观察患者反应及仪器的工作状态，若患者感觉疼痛或有烧灼感时，应减小强度或立即停止治疗，寻找原因并及时调整治疗方案，切忌通过增大强度来缩短治疗时间或通过延长时间来降低治疗强度。头、眼睛、生殖器等部位治疗剂量应严格把握。

（9）行胃肠治疗前患者应饮温开水 300ml 左右，坐位进行治疗。

（10）超声药物透入疗法应注意掌握药物剂量，禁用患者过敏和对超声探头有腐蚀性的药物，慎用对皮肤有刺激的药物，不要超过超声波的安全剂量，低强度、长时间的药物透入比高强度、短时间的治疗更为有效。

（11）超声雾化吸入疗法应配制新鲜雾化液，选用对黏膜无刺激的药物，青霉素等可致敏的药物雾化吸入前应做皮试，皮试阴性方可使用；饭后或体力劳动后 1.5 小时内不宜行超声雾化吸入治疗。

🔥 医者仁心

"为人民肌骨健康做点事"——杨华清主任

作为肢残人矫形专家，首都医科大学附属北京康复医院骨科一康复中心主任杨华清，从事一线医疗工作 20 余年，他创新设计了"微创系统化治疗肢体畸形"系列方法。"有位青少年患者的马蹄内翻足非常严重，常年用足背走路，足背已磨出了厚厚的老茧。出行还需要家人背或者轮椅推。经过治疗，基本恢复正常。如今，这位患者已经成为一名电子工程师。"杨华清从 2006 年起就牵头建立了专业的肢残矫治团队，带领团队通过不断的医疗技术攻关，提出了"可调节支具-康复治疗"相结合的综合治疗方法，无须穿针、开刀，从而减轻患者痛苦。"一生只做一件事，一件有益于人民肌骨健康有利于国家的事，为中国肢体畸形残疾康复事业奋斗。"杨华清主任是这样说的，也是这样做的。

自 测 题

A₁ 型题

1. 超声波的传播介质不包括（　　）
   A. 空气
   B. 水
   C. 液体石蜡
   D. 真空
   E. 肌肉

2. 超声疗法常用的频率是（　　）
   A. 20～50kHz
   B. 50～100kHz
   C. 100～500kHz
   D. 500～800kHz
   E. 800～1000kHz

3. 下列不同频率的超声波穿透深度最大的是（　　）
   A. 0.8kHz
   B. 1.0kHz
   C. 2.5kHz
   D. 3.2kHz

E. 5.0kHz

4. 同一频率的超声波穿透深度最大的部位为（　　）

A. 肌肉

B. 脂肪

C. 骨

D. 人体软组织

E. 脑组织

5. 下列属于超声波疗法适应证的是（　　）

A. 小儿骨骺部

B. 植入心脏起搏器者

C. 软组织扭挫伤

D. 多发性血管硬化

E. 静脉栓塞

6. 超声波慎用于角膜、晶状体、玻璃体、睾丸等部位，主要是因为（　　）

A. 超声波产热不均匀，在2种不同组织的界面上产热较多

B. 这些部位血液循环差，易过热

C. 易发生空化作用使附近的细胞受到严重的损伤

D. 超声波会影响许多酶的活性

E. 超声波作用使组织pH升高

7. 下列关于超声波对神经系统影响的描述，错误的是（　　）

A. 中枢神经对超声波的敏感性高于周围神经

B. 大剂量直接作用于脑组织可造成不可逆的损伤

C. 可用于治疗脑卒中

D. 对神经痛具有明显的镇痛作用

E. 超声波对自主神经无明显作用

8. 超声波疗法时使用耦合剂是为了（　　）

A. 减少超声探头与体表间的摩擦力

B. 增加超声探头与体表的接触面积

C. 避免超声探头与体表间留有空气层

D. 避免超声探头与体表直接接触

E. 防止超声探头空载

9. 超声波治疗技术中，适合表面形状不规则、局部（如手指、踝关节）剧痛的治疗方法有（　　）

A. 移动法

B. 固定法

C. 水下法

D. 水袋、水枕法

E. 超声-间动电疗法

10. 下列关于超声波治疗技术说法正确的是（　　）

A. 在检查超声波仪器是否正常时，超声探头不能涂上耦合剂或放入水中，只要各旋钮能调节参数即可

B. 采用间接治疗法时，超声探头可不必紧密贴于皮肤

C. 治疗过程中，不得卷曲或扭转仪器导线

D. 在治疗时，为缩短治疗时间，可增大强度

E. 一般超声治疗中，$3\sim5W/cm^2$即为大剂量超声

（孙　洁）

第8章
磁场疗法

第1节 概　述

　　早在两千多年前，我国就利用磁石(Fe_3O_4 的天然矿石)(图 8-1)来治疗疾病。公元前 1 世纪《鬼谷子》记述 "若磁石之取铖（针）"。公元前 1 世纪《史记·仓公传》中记载 "齐王侍医逐病，自炼五石服之"，五石就是指的磁石（Fe_3O_4）、丹砂（HgS）、雄黄（As_2S_2）、矾石[$KAl（SO_4）_2 \cdot 12H_2O$]、曾青[$Cu_3（CO_3）_2（OH）_2$]。《神农本草经》记述磁石 "味甘酸寒"，治 "周痹风湿，肢节肿痛"。《千金方》记述磁珠丸治疗耳疾，"常服益眼力，众方不及"。

　　在国外，公元 129～200 年古希腊医生盖伦用磁石治疗腹泻。到 16 世纪末已制成各种磁疗器械，如磁椅、磁床、磁珠等用于临床。18 世纪，巴黎成立了磁学会。

　　国内外磁疗逐渐由磁石内服发展到利用磁场治疗疾病，是磁石应用的一大进步。由于天然磁石场强较弱，难以发挥有效的治疗作用，因此发展缓慢。随着人造磁石的出现，磁场疗法发展开始加速。近 30 年来，国内外对磁场的生物学作用进行了广泛的研究，包括磁场治疗和诊断疾病的应用，并且在磁卫生学、磁生态学、生物磁学等方面取得显著进展。

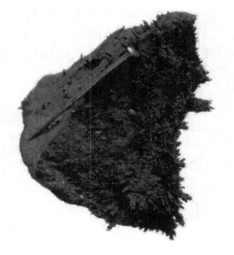

图 8-1　天然磁石

一、概　念

　　磁场疗法（简称磁疗）是一种利用磁场作用于人体穴位、局部或者全身，以达到治疗疾病目的的方法。磁场影响人体电流分布、荷电微粒的运动、膜系统的通透性和生物高分子的磁矩取向等，使组织细胞的生理、生化过程改变，产生消肿、镇痛、促进血液及淋巴循环、提高骨密度等作用。磁场包括恒定磁场、交变磁场、脉动磁场、脉冲磁场等。

二、物 理 特 性

（一）磁体与非磁体

能够吸引铁、钢、镍、钴等金属和其他某些合金的物体称为磁体。相反，不能够吸引铁、镍、钴和其他某些合金的物体称为非磁体。

（二）磁性

磁体能够将铁等金属吸附的性质称为磁性。

（三）永磁体与电磁体

磁性材料在去除磁场后仍能够长期保持磁性的称为永磁体。永磁体又分为天然永磁体和人工永磁体。天然永磁体即四氧化三铁（Fe_3O_4），也称为天然磁石，其磁性差，磁场强度也比较低。人工方法制成的永磁体称为人工永磁体，常用于制作人工永磁体的材料是稀土合金，如钐钴铜、铈钴铜等，人工永磁体的磁性好，磁场强度也比较高，更广泛应用于临床。

通过电流作用产生的磁体称为电磁体。电磁体由线圈和铁芯等所组成。在线圈中插入铁芯，给线圈通电，其周围产生磁场，在磁场作用下铁芯获得磁性。

（四）磁化

一些物体被磁体吸附以后，当离开磁体后仍具有磁性，这种原来并无磁性的物体经过磁场作用变为有磁性物体的过程称为磁化。能够被磁化的物质称为铁磁物质或磁性物质。铁、镍、钴都能够被磁化，铜、铝、玻璃不能够被磁化。人工永磁体就是通过磁化过程形成的。

（五）磁极

磁体中磁性最强的部分称为磁极。所有磁体都有一对磁极，一极为南极（S极），另一极为北极（N极）。如将一块磁体悬挂，经过一段时间旋转后停止，停止时南极指向南方，北极指向北方。磁极具有不可分割的属性，即将一块磁体分割后，每一部分仍有成对的南极和北极（图 8-2）。当两块磁体相互接近时，就会出现同名磁极相互排斥，异名磁极相互吸引，即南极与南极相斥，北极与北极相斥，南极与北极相吸（图 8-3）。

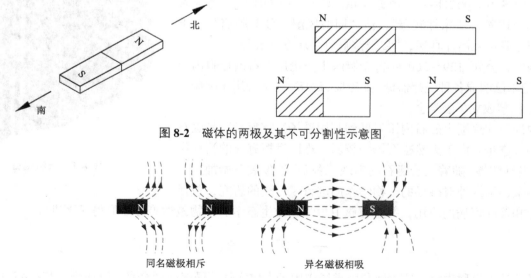

图 8-2　磁体的两极及其不可分割性示意图

图 8-3　同名磁极相互排斥，异名磁极相互吸引示意图

（六）磁场与磁力线

磁体对与它接触或间隔一定距离的磁性物质表现出相吸或相斥的作用，这种空间范围称为磁场。磁场是无形的，在磁场中磁力也是有方向的，如果把磁力的方向描绘出来，这种假想的描述磁场分布情况的曲线就称为磁力线。曲线上各点的切线方向与该点的磁场方向一致。磁力线从磁体的 N 极发出，通过空间进入磁体的 S 极，又在磁体内部从 S 极回到 N 极，形成封闭的曲线。不同的磁体排列方式，产生的磁场中的磁力线的走向也不相同（图 8-4）。磁力线的疏密程度反映磁场的强度，磁极处的磁力线最密集，该处的磁性也最强。

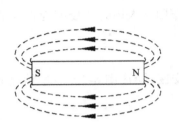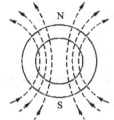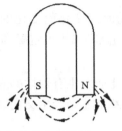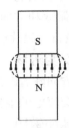

图 8-4 磁极间位置及磁力线的分布示意图

（七）磁通量

在磁场中，通过某一截面积的磁力线的总数称为磁通量，用 Φ 来表示，单位为韦伯，符号是 Wb。

（八）磁场方向

规定小磁针的 N 极在磁场中某点所受磁场力的方向为该磁场的方向。

（九）磁导与磁阻

磁力线从磁体的 N 极出发，回到磁体的 S 极的路径称为磁路。在磁路中的导磁力量称为磁导，而阻磁力量称为磁阻。磁导率用 μ 来表示。假设真空的磁导率 $\mu=1$。

所有物质可以根据其磁导率的不同而分为抗磁性物质、顺磁性物质和铁磁性物质。抗磁性物质的磁导率低于真空的磁导率，$\mu<1$，这类物质包括玻璃、惰性气体等。抗磁性物质不能被磁体所吸附。顺磁性物质的磁导率略大于真空的磁导率，$\mu>1$，这类物质包括空气、稀土金属等。顺磁性物质能被磁体所吸附。铁磁性物质的磁导率明显大于真空的磁导率，$\mu>1$，这类物质包括铁、镍等。铁磁性物质不仅能被磁体吸引，在磁场作用下也非常容易被磁化。

（十）磁场强度与磁感应强度

磁场的强弱用磁场强度（H）来表示。磁场中某点的磁场强度在数值上等于在该点上单位磁极所受的力，磁场强度的单位是安培/米（A/m）。磁体内部或磁体表面的磁场强度称为磁感应强度（B），磁感应强度是描述磁场强度的物理量，磁感应强度的单位是特斯拉（T）。

磁场强度与磁感应强度的关系为：$B=\mu H$。当介质为空气时，磁导率 μ 近似等于 1，因此 $B \approx H$。在讨论磁疗剂量时一般不细分两者的差别，只是简单地称磁场强度。

（十一）磁电关系

电流可以产生磁场。电流方向与磁场方向的关系可用右手定则来表示（图 8-5）。当电流通过直线导线时，右手拇指指向电流的方向，其余四指环绕导线所指的方向为磁场的方向。当电流通过螺旋状导线时，右手四指弯曲环绕导线，所指的方向为电流的方向，拇指伸直，所指的方向为磁场的方向。

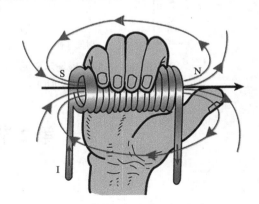

图 8-5 右手定则示意图

磁场也可以产生电流。在磁场中，如果将导体与磁场的磁力线相互成垂直方向进行相对运动，在导体中就会产生电流。同理，如果磁场的磁力线作切割导体的运动，也会在导体中产生电流。这种电流称为感应电流。

三、分　类

根据磁场强度和方向的变化，磁场可大致分为：恒定磁场、交变磁场、脉冲磁场、脉动磁场。其中，恒定磁场属于静磁场，而交变磁场、脉冲磁场、脉动磁场均属于动磁场。

（一）恒定磁场

磁场的强度和方向不随时间变化而变化的磁场称为恒定磁场，作用于人体时的场型为直线形状（图 8-6）。磁石、磁片产生的磁场属于恒定磁场。

（二）交变磁场

强度和方向随着时间变化而发生有规律的周期性变化的磁场称为交变磁场（图 8-7）。一般情况下，只有在通以交流电的电磁线圈上才会产生交变磁场。

（三）脉冲磁场

这种磁场的强度不仅随时间变化而变化，并呈突然出现，又突然消失，而在重复出现之前，往往有个间隙时间，间隙时间的长短与脉冲频率有关，而不随时间连续变化（图 8-8）。脉冲磁场的变化频率、波形和峰值可根据需要用电流和电阻来进行调节。

（四）脉动磁场

磁场的强度随着时间变化而发生有规律的周期性变化，但磁场的方向不发生变化，这种磁场称为脉动磁场（图 8-9）。

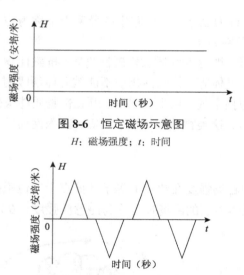

图 8-6　恒定磁场示意图
H：磁场强度；t：时间

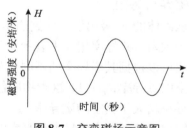

图 8-7　交变磁场示意图
H：磁场强度；t：时间

图 8-8　脉冲磁场示意图
H：磁场强度；t：时间

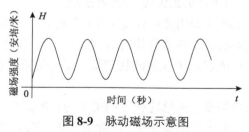

图 8-9　脉动磁场示意图
H：磁场强度；t：时间

第 2 节　治疗原理与作用

一、治　疗　原　理

（一）电动力学理论

一切磁现象都是由于运动电荷所产生的，磁现象的本质就是电荷的运动。磁场对电荷，一个磁场对另一个磁场，都会产生作用力。从人体生物物理学观点来看，人体组织在磁场中将会受到磁场的各种作用而产生各种效应。

1. 调节体内生物电流与生物磁场　人体内存在生物电流是众所周知的，一切生命现象，如神经传导、肌肉运动等，都与机体中电子的传递或离子转移有关。在磁场作用下，生物电流将受到磁场力的作用，即磁场将对生物电流的分布、电荷运动形式及其能量状态发生作用，因而引起有关组织器官的功能发生相应的变化。根据磁电关系，电流可以产生磁场。人体内的生物电流就产生了体内的生物磁场。在病理状态下，应用外加的磁场对体内的生物磁场进行调节，使体内生物磁场趋向正常，是磁场疗法的重要作用原理。

2. 产生感应微电流　根据磁电关系，磁场可以产生感应电流。人体含有丰富的血管，血管中的血液含有水分及钾、钠、钙、镁等，而血管就是导体。当磁场作用于人体时，由于血管的舒缩运动和血流的流动，或由于磁场本身的运动，能够产生切割磁力线的作用，由此就能够产生感应电流。通过磁场所产生的感应电流是非常弱小的，因此称为感应微电流。感应微电流的产生可影响体内生物电活动，从而影响各器官各组织的代谢和功能，从而达到磁场对人体的治疗作用。

（二）局部作用与神经体液作用

所有物理因子治疗的共同作用机制，都是通过各种物理因子的局部作用和神经体液作用，起到治疗疾病的目的。磁场疗法与其他物理因子疗法相比，既有共性，又有其特殊之处。

1. 局部作用　在局部作用中，磁场疗法对穴位的作用效果尤为明显。穴位有电磁特性，穴位也是人体电磁最活跃点，对穴位的磁场疗法可以达到调节经络平衡的作用。当人体患病时，机体生物电流紊乱，体内磁场失衡。穴位磁场疗法可通过经穴直接调整内磁场，激发人体经络信号的能量，使其迅速恢复传递，达到疏通经脉、调整机体气血平衡的目的。

2. 神经反射作用　当磁场作用于人体时，可刺激人体的感受器，感觉传入沿神经传导通路直达脊髓和脑中枢神经系统，通过神经反射影响局部从而影响整个机体。如在局部产生反射性的血管扩张，血流加快，可对大脑皮质产生镇静作用等。

3. 体液作用　在磁场作用下，各种内分泌激素和各种酶的含量及活性也会发生改变，通过这些改变可达到各种治疗的效果。如磁场治疗后，脑垂体和丘脑下部脑啡肽含量明显增高，这些物质可以通过体液循环与相应受体接触后起到镇痛效果。而体液中钾、钙、钠、铁、铜、锌等离子在磁场作用下也会发生变化，从而达到治疗疾病的效果。

（三）酶学说

酶是各种新陈代谢的催化剂。某些金属离子和无机盐离子是酶活性中心的组成部分，部分酶的活性必需要上述离子的激活。目前，大量研究证实，磁场可以通过改变上述离子的运动及能量状态来改变酶的活性，从而影响人体的新陈代谢。

（四）生物生理学效应

1. 影响神经系统的功能　人体各系统中，对磁场作用最敏感的是神经系统，而其中又以丘脑下部和大脑皮质最为敏感。在大量动物实验中观察到磁场作用后神经系统出现抑制现象。磁场作用在脊髓颈段，正中神经和尺神经的传导速度明显增加。在全身磁场疗法时，其镇静、改善睡眠的作用尤其明显。

2. 影响循环系统的功能　通过各种实验研究证实，磁场对正常心脏并无明显作用，但对有病理性改变的心脏可以改善其心脏功能。动物实验表明，磁场有改善心脏功能的作用，不同极性的旋转磁场均有调整心律的作用。磁场可使血管扩张，血流加快，改善血液循环，也可使淤滞性扩张的血管收缩，因此，磁场对血管的作用是双向调节作用。磁场还有降低全血黏稠度的作用。

3. 影响代谢　磁场可使尿中 K^+、Na^+ 含量增多，促进血中脂类物质的代谢，降低血脂。在一定的磁场作用下，可增强胃肠生物电活动，加快胃肠蠕动，促进胃肠吸收。磁场可激活多种酶的活性，还可加速天门冬氨酰胺酶催化的反应，抑制组胺酶催化的反应。

4. 影响血液的成分　在磁场对血液中白细胞数量的影响上，各种实验结果都不一致。总体情况下，实验证实磁场对白细胞数量无显著性的影响。同样，磁场对血液中的红细胞、血红蛋白数量的影响不肯定，对血小板数量有一过性的增高作用。另外，磁场还可以降低血脂，降低血液黏稠度等。

5. 影响呼吸系统的功能　磁场对慢性气管炎和支气管哮喘的治疗作用除了对免疫功能的影响外，还能促进支气管黏膜的纤毛运动，有利于排痰和抑制腺体的分泌，同时抑制咳嗽中枢，因而有较好的镇咳作用。通过磁场作用，可使支气管保持扩张或稳定状态，兴奋 β 受体，对游离组胺及乙酰胆碱等神经介质引起的支气管痉挛有较好的缓解作用。

6. 影响消化系统的功能　对于正常的胃肠道，磁场可增强胃肠道的生物电活动，提高胃肠蠕动，促进胃肠吸收。但是，对病理性胃肠道却起到双向调节的作用，对于胃肠蠕动缓慢者，可促进胃肠蠕动；而对于胃肠蠕动过快者，又可抑制胃肠蠕动，从而对于痉挛的胃肠平滑肌起到松弛的作用。

7. 影响内分泌免疫系统的功能　磁场可激活下丘脑-垂体-肾上腺系统，使其分泌物的合成与释放增加，皮质醇含量增高。实验结果表明磁场能提高 E 花环的形成率，提高白细胞的吞噬率，提高部分补体（CH_{50}）水平，提高免疫球蛋白数量，提示磁场具有提高正常机体细胞与体液免疫功能的效应。

8. 影响皮肤的敏感性　实验证实，用脉冲磁场 16mT 作用 10min，可使皮肤对化学刺激的敏感性增加，使皮肤对某些离子的渗透性增强。用恒定磁场 30mT 作用 10min，治疗致敏皮炎动物 10 次后，可降低致敏的效果，减轻致敏动物皮肤的变态反应。

9. 影响肿瘤的形成与生长　大量实验证实，对于不同类型的肿瘤，磁场有抑制肿瘤细胞生长，杀伤肿瘤细胞，防止肿瘤转移的作用，能够延长实验动物的寿命。磁场使癌细胞生长变得缓慢甚至停顿，这可能是由于在磁场的作用下，细胞内基因发生了变化，干扰了 DNA 遗传物质合成细胞的功能。

10. 影响病原微生物的生长　实验证实，磁场对大肠埃希菌、金黄色葡萄球菌、溶血性链球菌等细菌都有杀灭作用，但对铜绿假单胞菌却无抑制和杀灭作用。

> **链接**
>
> ### 磁场消毒技术
>
> 　　磁场消毒技术是指利用强磁场对水分子及水中微粒的磁化作用进行杀菌消毒的技术。利用磁场对生活饮用水消毒的技术有单一磁场技术、高梯度磁滤技术等。随着磁技术的发展，磁场和各种药剂协同作用，如磁赋活性炭，可去除水中的有机物。在工业循环冷却水中，磁技术集防垢、除垢、缓蚀、杀菌除藻作用于一身而得到广泛的应用。在食品加工中还可以利用磁场的冷灭菌技术，冷灭菌技术指在杀菌过程中食品温度不升高或升高很低的一种安全、高效杀菌方法。冷灭菌技术不仅有利于保持食品功能成分的生理活性，且还有利于保持色、香、味及营养成分。磁处理具有投资小，操作简单，无毒无污染等特点。

二、治 疗 作 用

（一）镇痛作用

磁场疗法的镇痛作用明显而迅速，对创伤性疼痛、神经性疼痛、炎性疼痛、肿瘤所致的疼痛都有较好的镇痛效果。磁场疗法的镇痛机制是：①磁场降低感觉神经末梢对外界刺激的反应，减少感觉神经的传入。②在磁场作用下机体血液循环增加，使炎症渗出物的吸收与消散加快，降低了组胺、缓激肽、5-羟色胺等致痛物质的浓度，从而减轻了肿胀对神经末梢的压迫作用。③磁场作用下，平滑肌痉挛得以缓解。④磁场作用下，脑啡肽、β-内啡肽等内分泌素增多，这些物质具有吗啡样物质的性质。动磁场镇痛较快，但持续时间短；静磁场镇痛较慢，但镇痛时间较长。磁场疗法镇痛效果快慢不一，多数患者在磁场疗法后数分钟至 10min 即可出现镇痛效果。

（二）镇静作用

磁场疗法的镇静作用主要表现在改善睡眠，延长睡眠时间，减低肌张力，缓解肌肉痉挛。研究发现其机制与中枢神经的抑制相关。常用于神经衰弱和失眠的辅助治疗，剂量不宜过大。

（三）消炎作用

磁场作用于机体产生血管扩张，血液循环加速，组织通透性改善，有利于炎性渗出物的吸收和消散，有利于炎症局部营养改善，从而提高组织的抗炎和修复能力。磁场作用于炎症过程时，能够提高机体的免疫功能，因此对细菌性炎症有一定的治疗作用。磁场还对部分细菌有抑制或杀灭作用。

（四）消肿作用

磁场作用下血液循环加快，促进渗出液的吸收，改变渗透压和通透性，加速蛋白质的转运，从而降低组织间的胶体渗透压。因此，磁场疗法对于炎性肿胀、非炎性肿胀和血管性肿胀均有很好的消肿作用。磁场疗法可用于软组织损伤、外伤性血肿、冻伤、烫伤、炎症等的消肿止痛。

（五）降压作用

磁场可加强大脑皮质的抑制功能，调整中枢神经系统和自主神经系统，调节血管舒缩机制，使高血压患者血压降低。低强度恒定磁场（15～50mT）可治疗冠心病或早期高血压患者，多数患者在治疗后一般状况改善。

（六）止泻作用

在磁场的作用下，ATP 酶活性增强，可使小肠的吸收功能加强。在磁场作用下，胆碱酯酶活性增强，使肠道分泌减少，蠕动减慢，有利于水分和其他营养物质在肠黏膜的吸收。磁场还有抗渗出的作用，有利于止泻。磁场的抗炎作用对于炎性腹泻有很好的治疗作用。

（七）促进创面愈合作用

在磁场作用下，血管扩张，血流加快，血液循环改善，为创面提供了更多的血液，提供了更多的营养物质和氧，有利于加速创面的愈合。

（八）软化瘢痕作用

在磁场作用下血液循环改善，渗出物吸收和消散加速。在磁场作用下成纤维细胞内水分和盐类物质增加，分泌功能发生障碍，破纤维细胞内溶酶体增加，促进细胞吞噬作用，阻止瘢痕形成。

（九）促进骨折愈合作用

磁场促进骨折愈合的机制是改善骨折部位的血液循环，改善局部营养和氧供，有利于骨组织细胞的新生，有利于骨折愈合。磁场产生的微电流对软骨细胞和骨细胞有直接促进生长的作用，因此可以加速骨折愈合。

（十）治疗肿瘤作用

经磁场治疗可使良性肿瘤缩小或消失，如纤维瘤、脂肪瘤、毛细血管瘤等。其作用机制为异名磁极相吸产生的压力作用，使肿瘤缩小或消失。磁场可减少渗出，消炎消肿，使肿瘤缩小或消失。磁场对内分泌的影响，可使与生殖系统相关的良性肿瘤缩小或消失。磁场可使肿瘤内血管形成血栓，引起肿瘤血供中断，从而使肿瘤瘤体缩小或消失。研究发现，磁场疗法对恶性肿瘤也有一定的影响，对恶性肿瘤也有缩小肿块及改善症状的作用。大剂量非均匀磁场效果较显著，而一般均匀磁场对恶性肿瘤无效。磁场对恶性肿瘤作用的机制尚不清楚。

第 3 节　治 疗 技 术

一、仪 器 设 备

（一）静磁场疗法

利用恒定磁场进行磁疗的方法称为静磁场疗法。常见疗法包括耳磁法、直接及间接敷磁法、磁吸法、磁针法等。选用的治疗磁体有各种磁片、磁块、磁针、磁珠、永磁吸取器等。

目前静磁场的磁场强度以永磁体磁片表面的磁场强度为准。小剂量是指磁片表面磁场强度之和的总磁场强度<0.3T，中剂量是指磁片表面磁场强度之和的总磁场强度为 0.3~0.6T，大剂量是指磁片表面磁场强度之和的总磁场强度>0.6T。

1. 磁片　是最常用的磁疗用品。目前应用磁片的种类形状较多，形状多数为圆形，其他还有长方形、正方形、圆柱形等。一般磁片的直径 5~20mm，常用磁片的直径为 10mm，厚度为 2~5mm（图 8-10）。而磁片的材料有稀土永磁材料、永磁铁氧体材料等，目前市面上主要有钐钴合金、铈钴合金、铁氧体、钕铁硼等永磁体。其中，钐钴合金磁性最好，表面磁场强度比较高，一般可达到 0.2~0.3T，但钐钴合金价格比较昂贵，难以广泛使用。铈钴合金的磁性仅次于钐钴合金，表面磁场强度较高，一般其表面磁场强度为 0.1~0.2T，可以满足一般疾病治疗的需要，且价格低廉，可广泛使用。铁氧体的磁性差，表面磁场强度比较低，一般为 0.05~0.1T，价格低廉，可用于浅表性疾病的治疗，但铁氧体重量大，使用不便。钕铁硼的磁性好，价格低廉，使用方便，可广泛使用。

2. 磁块　除磁片外，磁块也是比较常用的磁疗用品。磁块比磁片厚而大，一般磁块的直径达到 80mm，厚 20mm，外用有机玻璃或塑料制品包裹。磁块多用铁氧体制成。

3. 磁针　在临床上也有广泛应用。针体多采用稀土合金永磁材料，其尖端的表面磁场强度比较高，可达 0.15~0.2T。

4. 磁珠　是直径很小的圆形磁粒，直径为 3~8mm，其多用稀土合金所制成（图 8-11）。磁珠常用于浅表部位的治疗，如用磁珠固定在耳郭穴位上治疗疾病。

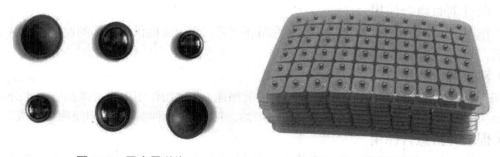

图 8-10　医疗用磁片　　　　　　　图 8-11　医疗用磁珠

5. 永磁吸取器　结构比较简单，由手柄及永磁体两部分所组成。手柄多用有机玻璃或金属制成，永磁体多采用稀土合金永磁材料，嵌在手柄内，其尖端多为圆钝型，尖端的磁场强度高，可达 0.26~0.30T。

6. 其他　还有胶布、纱布、医用棉签、75%乙醇溶液等。

（二）动磁场疗法

动磁场疗法是和静磁场疗法相对应的，是利用动磁场进行治疗的方法。动磁场疗法不是将磁片直接贴敷于患者体表，而是应用铁芯线圈，通以交流电或直流电而产生交变磁场或脉动磁场，另一种方法是将高磁场强度的磁体安置在一个动力机械上，使磁片随之转动而产生脉动磁场或交变磁场。常用的仪器设备包括旋磁机、低频交变磁场磁疗机、脉动磁场治疗机、脉冲磁场治疗机等。

动磁场疗法中，动磁场的磁场强度随时间发生变化，或者是磁场的方向与磁场的强度均随时间发生变化。动磁场疗法中，小剂量或低磁场是指磁场强度<0.1T，中剂量或中磁场是指磁场强度为 0.1~0.3T，大剂量或强磁场是指磁场强度>0.3T。

1. 电磁治疗机　是利用电流通过线圈使铁芯产生磁场的治疗仪器。根据产生的磁场的特性分为低频交变磁场磁疗机、脉冲磁场磁疗机和脉动磁场磁疗机。

（1）低频交变磁场磁疗机　由电源部分与磁头部分所组成。电源主要是变压器（图 8-12），将外界交流电经变压后输送给磁头。磁头由线圈、铁芯和外壳组成。磁头一面与电源连接，交变的电场产生交变的磁场；磁头另一面开放，使产生的交变磁场得以进入人体。在磁头表面可以安装弹簧，在磁场方向的不断变换下弹簧随之振动，进而对人体产生按摩作用。低频交变磁场磁疗机可以有多路输出和多个磁头，磁头可根据人体不同部位的形态设计成各种形状。常用的低频交变磁场磁疗机的磁场强度为 0.02～0.30T。

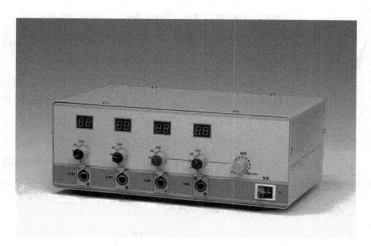

图 8-12　低频交变磁场磁疗机

（2）脉冲磁场磁疗机　仪器由电源和磁头两部分所组成，磁头可为圆形、马蹄形及环形。产生的磁场为脉冲磁场，脉冲磁场磁疗机的磁场强度可为 0～1T，低磁场强度脉冲磁场磁疗机的磁场强度为 5～7mT。

（3）脉动磁场磁疗机　仪器由电源和磁头两部分所组成。电流经过处理后将交流电变为脉动直流电，通过线圈产生脉动磁场。磁场通过磁头作用于人体。磁场强度与电流强度相关。脉动磁场磁疗机目前较少应用。

2. 旋磁机　由整流装置、电动机、永磁体、外壳四部分所组成。整流装置将交流电整流后变为直流电，再输送给电动机。电动机为微型，转速为 1500～3000r/min。永磁体一般用磁片，多为 2～4 片。外壳一般由硬质塑料所制成，形状为圆筒形，可以直接接触患者皮肤。电动机转动时带动永磁体转动，使恒定磁场变为旋转磁场。磁片表面的磁场强度为 0.1～0.3T，转动磁场强度为 0.06～0.20T。

（三）医用磁处理水疗法

医用磁处理水疗法是利用经磁场处理过的水治疗疾病的方法，又名磁化水疗法。磁处理水能使水分子间的结合状态发生变化。当水分子通过磁场时，其两端正、负电荷受到磁场力的作用，水分子发生形变而改变了水分子的结合状态，从复杂的长链折散成简单的短链。这样水容易渗入结石的缝隙中，使原来较坚固的大块结晶变成小圆球，而使原来较松软的结石表现为破碎。长期饮用大量磁处理水，对结石的局部及周围组织的慢性炎症有溶解、冲洗和消炎的作用。磁处理水疗法有静态法和动态法。静态法是将普通水置于磁水器中，经过一定时间后取用，如磁水杯。动态法是将普通水通过细乳胶管，流经磁场而产生磁处理水，医院则多采用动态法。

医用磁水器是制造医用磁处理水的磁疗器械。医用磁水器由永磁体、容器、导水管、外壳及附件等组成。其中，最主要部分是永磁体，多用永磁铁氧体，磁场强度约为 0.1T。

二、治 疗 方 法

（一）静磁场疗法

1. 磁片法

（1）直接贴敷法　用胶布或其他固定用品将磁片直接固定在治疗部位或穴位上。直接贴敷法可以根据病情决定应用磁片的数目和磁极放置的方法，可分为单磁片法、双磁片法和多磁片法。一般采用持续

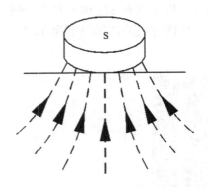

图 8-13　单磁片法磁力线分布示意图

贴敷法。

1）单磁片法：只用一个磁片，适用于病变范围小且表浅的部位。单磁片法磁力线分布主要集中于磁片下的组织（图 8-13）。接触皮肤的磁片极性没有一定的规律，可以任意放置。

2）双磁片法：适用于病变范围较大且部位较深的情况。双磁片法有两种形式，即并置贴敷和对置贴敷。

A. 并置贴敷：又分为同名极并置贴敷和异名极并置贴敷。同名极并置贴敷时，两个磁片相同的磁极接触患者皮肤，其磁力线分布如图 8-14 所示。异名极并置贴敷是两个磁片不同的磁极接触患者皮肤，其磁力线分布如图 8-15 所示。根据两者磁力线分布的特点，同名极并置贴敷适用于病变较深的患区，异名极并置贴敷适用于病变较大而表浅的患区。如果双磁片法两个磁片之间的距离很远，相互之间的磁场影响不大，每个磁片的作用则相当于单磁片法。

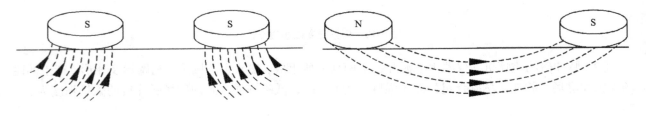

图 8-14　同名极并置贴敷磁力线分布示意图　　　图 8-15　异名极并置贴敷磁力线分布示意图

B. 对置贴敷：是在患区两侧贴敷磁片，一般采用异名极贴敷，使两个磁片的磁力线相互联系形成一个贯通的磁场（图 8-16）。如果贴敷部位较厚，如腰腹之间，则不会形成贯通磁场。因此对置贴敷多用于组织较薄的部位，如腕关节对置，踝关节对置，肘关节对置等。

3）多磁片法：是应用 2 个以上（一般不超过 6 个）的磁片直接贴敷于患者皮肤治疗疾病的方法，一般适用于病变范围较大的情况，如末梢神经病变，血管疾病等。放置的形式一般有线性和环形。线形：将磁片固定在同一平面上，每个磁片的距离应相等，可以参考双磁片法贴敷于病患部位，贴敷的范围应稍大于病患部位。环形：当对肿物进行磁疗时，磁片的安置采用环形或近似环形予以固定，使肿物处在磁片的包围之中（图 8-17）。多磁片法磁极的放置多用同名极法。

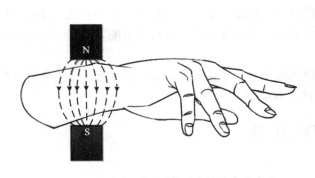

图 8-16　异名极对置贴敷磁力线分布示意图

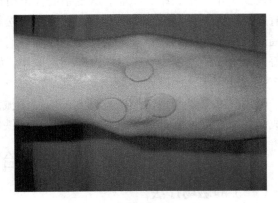

图 8-17　多磁片环形贴敷法

使用直接贴敷法前应先以 75% 的乙醇溶液消毒治疗区域，待干燥后再放置磁片，胶布予以固定。贴敷穴位时，一般多用直径 1cm 左右的磁片；贴敷患区时，根据患区的范围大小，选用面积不同的磁片。皮肤过敏、破损处可先用消毒纱布覆盖破损皮肤处，再贴磁片。并需要随时注意患者皮肤的情况，为了减少刺激，可在磁片与皮肤之间垫薄纸或纱布，并应经常擦拭磁片，以防汗液浸渍磁片而生锈。异名极对置贴于组织较薄处时，容易发生血管受压、局部缺血的情况，应多检查，出现局部缺血时应立即取下磁片。贴磁片处皮肤发生刺激、疼痛、出现水疱时应立即取下磁片，更换贴磁部位。

根据病情需要，直接贴敷法需要连续贴敷3～5天，也可连续贴敷3～4周，或2～3个月。磁片贴后每5～7天取下磁片，检查贴磁片局部的皮肤反应。如无不良反应，而又需要继续治疗者，可以休息1～2天后继续在原位贴磁。

（2）间接贴敷法　是将数片磁片缝制于衣物或布带等固定的布料里，如衣服、腰带、腹带、护膝等，穿戴时将有磁片的部位对准需要治疗的患区或穴位上即可。间接贴敷法适用于：对胶布过敏，不能采用直接贴敷法的患者；病变部位较大，用胶布不宜固定的情况；需要较长时间治疗的慢性疾病。

间接贴敷法常用磁疗表带、磁疗项链、磁疗背心、磁疗腰带、磁帽、磁裤、磁袜、磁鞋、磁枕、磁护膝等。如磁疗腰带，腰带上并排有5个小布袋，根据病情需要可装入2～5枚磁片，适用于腰椎退行性病变、脊柱病等的辅助治疗；磁护膝，适用于类风湿关节炎、膝关节退行性病变等的辅助治疗。

1）磁帽法：磁片固定在帽的外层与里层之间，磁场作用到头部的患区或有关穴位。可以治疗头部疼痛、肿胀，有很好的镇静、降压的作用。

2）磁疗腰带法：磁片缝在腰带内，使用磁疗腰带时，使磁片对准腰部的患区或多个穴位（图8-18）。磁疗腰带法有很好地缓解腰部疼痛的作用，特别适用于腰椎间盘突出症的患者。

间接贴敷法每天贴敷时间应至少12h，2～3个月为1个疗程。磁疗用品一般穿戴1～2周后，需要休息1～2天再用。

2. 磁针法　将皮针或耳针刺入痛点或体穴上，针的尾部在皮肤表面，其上再放一磁铁片，然后用胶布固定。这样可以使磁场通过针尖集中作用于深层组织。磁针法适用于活动较少的部位，每次选取2～3个痛点或穴位，每个部位治疗2～5min，每天2～3次。

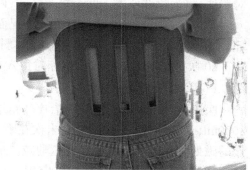

图8-18　磁疗腰带法

3. 耳磁法　是用胶布将小磁片或磁珠固定在耳郭穴位上治疗疾病的方法，根据不同的疾病选取不同的耳穴。磁场强度一般为0.02～0.05T或0.1T以上，磁珠的直径一般为3～8mm。每次贴敷的穴位为2～4个，不宜过多，以免磁场互相干扰，每5～7天更换穴位。异名极在耳廓对置贴时容易发生对耳廓组织的压迫，一般贴2小时后松开5min再贴，以免长时间压迫引起耳廓组织坏死。耳磁法疗程无严格限制，可长期贴用。

（二）动磁场疗法

1. 电磁疗法

（1）低频交变磁场疗法　患者取舒适体位，暴露治疗部位。根据患者患部大小，选用相应的磁头。检查机器面板开关旋钮确保在"关"的位置。将磁头输出导线插入治疗机的插口。根据治疗需要，将开关旋钮指向"弱""中""强"，接通电源，电流通过输出导线进入磁头线圈产生磁场。如果磁头与皮肤之间有空隙，将会增加磁场的衰减而影响治疗效果。所以要根据治疗部位外形，选用合适的低频交变磁场磁头，使磁头的开放面与治疗部分的皮肤密切接触，使磁力线能更多地通过患区组织。由于磁头面积较大，原则上采取病变局部治疗。

根据患者具体情况选择磁场强度，每次治疗20～30min，每天1～2次，15～20次为1个疗程。治疗过程中患者有振动感和温热感。治疗过程中注意询问患者的温热感觉，避免过热灼伤。

（2）脉冲磁场疗法　患者取舒适体位，充分暴露治疗部位。选择合适的磁环，并决定磁环的数量及摆放方法，然后选择频率。打开电源开关，根据患者的耐受情况和治疗需要调节输出强度。

脉冲频率为 40～100 次/分，磁场强度为 0.15～0.80T，每次治疗 30min，每天治疗 1 次，10～15 次为 1 个疗程。

（3）脉动磁场疗法　患者取舒适体位，充分暴露治疗部位。将治疗部位置于两磁头之间，使磁力线垂直通过治疗部位。检查机器面板开关确保在"关"的位置，电流表指针应在"0"位。调节上磁头的高度，使上磁头降到距皮肤最近距离或接触皮肤。打开电源开关，接通电流，指示灯指示。根据病情需要，调节电流强度，使患者受到一定强度的磁场作用。

磁场强度根据治疗部位及患者情况而定。四肢及躯干的远心端，宜用较高磁场强度，胸背部及上腹部宜用较低磁场强度，老人、小孩及体弱患者宜用较低磁场强度。每次治疗 20～30min 或 1 小时，每天治疗 1 次。

2. 旋磁疗法　患者取舒适体位，充分暴露治疗部位。将旋磁治疗仪的机头置于治疗部位，固定好支臂架。打开电源开关，电源指示灯指示，再开电机开关，电机指示灯指示。缓缓转动电位器旋钮，将电压调至所需电压强度。为了使磁片转动后有较强磁场作用，其距离应尽量缩短，以不触及皮肤为限。当机头前面有保护罩时，可以将机头直接接触皮肤；如无保护罩时，机头与皮肤应有一定的距离，以免磁片转动时擦伤皮肤。组织浅薄部位，如腕、肘、踝关节及手、足等，可以像贴敷法那样，采用双机头对置法，将治疗部位置于两个机头之间，两个机头的极性分别为南极与北极，使磁场穿透贯通治疗部位。

磁场强度根据治疗部位及患者情况而定。四肢及躯干的远心端，宜用较高磁场强度，胸背部及上腹部宜用较低磁场强度，老人、小孩及体弱患者宜用较低磁场强度。每次治疗 15～20min，每天 1～2 次，15～20 次为 1 个疗程。穴位治疗时每穴 5～10min。

（三）医用磁处理水疗法

医用磁处理水疗法常用于治疗尿路结石、胆结石、萎缩性胃炎等。患者每天饮用磁处理水 2000～3000ml，晨起空腹饮 1000ml，末次在晚 8 时以前服用，其余分次服用，2～3 个月为 1 个疗程。当天制作的磁处理水应当天服用，儿童酌减。加热磁化水时应以初沸为度，不宜久煮。

（四）磁场疗法的剂量与疗程

1. 剂量分级

（1）小剂量或弱磁场：磁场强度在 0.02～0.10T。

（2）中剂量或中磁场：磁场强度在 0.1～0.2T。

（3）大剂量或强磁场：磁场强度在 0.2T 以上。

2. 剂量选择　一般情况，磁场强度越高，治疗效果越明显，但磁场疗法的副作用也越明显。为了既达到良好的效果，又避免不必要的副作用，在选择剂量时应考虑以下要点。

（1）病变性质　急性疾病开始时用小或中剂量，慢性疾病开始即可用中或大的剂量。神经衰弱、高血压等宜用小剂量。癌性疼痛宜用大剂量。

（2）患者情况　年老体弱，儿童，过敏体质等开始先用小剂量，而年轻体壮者可用中或大的剂量。

（3）治疗部位　头、颈、胸部开始时用小剂量，腰、腹、四肢及深部开始即可用中或大的剂量。

3. 时间与疗程

（1）静磁场疗法　一般是 2～3 个月为 1 个疗程。磁片贴敷可连续进行，根据病情定期复查，一般贴敷 5～7 天后休息 1～2 天再贴。

（2）动磁场疗法　每次治疗 20～30min，每天 1 次，15～20 次为 1 个疗程。

（五）磁场疗法的副作用

1. 概述　磁场疗法的副作用是在磁疗过程中出现的不适反应，停止治疗后该不适反应减轻或消失，再次应用磁场疗法后，不适反应又再次出现。磁疗副作用的发生率在 10% 以下。

2. 磁场疗法副作用的表现　心慌、心悸、恶心、呕吐、一时性呼吸困难、嗜睡、无力、头晕、低热、皮疹等，个别患者出现失眠、白细胞计数降低、血压降低或升高等。

3. 易出现磁场疗法副作用的相关因素　老年人易出现副作用；头颈部治疗易出现副作用；强磁场治疗易出现副作用。

4. 磁场疗法副作用的处理方法　副作用轻者，无须停止磁场疗法，可调整治疗部位和剂量。副作用明显且持续存在者，应中断治疗。

第 4 节　临 床 应 用

一、适 应 证

1. 外科疾病　急慢性软组织损伤、血栓闭塞性脉管炎、外伤性血肿、颈椎病、腱鞘囊肿、肩周炎、风湿性关节炎、类风湿关节炎、骨关节炎、乳腺炎、前列腺炎、胆结石、尿路结石、血管瘤、术后痛、臀部注射后硬结、肌纤维组织炎等。

2. 内科疾病　支气管炎、支气管哮喘、三叉神经痛、神经性头痛、高血压病、冠心病、急慢性胃炎、慢性结肠炎、胃十二指肠溃疡、婴幼儿腹泻、神经衰弱等。

3. 妇科疾病　月经紊乱、痛经等。

4. 皮肤及五官科疾病　皮肤溃疡、硬结性红斑、毛细血管瘤、神经性皮炎、耳鸣、耳聋、耳郭浆液性软骨膜炎、中心性浆液性脉络膜视网膜病、单纯性青光眼、眶上神经痛、急慢性咽炎、下颌关节功能紊乱综合征、牙痛、慢性非化脓性腮腺肿大、牙周炎等。

二、禁 忌 证

目前，静磁场疗法和动磁场疗法均尚未发现绝对禁忌证，但对以下情况可不用或慎用：严重的心、肺、肝及血液疾病，如急性心肌梗死、急腹症、大出血等；白细胞计数在 $4 \times 10^9/L$ 以下者；体质极度衰弱或高热者；副作用明显或不能耐受者；孕妇的下腹部；体内植入心脏起搏器者禁用；体内存在金属异物，如金属固定针、弹片等，也应不用或少用。

三、注 意 事 项

（1）正确使用磁片，磁片之间不要相互碰击，不要加热，因为会使磁性分子排列紊乱，磁性互相抵消而使磁性消失。使用磁片前后要用 75%乙醇溶液消毒。不同磁场强度的磁片要分类保管，否则磁场强度小的磁片易碎裂。应用直接贴敷法应注意检查皮肤，皮肤溃破、出血的局部不宜直接贴敷，应隔有纱布再贴敷。

（2）电磁疗法的磁头可发热，应注意防止烫伤。

（3）掌握好剂量，年老、体弱或幼儿患者，宜从小剂量开始。病程短，病变浅的用小剂量，对恶性肿瘤引起的剧烈疼痛可用大剂量，对神经衰弱、高血压病等功能性疾病用较小剂量。

（4）磁场疗法一般 1～4 周为 1 个疗程，但不同病种，不同磁场疗法及治疗反应，疗程长短应根据具体情况加以确定。疗程之间要有适当的休息。

（5）注意不良反应，治疗后如患者出现血压波动、头晕、恶心、嗜睡或严重失眠应停止治疗。白细胞计数较低的患者定期做白细胞计数检查。

（6）此外，进行磁场疗法时不要戴机械手表，以免损坏手表。

（7）体内植入心脏起搏器者禁用。

第 5 节　经颅磁刺激技术

经颅磁刺激（transcranial magnetic stimulation，TMS）是一种利用脉冲磁场作用于中枢神经系统，使之产生感应电流改变皮质神经细胞的动作电位,引起一系列生理生化反应,从而影响脑内代谢和神经电活动的磁刺激技术。这种技术具有非创伤性、安全、无痛的特点。随着技术的发展,具有连续可调重复刺激的经颅磁刺激(rTMS)出现,并在临床精神病、神经疾病及康复领域获得越来越多的认可。它主要通过不同频率来达到治疗目的,高频(>1Hz)主要是兴奋的作用,低频(≤1Hz)则是抑制的作用。因其无痛、非创伤的物理特性,实现了虚拟损毁大脑探索脑功能及高级认知功能。

从第一台经颅磁刺激仪面市以来,截至目前,这种技术已经发展了三十余年。1985 年,Barker 成功研制出第一台经颅磁刺激仪。1987 年,英国生产了第一台磁场刺激器。1988 年,美国 Cadwell 实验室首次试验成功重复经颅磁场刺激器(rTME)。同年,华中科技大学同济医院成功研制出中国第一台经颅磁刺激仪。1992 年美国生产了重复经颅磁刺激器(TMS),这是第一台 rTMS,其实现了连续性、持续性的刺激,现在最高频率可达到 100Hz。2005 年中国研制出第一台 rTMS。目前经颅磁刺激技术得到了广泛的使用,国内的经颅磁刺激技术达到世界先进水平,在神经科、精神心理科、康复科、儿科等各个方面都得到了应用。

一、物理特性

经颅磁刺激技术的刺激参数包括刺激部位、刺激强度、刺激时间、间歇时间、刺激频率以及刺激模式。这些主要参数的排列组合能模拟大脑神经网络的信息编码模式。根据经颅磁刺激技术的刺激脉冲不同,可将其分为三种刺激模式,即单脉冲 TMS(sTMS)、双脉冲 TMS(pTMS)及重复性 TMS(rTMS)。sTMS 由手动控制,无节律脉冲输出,也可激发多个刺激,但刺激间隔较长,多用于常规电生理检查。pTMS 以极短的间隔在同一个刺激部位连续给予两个不同强度的刺激,或在两个不同的部位应用两个刺激仪(dTMS),多用于研究神经的易化和抑制作用。rTMS 分为高频和低频两种,需要设备在同一个刺激部位给出慢节律低频或快节律高频 rTMS,rTMS 广泛应用于科研和治疗。刺激频率的选择取决于机器本身所允许的范围。

二、治疗原理与作用

(一)治疗原理

经颅磁刺激的原理是在一组高压大容量的电容上充电,用电子开关向磁场刺激线圈放电,在 0.2ms 内流过数千安培的脉冲电流,瞬时功率达到几十兆瓦,线圈产生的脉冲磁场峰值可达 2T,强大的瞬变磁场可毫无损耗地穿过颅骨。根据电磁感应原理,在线圈下颅内大脑皮质会产生反向感应电流,将刺激局部大脑神经细胞去极化引起兴奋和抑制,从而产生的一系列生理反应。磁刺激皮质运动区可兴奋从大脑皮质到骨骼肌的整个运动系统。经颅磁刺激的强化作用对运动传导通路有促通作用,能改变大脑皮质的兴奋、促进突触生成、调节突触功能、侧支再生及皮质功能重组,从而达到对运动功能的康复目的。还可关闭特定皮质区的活动,实现大脑局部功能的虚拟性毁损,从而干扰大脑正在进行的活动。

rTMS 主要是通过改变刺激频率而达到兴奋或抑制局部大脑皮质功能的目的,可双向调节神经的兴奋性,引起神经内分泌、神经免疫机制的变化,发挥长效作用。高频率、高强度 rTMS,可产生兴奋性突触后电位总和,导致刺激部位神经异常兴奋,低频刺激的作用则相反,从而通过双向调节大脑兴奋与抑制功能之间的平衡来治疗疾病。rTMS 刺激的局部神经通过神经网络之间的联系对多部位功能产生影响。

(二)治疗作用

经颅磁刺激技术已经在神经、精神、心理等各个领域得到了广泛的应用,如用于研究知觉、注意、学习记忆、语言、意识、皮质功能联系及可塑性。经颅磁刺激技术的许多临床应用及研究已经开展,如运动障碍、癫痫、抑郁障碍、焦虑、躁狂症、口吃及精神分裂症等。经颅磁刺激技术可以治疗精神分裂症、抑郁障碍、强迫症、创伤后应激障碍等精神障碍。对脊髓损伤、帕金森病、癫痫、脑卒中、外周神经损伤、神经性疼痛等的康复也有不错的效果。其无创伤治疗的特点在康复领域大有用途。

三、治 疗 技 术

（一）仪器设备

经颅磁刺激器是由储能电容、电源、固态开关和线圈所组成（图 8-19）。经颅磁刺激器的电路结构比较简单，实际上就是一个充电、放电的电路（图 8-20）。目前刺激器大致可以分为：单脉冲刺激、双脉冲刺激和重复性脉冲刺激。人体组织对磁场几乎是透明的，脉冲磁场可以无衰减地穿透人体到达大脑深处刺激中枢神经系统。

刺激线圈也称为磁头或探头，国外统一称"coil"。形状主要有两类：单线圈和双线圈（图 8-21）。为提高磁场刺激的聚焦精度和深度，出现了 8 字形线圈、蝴蝶形线圈、H 线圈、多导线圈和全头形线圈等。最常用的是圆形和 8 字形线圈。圆形线圈穿透较深、刺激面积大，刺激效应不局限。8 字形线圈空间聚焦性较好，刺激运动皮质的空间分辨率可以达到 0.5cm，但它的穿透性较弱，只能达到脑内 3cm 的深度。

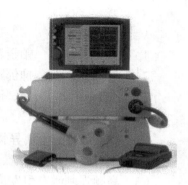

图 8-19　经颅磁刺激器

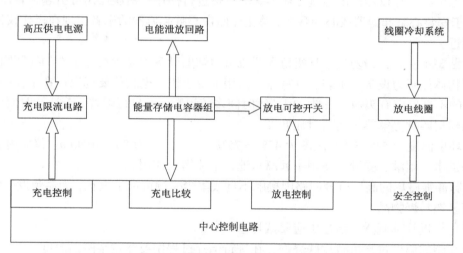

图 8-20　经颅磁刺激器的电路结构示意图

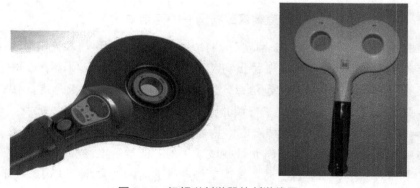

图 8-21　经颅磁刺激器的刺激线圈

（二）治疗方法

把线圈与磁刺激器相连。打开磁刺激器，选择治疗项目，确定刺激强度。检查危险物品，不能携带以下物品：心脏起搏器、金属物品、金属植入物、耳蜗植入物、手表、计算器、信用卡等。患者取坐姿，背对仪器，线圈放在预先确定的头部治疗部位上。在刺激器上选定刺激频率。按下"运行"按钮。线圈使用结束后，放到吊架上，不要随便放置，特别是不能放置在任何金属表面，金属可使线圈弹出或损坏。

四、临 床 应 用

（一）适应证

1. 神经系统疾病　帕金森病、癫痫、肌张力异常及抽动障碍、神经性疼痛、脊髓损伤、脑卒中等。
2. 精神系统疾病　抑郁障碍及情绪障碍、强制性障碍、精神分裂症、疼痛等。
3. 其他疾病　偏头痛、便秘、尿失禁、失眠、耳鸣、孤独症等。

（二）禁忌证

（1）头颅内置有金属异物患者禁止使用。

（2）带有心脏起搏器者、有耳蜗植入物者，有颅内压增高者等禁止使用。

（3）高频强刺激有引发惊厥的风险，对于有癫痫病史、家族史的患者禁用高频强刺激。

（三）注意事项

（1）经颅磁刺激治疗仪器需由经过专业训练的人员进行操作，错误操作可引起患者损伤。

（2）禁用于安装心脏起搏器或心导管者，禁止让佩带心脏起搏器的患者出现在操作仪器或站在正在工作的线圈附近。

（3）门口贴警示标志，请勿让带耳蜗植入器或听力辅助设备者靠近正在工作的线圈附近。

（4）外部物体如听力设备、手表、计算器、信用卡及手机、电脑等要远离正在工作的线圈。

（5）常见的不良反应有头痛、头晕，但持续时间多较短暂，可自行缓解，若持续时间较长或难以忍受时，可服用阿司匹林等解热镇痛药对症处理。

（6）工作环境温度为5～35℃，湿度为45%～75%，大气压力为86～106kPa。仪器内有高压储能电容，严禁设备进水、雨淋、受潮，使用中远离水池，不能露天使用。

（7）产生脉冲强磁场的高压电容回路因接触不良或集尘受潮可产生火花，为避免发生危险，因此其周围不允许有易燃易爆物品。

（8）应避免靠近耳部刺激，治疗中应佩戴耳塞。

（9）如果线圈的温度过高可致皮肤烧伤，在进行治疗过程中要注意线圈的温度。

 医者仁心

医道精深终报国——葛宝丰

　　中国工程院院士葛宝丰是我国西北地区骨科专业的开拓者，中国人民解放军骨科专业组奠基人之一。六十余载医者仁心，葛宝丰坚持上高原、走边防、进藏区，接诊手术超过10万例，潜心研究大骨节病等高原骨科疾病的预防和治疗方法，尽心竭力救治了无数患者。1950年，他在国内首先开展了带血循环移植，成功修复了下颌骨大段战伤骨缺损。1965年，他指导学生接活冷缺血54小时断掌和59小时断指，创造了接活连体热缺血36小时下肢再植的世界纪录。1997年，他成功完成了十指断指再植手术，成为亚洲骨科领域第1例、世界第12例成功手术病例。1998年，他发明了内固定半环式梯形加压钢板，大大提高了粉碎性骨折的治愈率，获国家技术发明奖三等奖。

自 测 题

A₁ 型题

1. 磁场包括（　　）
   A. 恒定磁场
   B. 交变磁场
   C. 脉冲磁场
   D. 脉动磁场
   E. 以上均是

2. 磁体中磁性最强的部分称为（　　）
   A. 磁体
   B. 磁路
   C. 磁极
   D. 磁场
   E. 磁导

3. 磁场对循环系统的影响包括（　　）
   A. 对正常心脏无明显作用
   B. 对病理性的心脏改善心功能
   C. 改善血管舒缩功能
   D. 使乙酰胆碱降低心率的作用减轻
   E. 以上均是

4. 关于磁疗治疗作用的描述中，以下错误的是（　　）
   A. 镇痛作用
   B. 兴奋作用
   C. 消炎作用
   D. 软化瘢痕作用
   E. 促进骨折愈合作用

5. 关于磁片法的描述，以下错误的是（　　）
   A. 磁片的直径在 5~20mm，常用直径为 10mm，厚度 2~5mm，材料有稀土永磁材料、永磁铁氧体材料等
   B. 磁片法分为直接贴敷法和间接贴敷法
   C. 单磁片法只用 1 个磁片，适用于病变范围小且表浅的部位
   D. 双磁片法用 2 个磁片，适用于病变范围较小且部位表浅的情况
   E. 间接贴敷法是将数片磁片缝制于衣物或布带等固定的布料里，如衣服、腰带、腹带、护膝等，穿戴时将有磁片的部位对准需要治疗的患区或穴位上即可

6. 关于磁疗剂量的选择，以下错误的是（　　）
   A. 急性疾病开始时用小或中剂量
   B. 慢性疾病开始即可用中或大的剂量
   C. 年老体弱，儿童，过敏体质等开始先用小剂量
   D. 年轻体壮者可用中或大的剂量
   E. 头、颈、胸部开始时用中或大剂量

7. 以下属磁疗禁忌证的是（　　）
   A. 支气管哮喘
   B. 急性软组织损伤
   C. 牙周炎
   D. 急性心肌梗死
   E. 婴幼儿腹泻

8. 关于经颅磁刺激技术的描述，以下正确的是（　　）
   A. 该技术主要通过不同的频率来达到治疗目的，高频（>1Hz）主要是抑制的作用，低频（≤1Hz）则是兴奋的作用
   B. 经颅磁刺激技术已经在神经、精神、心理等各个领域得到了广泛的应用
   C. 经颅磁刺激器的线圈，最常用的是圆形和 8 字形线圈，圆形线圈空间聚焦性好，但穿透性弱；8 字形线圈穿透较深，刺激面积大
   D. 可用高频强刺激治疗癫痫
   E. 因心脏起搏器远离颅脑，该技术可以用于安装心脏起搏器者

A₂ 型题

9. 患者，女，22 岁，10 天前双侧面颊行整形手术，目前已拆线，伤口愈合良好，无发热。伤口处触诊可扪及条索状硬结，无压痛，皮温不高。给患者进行磁场疗法的主要目的是（　　）
   A. 消炎
   B. 止痛
   C. 促进创面愈合
   D. 软化瘢痕、减少瘢痕的形成
   E. 消肿

（肖　湘）

第 **9** 章

传导热疗法

案例 9-1

　　患者，男，45 岁，主因"右腕关节疼痛 1 个月，加重 1 周"来诊。患者于 1 个月前打羽毛球时，在做右腕关节背伸反拍接球动作后出现右腕关节背侧疼痛，后给予外用膏药及涂抹双氯芬酸二乙胺药膏后好转，近 1 周自觉腕关节疼痛较前加重，尤其在曲、伸腕关节时明显。查体：右腕关节轻度肿胀，皮温略高，右腕关节背侧压痛明显，疼痛视觉模拟评分法（visual analogue scale，VAS）4 分，右腕关节屈曲、背伸时疼痛加重，VAS 7 分，右腕关节屈曲、背伸轻度受限，屈曲 0～70°，背伸 0～60°。辅助检查：X 线检查未见明显异常。诊断：腕关节扭伤。

问题： 1. 如何对患者进行康复治疗？

　　　　2. 可采取哪种传导热疗法？

第 1 节 概 述

一、概 念

　　传导热疗法是用各种热源作为介质，接触人体表面将热直接传输给机体以起到治疗疾病的方法。热源一般是热容量大、导热性小的物体，要求保温时间长，又不致烫伤皮肤。常见的传导热疗的热源有热的水、泥、石蜡、砂、蒸气、坎离砂、酒以及化学热袋等，我国目前临床上常用的传导热有石蜡疗法、湿热袋敷疗法、中药熏蒸疗法等。像石蜡疗法，除传导热作用外，还有机械和化学刺激等综合作用。传导热疗法由于操作简单、应用广泛，治疗效果确切，被各级医疗机构所应用，甚至延伸至家庭中使用。

二、物 理 特 性

（一）热的基本概念

　　1. **热** 是分子、原子、电子等物质微粒的一种无规则的运动状态。

　　2. **内能** 是物质的动能与势能之和。动能由分子的无规则运动产生，势能由分子之间的相对位置决定。

　　"热"与"内能"有着不可分割的关系，物质变热表示其内能增加，变冷表示其内能减少；对物体加热是指用热传递的方式使其内能增加。

　　3. **热量** 指由温差所引起的内能转移的量度。热量的国际单位为焦耳（J）。

　　4. **热容量** 指使物质温度每升高 1℃所需要的热量，是表示物体吸热或放热性能的物理量。国际单位是焦/升（J/L），常用单位是千卡/摄氏度（kcal/℃）。

　　5. **比热** 指单位质量的物质，温度变化 1℃时需要吸收或放出的热量。常用单位是千卡/（千克·摄氏度）[kcal/（kg·℃）]，1cal=4.184J。

　　6. **热平衡** 温度不同的物质相互接触时，会发生内能从高温物体向低温物体的传递，且内能的总和不变，即温度高的物质放出的热量等于温度低的物质吸收的热量，这种现象称为热平衡。

（二）热的传递方式

1. 传导　是物质的内能由高温部分传至低温部分的过程。传导是固体内能传递的唯一方式。石蜡疗法属于传导热疗法。

2. 对流　是气体或液体物质传播内能的方式。主要是依靠气体和液体的流动性来传播。故只有气体和液体才能通过对流来传递热量。

3. 辐射　指物质以光的速度直接向周围传播热量的方式。例如，太阳传递给地球热量就是以热辐射方式通过宇宙空间进行的。

在实际过程中，传热介质的热传递可同时兼有这三种方式。

（三）熔解和凝固

1. 熔解　指物质从固态变成液态的过程，晶体只有达到一定的温度才能熔解，这个温度称为熔点。

2. 凝固　指物质从液态变成固态的过程，液体只有达到一定的温度才能凝固，这个温度称为凝固点。同一种物质的凝固点以及熔点是相同的。

3. 熔解热　指单位质量的固体在熔点变成同一温度的液体时所需要吸收的热量，单位为 J/kg。

4. 凝固热　指单位质量的液体在凝固点变成同一温度的固体时所释放的热量，单位为 J/kg。

（四）气化和液化

1. 气化　指物质从液态变成气态的现象。气化有两种方式：蒸发和沸腾。蒸发是指仅在液体表面进行的气化过程，沸腾是指在液体内部和表面同时进行的汽化过程。

2. 液化　指物质从气态变成液态的现象。

3. 气化热　指单位质量的液体变成同一温度的气体时所需要吸收的热量，单位为 J/kg。

三、生物学效应与治疗作用

传热介质对皮肤的温热感受器、压力感受器、化学感受器具有综合性的作用。主要表现在以下几个方面。

（一）对神经系统的影响

温热对神经系统的影响主要取决于介质的治疗温度和作用时间。

1. 降低肌张力　当皮肤局部感受到热刺激时，可影响局部自主神经纤维和躯体神经纤维的传导速度，还能影响脊髓的自主神经中枢甚至大脑皮质的功能，引起脊髓相应节段反应，降低肌张力。

2. 镇痛　热刺激作用下，周围神经的疼痛阈值增高，也可由于肌张力的降低而减轻因肌肉紧张所致的疼痛，从而起到良好的镇痛作用。

（二）对循环系统的影响

在热刺激作用下，机体通过神经、体液机制的调节使局部血管扩张，改善局部血液循环。

1. 改善组织营养　在热刺激作用下，通过局部皮肤温热感受器中的神经轴突反射，释放组胺和前列腺素等，使局部毛细血管扩张，血流加快，促进血液及淋巴循环，从而改善组织营养，加强组织再生过程。但血流增加时可导致受伤部位出血量增加。

2. 促进水肿吸收　具有压缩作用的传热介质，可以防止组织内淋巴液和血液的渗出，从而减轻表层组织肿胀、防止出血、促进渗出液的吸收，有助于肿胀消散。

3. 增强心功能　当机体表面皮肤受到大范围温热刺激时，外周血管扩张，除心、肾血管以外的内脏血管收缩，心率加快，心收缩力增强，全身血液循环加速，且对血压无明显影响。

（三）对皮肤软组织的影响

热刺激作用于皮肤，可使皮肤血管扩张，加强其营养，改善皮肤功能。

1. 软化瘢痕　油质传导热介质，由温热逐渐冷却凝固时，可对皮肤产生压力及润滑作用，使皮肤保持柔软弹性，防止皮肤过度松弛而形成皱褶；并可软化瘢痕组织，缓解因瘢痕挛缩所引起的疼痛。

2. 促进创面愈合　温热刺激作用于皮肤，可促进上皮组织再生，使皮肤血管扩张，血流加快，促进血液及淋巴循环，改善其营养和代谢，刺激上皮生长，促进创面愈合。

3. 松解挛缩关节　温热刺激结合牵伸技术可增加结缔组织弹性和塑性。如关节损伤后，不能充分活动，结缔组织进行性缩短，出现关节挛缩；当局部组织温度升高到 40～45℃ 时，同时进行适当牵伸，可以改善挛缩关节活动度，促进关节功能的恢复。

（四）对组织代谢和炎症的影响

1. 加强组织修复　适当的热刺激，能够加强组织代谢过程，加速胶原蛋白的合成，促进组织修复。

2. 抑制炎症发展　热刺激可加剧急性炎症反应，但对慢性炎症有着明显的治疗作用。这是因为热刺激能增强组胺、缓激肽、前列腺素、巨噬细胞趋化因子等化学介质对炎症反应的作用，促进单核吞噬细胞系统的吞噬功能；热刺激使血管扩张、血管通透性增强，有利于组织代谢产物的排出和营养物质的吸收，从而起到抑制炎症发展的作用。

链接

传导热中的隐私保护

几乎所有的传导热都会涉及患者除去衣物进行治疗，这就要求我们治疗师在从事治疗过程中最大程度地保护患者的隐私，从而消除患者的紧张情绪及治疗担忧。如治疗过程要男、女患者分开，治疗室内病床均安装拉帘以隔挡保护患者隐私；对异性患者实施隐私处置时，应有异性医护人员或家属陪伴；治疗师在进行治疗操作时，应加避免无关人员探视；为患者处置时要拉帘或关闭治疗室的门或挂"治疗中，请稍候"的提醒标牌等。

第 2 节　石 蜡 疗 法

石蜡疗法（paraffin therapy）是利用加热熔解的石蜡作为导热体，将热能传至机体达到治疗疾病的方法，同时石蜡还具有良好的可塑性，冷却凝固后可产生机械压迫作用，以达到治疗的作用。

一、物 理 特 性

（1）石蜡是一种高分子碳氢化合物，呈中性，在常温下为白色或淡黄色半透明固体，无臭、无味，不溶于水，微溶于乙醇，易溶于汽油、乙醚、氯仿等有机溶剂，一般情况下不与氧化物发生反应。

（2）石蜡是石油的蒸馏产物，医用精炼高纯度石蜡的含油量为 0.8%～0.9%，熔点为 50～56℃，沸点为 110～120℃。在与空气充分接触的情况下，当石蜡加热到 110℃ 以上时，容易被氧化变质。

（3）石蜡热容量大，比热为 0.50～0.78cal/（g·℃），导热系数小，为 0.000 59，易被人体所接受（表 9-1）。由于石蜡在熔化过程中吸收大量热能，而释放过程却又非常缓慢，因此蓄热性能好。

表 9-1　石蜡在不同温度时的热容量　　　　　　单位：kcal/℃

熔点（℃）	热容量								
	50℃	55℃	60℃	65℃	70℃	75℃	80℃	90℃	100℃
45.9	0.553	0.581	0.616	0.650	0.681	0.692	0.746	0.779	0.832
50.5	—	0.553	0.561	0.589	0.638	0.668	0.709	0.764	0.832
53.1	—	—	0.612	0.642	0.695	0.708	0.732	0.799	0.872
61.3	—	—	—	0.573	0.611	0.639	0.660	0.699	0.810

（4）石蜡向人体的热传导是缓慢进行的，石蜡疗法可使局部皮肤温度保持在 40~45℃。加热的石蜡冷却时，能释放大量热能。每千克石蜡熔解或凝固时，吸收或释放的热（熔解热和凝固热）平均为 162.8J（表 9-2）。蜡层越厚，石蜡熔点越高，由液态变为固态的过程就越慢，保存温热的能力也就越高。

（5）石蜡由固体加热至熔点熔解成为液体，热能发散，经过一段时间的逐渐冷却，石蜡逐渐变硬，又凝固成固体，体积可缩小 10%~20%。在逐渐冷却过程中，其在 40~48℃内可保持 70~90min，且能随意伸缩变性紧贴于体表各部位，具有良好的可塑性、黏滞性和延展性。

表 9-2　不同熔点石蜡的熔解热

熔点（℃）	熔解热（J/kg）
52.2	162.8
57.3	169.9
60.9	174.5
65.4	183.7

二、治疗原理与作用

（一）温热作用

石蜡的热容量大、蓄热性能好、导热性小，能使皮肤耐受较高温度（55~60℃）的温热作用，且保持较长时间。石蜡的温热作用较深，可达皮下 0.2~1.0cm。治疗后局部温度很快升高 8~12℃，经过 5~12min 后皮温缓慢下降，在 30~60min 内保持较高的温度。

1. 消散炎症　石蜡疗法使局部血管扩张、血流加快，促进改善局部血液循环，使细胞膜通透性增高，有利于组织代谢产物的排出和对营养物质的吸收，抑制炎症发展。

2. 镇痛　石蜡疗法使周围神经疼痛阈值增高，也可使肌张力降低，从而起到良好的镇痛作用。

（二）机械作用

石蜡具有良好的可塑性与黏滞性，能与皮肤紧密接触，同时随着温度降低、冷却凝固、体积缩小（体积可缩小 10%~20%），产生对组织轻微的挤压，起到机械压迫作用。

（1）石蜡产生的机械作用可使皮肤表面毛细血管轻微受压，能防止组织内淋巴液和血液的渗出，从而减轻表层组织肿胀，防止出血，促进渗出液的吸收，加速局部肿胀的消除。

（2）石蜡能产生对组织轻微的挤压，还可以促进温热向深部组织传递，进一步加深温热的治疗作用。

（3）石蜡对新鲜创面有一定的止血作用，长时间的石蜡疗法可促进新鲜创面的愈合和骨痂的形成。

（三）化学作用

石蜡对人体的化学作用较弱，其化学作用取决于石蜡中矿物质油的含量和成分。医用高纯度石蜡，含油量为 0.8%~0.9%，对皮肤瘢痕有润滑作用，可使皮肤柔软、富有弹性，如在石蜡中加入某种化学物质或油类物质用于治疗时，能产生相应的化学作用。

1. 促进上皮组织生长及创面愈合　石蜡中的某些碳氢化合物能刺激上皮生长，加速表皮再生过程和真皮结缔组织增生过程，故能促进创面愈合。

2. 软化松解瘢痕组织及肌腱挛缩　石蜡本身的油质和其冷却凝固时对皮肤的压力，可使皮肤保持柔软弹性，防止皮肤过度松弛和形成皱褶，提高皮肤紧张度。对瘢痕、肌腱挛缩等有软化及松解作用，并且可以减轻因瘢痕挛缩引起的疼痛。石蜡疗法可使局部皮肤代谢增高，改善营养环境。

三、治疗技术

（一）仪器设备

（1）石蜡疗法需要熔点为 50~56℃的白色无杂质石蜡、电热熔蜡槽（上层为蜡液，底层为水，在槽底以电热疗法加热熔蜡），也可以采用双层套锅（槽）隔水加热熔蜡，以及其他一些辅助用品，如耐高温塑料布、木盘或搪瓷盘、搪瓷桶、搪瓷盆、铝盘、铝勺、毛刷、保温棉垫、温度计、刮蜡小铲刀、毛巾等。

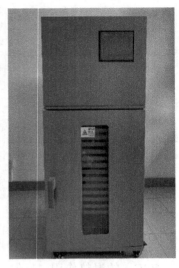

图 9-1　智能蜡疗机

（2）应单设熔蜡室，避免石蜡对患者造成不良刺激；室内要有良好的通风设备，地面应是地砖或是水泥，墙面应刷防火漆，同时应设有防火设备；随着智能蜡疗机使用，石蜡疗法的临床使用更加方便（图 9-1）。

（二）石蜡的选择

石蜡疗法选用医用高纯度石蜡，外观洁白，无杂质，pH 呈中性，不含有水溶性酸碱，含油量为 0.8%～0.9%，黏稠性良好。熔点为 54～56℃ 的石蜡，最适宜蜡饼法；浸蜡用的石蜡熔点偏低。

（三）石蜡的加热

1. 熔蜡量　每次加热熔解的石蜡量，根据不同的蜡疗方法和治疗部位的需要而定，一般按每次治疗用蜡 300～500g 计算。

2. 加热方法　加热熔解石蜡一般采用水浴加热法。如隔水加热法，将石蜡加热熔化到 60～65℃，应注意避免水浴锅中的水或锅内蒸气所凝结的水流滴入蜡中，由于水的导热性比蜡大，当同样温度的水和蜡同时作用于皮肤时，就会因水滴而引起烫伤；如果水滴进入蜡中，可采用煮沸的方法使水分蒸发出去。需要注意的是，避免过度加热，燃烧超过 100℃ 可使石蜡氧化变质。不可将熔蜡锅直接放在炉上加热，因为此法不仅可以导致石蜡氧化变性，还可以使底层石蜡烧焦变味，不仅影响石蜡的可塑性与黏滞性甚至可引起石蜡燃烧，而且变质的石蜡还会刺激皮肤引起皮炎。

3. 石蜡的重复使用　石蜡可重复使用，因每次石蜡疗法的损失量为 5%～10%，一般每 1～3 个月加入 15%～25% 的新蜡，石蜡重复使用的次数一般不超过 5～7 次。注意应用在创面、溃疡面及体腔部的污染石蜡不可以重复使用。

（四）石蜡的清洁

石蜡反复使用后，会有汗液、皮屑、尘埃等杂质混入蜡中，使石蜡颜色变黄，从而降低了蜡的热容量、导热性、可塑性及黏滞性，影响石蜡疗法的治疗作用，甚至可能造成不良反应。通常每周或半个月清除一次杂质。常用的石蜡清洁方法有以下几种。

1. 沉淀清洁法　用几层纱布或细孔筛对熔化的石蜡进行过滤，将过滤后的石蜡静置冷却；或将石蜡熔解后搅拌使污物下沉。静置后，清洁的石蜡浮到上层，杂质沉到蜡底，凝固后切除沉淀于石蜡底部、比重较大的杂质。

2. 白陶土清洁法　向熔解的蜡中加 2%～3% 的白陶土或白土，加热到 90℃ 并搅拌 30min，蜡内污物杂质即被吸附并沉积于底部，凝固后将污蜡切除。

3. 水煮清洁法　加等量水于石蜡内，加热煮沸 30min，使蜡中杂质溶于水中、沉淀于蜡底层，冷却凝固后将污蜡切除。

4. 滑石粉清洁法　向熔解的蜡中加 2%～3% 的滑石粉，静置后将澄清的蜡液倒出或等蜡液凝固后将下层污蜡切除。

5. 清洗法　每次治疗后，将取下的蜡立即用急流水冲洗，以清除黏附在蜡块表面的汗液、皮屑等污物杂质。

（五）石蜡的消毒

将石蜡加热到 100℃，经过 15min 即可达到消毒目的。

（六）治疗方法

目前石蜡的治疗方法有蜡饼法、刷蜡法、浸蜡法、蜡袋法、蜡垫法、石蜡绷带疗法等，下面介绍几种常用的治疗方法。

1. 蜡饼法　是临床最常用的方法之一。将加热后完全熔化的蜡液倒入铺有塑料布的搪瓷盘或铝盘中，使蜡液厚 2～3cm，自然冷却待蜡温降至 45～50℃ 时，石蜡凝结成块。患者取舒适体位，暴露治疗部位，将石蜡取出放在塑料布或橡胶布上，敷于治疗部位，外包棉垫与塑料布保温，每次治疗时间 20～30min。治疗完毕后，将取下的蜡块立即用急流水冲洗后，放回蜡槽内。每日或隔日治疗 1 次，15～20 次为 1 个疗程。本法适用于躯干或肢体较平整部位的治疗，蜡饼面积的大小应根据治疗部位而定。一般用于大腿和脊柱的蜡饼为 50cm×30cm；腰、腹部为 40cm×20cm；关节部位可小一些。

2. 刷蜡法　将熔蜡槽内的蜡熔化并恒温在 55～60℃，患者取舒适体位，暴露治疗部位，用毛刷蘸蜡液后在治疗部位迅速而均匀地涂抹，使蜡液在皮肤表面冷却形成一层导热性低的蜡膜保护层，再在保护层外反复涂刷，直至蜡厚 0.5cm 时，外面再包一块热蜡饼，然后用塑料布、棉垫包裹保温。注意每次刷蜡层的边缘不要超过第一层，以免烫伤，每次治疗 20～30min。治疗完毕，将蜡块取下、蜡膜层剥下，清洁患者皮肤及蜡块，把蜡块放回蜡槽内。每日或隔日 1 次，10～20 次为 1 个疗程。本法适用于躯干凹凸不平部位或面部的治疗，应用刷蜡法多为加强石蜡的机械压迫作用，常用于治疗亚急性损伤等，以防止继续渗出及促使渗出液吸收。

3. 浸蜡法　将熔蜡槽内的蜡熔化并恒温在 55～60℃，患者取舒适体位，先将患侧按刷蜡法涂抹形成一层蜡膜保护层后，再浸入蜡液中并立即提出，反复进入、提出多次，直到体表的蜡层厚达 0.5～1.0cm，呈手套或袜套样，然后再持续浸于蜡液中。一定要注意再次浸蜡时蜡的边缘不可超过第一层蜡膜边缘，以免烫伤。治疗完毕后，患者将治疗部位从蜡液中提出，将蜡膜层剥下，清洗后放回蜡槽；每次的治疗时间、疗程与蜡饼法相同。本法适用于手或足部的治疗，优点是保温时间长。

4. 蜡袋法　根据治疗部位用 0.3～0.5mm 厚的透明聚乙烯薄膜压制成大小不等的口袋，将已熔化的蜡液倒入袋内，蜡液的容量为 1/3，排出袋内的空气封口备用。治疗时将蜡袋放入热水中加热，石蜡吸收热量至 60℃熔解，水温不要超过 100℃，取出后放于治疗部位，可替代蜡饼法。本法温热作用比蜡饼法强，操作简单易行，容易保持蜡的清洁，易于携带，且不浪费石蜡；其不足是不能充分发挥石蜡的理化特性，如机械作用和润泽作用等。

四、临床应用

（一）适应证

软组织损伤，慢性关节炎，腱鞘炎，术后、外伤后浸润，外伤后关节疾病，关节挛缩，瘢痕增生，骨膜炎，创伤后组织粘连，慢性胃肠炎，慢性盆腔炎，神经炎和神经痛，伤口愈合不良等。

（二）禁忌证

皮肤对石蜡过敏者，高热，昏迷，风湿性关节炎活动期，急性化脓性炎症早期，结核，恶性肿瘤，出血倾向，感染性皮肤病，严重的皮肤感觉障碍者，婴幼儿，孕妇腰腹部，开放性伤口等。

（三）注意事项

（1）石蜡易燃，应注意防火；不得直接加热熔解，以免石蜡变质、燃烧。

（2）治疗部位清洗干净，如有长毛发可涂凡士林，必要时可剃去。

（3）准确掌握蜡的温度，防止烫伤。

（4）治疗过程中，患者不得任意活动治疗部位，以防止蜡块或蜡膜破裂后蜡液流出而致烫伤。患者如果感觉过烫应及时终止治疗，检查原因并予以处理。

（5）皮肤感觉障碍、血液循环障碍等部位治疗时蜡温宜稍低，骨突部位可垫小块胶布，以防止烫伤。

（6）少数患者石蜡疗法治疗后治疗部位可能出现皮疹、瘙痒等过敏反应，综合评估后，判断是否应停止治疗，并对症处理。

（7）定期检查加热仪器及电线，失灵及老化的恒温器应及时更换，以免过热引起燃烧。

（8）蜡疗室应保持空气流通，具备通风设备。

石蜡疗法在脑卒中后肩-手综合征患者中的临床应用

肩-手综合征（shoulder-hand syndrome，SHS）是脑卒中后偏瘫患者最常见的并发症之一，早期有效治疗是患者预后良好的重要前提。其临床特点主要包括疼痛、水肿、自主神经功能障碍、运动失调及营养改变。其中肩部疼痛，活动受限，手肿胀为其典型表现，后期可能出现手肌肉萎缩、挛缩畸形，影响患者上肢基本功能。石蜡疗法的温热作用可使局部毛细血管扩张、血流加快，改善局部血液及淋巴循环，其机械压迫作用也可使皮肤毛细血管轻度受压，能防止组织内淋巴液和血液的渗出，联合手法治疗可以有效改善肩部疼痛，加大关节活动范围，消除水肿。

第 3 节　湿热袋敷疗法

湿热袋敷疗法（hot pack therapy）也称热袋疗法，是利用热袋中的硅胶加热后散发出的热和水蒸气作用于机体局部以治疗疾病的一种物理疗法。该疗法具有较好的保温和深层热疗作用，治疗方法简单易行，广泛应用于临床。

一、物 理 作 用

湿热袋中装有可塑性硅胶、皂黏土和亲水硅酸盐，这些填充物都具有很好的吸水性。硅胶颗粒中含有许多微孔，在恒温箱中加热时，会吸收大量的热和水分，并释放缓慢。治疗时，将湿热袋置于患部，缓慢释放出热和水蒸气。其主要作用是温热作用。通过组织传导使皮下组织温度升高，其热效应与其他热源相似。

二、治疗原理与作用

湿热袋敷疗法主要的治疗作用为温热作用，可使局部血管扩张，血液循环加强，增强代谢，改善营养；增强毛细血管的通透性，促进渗出液吸收，消除局部组织肿胀；降低末梢神经兴奋性，降低肌张力，缓解疼痛；软化瘢痕组织、松解组织粘连及肌腱挛缩。

三、治 疗 技 术

（一）仪器设备

湿热袋敷疗法需要用粗帆布或者亚麻布缝制成大小不同的方形、矩形、长带形布袋，以适合身体不同部位的使用。内装含有丰富微孔的二氧化硅气凝胶颗粒，以及专用的恒温箱。

（二）治疗方法

（1）治疗前先向恒温箱放水至 3/4 的容量，加热至 80℃恒温，再将湿热袋悬挂浸入水中加热 20～30min。

（2）嘱患者取舒适体位，协助其充分暴露治疗部位，在治疗部位上覆盖数层干燥毛巾，面积应大于拟治疗部位。

（3）取出湿热袋，拧出多余水分（以热袋不滴水为度），将热袋置于治疗部位的毛巾上，再盖以毛毯保暖。

（4）随湿热袋温度的下降，逐层撤去所垫的毛巾直至治疗完毕。

（5）每次治疗 20～30min，每日或隔日治疗 1 次，或每日 2 次，15～20 次为 1 个疗程。

四、临 床 应 用

（一）适应证

慢性关节炎、瘢痕增生、肌纤维组织炎、关节挛缩僵硬、肌肉痉挛、软组织挫伤恢复期、肩关节周围炎、神经痛等。

（二）禁忌证

感染部位、开放性伤口、严重皮肤病、活动性结核、恶性肿瘤，以及高热、极度衰弱、出血倾向等全身性疾病患者，局部皮肤感觉障碍者慎用。

（三）注意事项

（1）检查恒温装置，以保证准确的恒温。

（2）检查水箱内的水量是否足够，避免干烧。

（3）检查湿热袋是否有破损，以免加热后硅胶颗粒漏出引起烫伤。

（4）治疗过程中，应注意观察、询问患者的反应。

（5）湿热袋过热时增加其与患者体表间的毛巾层数。

（6）勿将湿热袋置于患者身体下面进行治疗，以免挤压出袋内的水分引起烫伤。

（7）老年人、局部感觉障碍者及血液循环障碍者不宜使用温度过高的热袋；意识不清者慎用湿热袋敷疗法。

第 4 节　中药熏蒸疗法

中药熏蒸疗法是利用蒸气作用于身体表面，以防治疾病和促进康复的一种物理疗法。此法很多中医书籍中均有记载，常用的方法包括局部熏疗法和全身蒸气浴疗法。

一、物 理 特 性

蒸气能够使局部毛细血管扩张，血液循环加速，细胞通透性加强，使药物成分经皮肤作用于内部脏腑，对肌肤及内脏的多种疾病起到有效的治疗作用。蒸气疗法能够起到滋养皮肤、调理脾胃功能、增强肾脏功能等作用。熏蒸时选择适当的中药，可起到解表散寒、消肿除湿、温通经络、活血化瘀、调和气血等功效。

二、治疗原理与作用

（一）热传导作用

促进新陈代谢，加快血液循环，有利于水肿的消散和吸收，同时增强巨噬细胞的吞噬能力，具有良好的消炎作用。

（二）气流颗粒运动作用

气流中微小的固体颗粒对患处起到按摩、摩擦等机械治疗作用；可软化瘢痕组织和松解挛缩肌腱；可降低末梢神经的兴奋性，减低肌张力，具有解痉、镇痛作用。

（三）独特的药物治疗作用

可根据病情选择不同的传统中药配方进行治疗，以达到消炎、消肿、镇痛等治疗作用。

三、治 疗 技 术

（一）仪器设备

需设立单独的蒸气室，室内需配备四肢熏蒸仪、全身熏蒸仪，并配有洗浴室及休息室（图 9-2、图 9-3）。

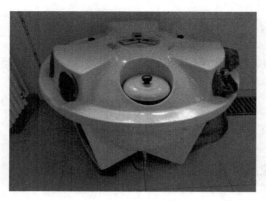

图 9-2　四肢熏蒸仪

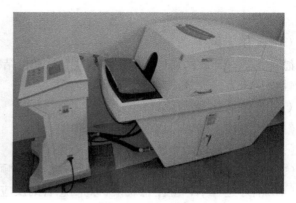

图 9-3　全身熏蒸仪

（二）治疗方法

1. 局部熏疗法　利用蒸汽做局部熏蒸，以治疗局部病变，以四肢治疗常见。本法药物通过温热作用渗入局部，有利于药物吸收，优于单纯的蒸气浴热疗法。

（1）熏蒸法　将提前配好的药物放入熏蒸仪的药槽中，加水煮沸 30min 后，患者将需要治疗的部位直接在蒸气上熏（腰腿痛或者运动功能障碍的患者可采取卧位），每次治疗 20～40min，每日 1 次；急性炎症及扭挫伤等患者 3～7 次为 1 个疗程；慢性炎症、腰腿痛等患者 15～20 次为 1 个疗程。

（2）喷熏法　先将药物煎取滤液，放在蒸气发生器内并加热，将喷出的药物蒸气直接对准患部体表喷熏进行治疗，每次治疗 20min，每日 1 次。治疗疗程同熏蒸法。

2. 全身中药蒸气疗法　将配好的药物放入熏蒸仪的药槽中，加水煮 30min 后，嘱患者穿着内衣躺入仪器内，头部暴露。蒸气温度在 40℃左右，治疗时间为 20～40min，治疗后患者立即用温水淋浴，然后在休息室休息 10～20min，同时补充适量水分；每日或隔日 1 次，10～15 次为第 1 个疗程，休息 2 周后可进行第 2 个疗程。

3. 药物处方　提前请中医科根据患者的病症开具药物处方。

四、临床应用

（一）适应证

风湿性关节炎、感冒、腰肌劳损、扭挫伤、瘢痕挛缩、神经衰弱、慢性盆腔炎、营养性水肿、皮肤瘙痒症等。

（二）禁忌证

严重心血管疾病、高热、癫痫、孕妇、恶性贫血、月经期、活动性肺结核者禁用；年老体弱者慎用；急性扭伤 24 小时后再行治疗。

（三）注意事项

（1）仔细阅读熏蒸仪使用说明，严格按要求操作，调整蒸气温度适宜，避免过热烫伤。

（2）严格掌握适应证及禁忌证；治疗室备有急救药品，防止意外发生。

（3）治疗过程中，应随时观察询问患者反应，如有不适，立即停止治疗，给予静卧等对症处理。

（4）治疗后，洗浴室和休息室的温度适宜，患者注意保暖，以防感冒。

第 5 节　泥　疗　法

泥疗法（mud therapy）是采用各种泥类物质加热后作为介体，涂敷在人体一定部位上，将热传至体内，以达到治疗的作用。治疗泥在自然界广泛分布存在，资源丰富，种类有淤泥、泥煤腐殖土、黏土和人工泥等。泥疗法主要用于保健和治疗一些慢性疾病，临床上应用并不多。

一、物 理 特 性

首先，由于泥的热容量小，并有可塑性和黏滞性，可影响分子运动而不对流，所以其导热性低、散热较慢、保温性好，能长时间保持恒定的温度；其次，由于泥中含有各种微小砂土颗粒及大量胶体物质，当其与皮肤密切接触时，对机体可产生一定的压力和摩擦刺激，产生类似按摩似的机械作用。另外，泥尚有一些化学作用和弱放射作用，通过神经反射、体液传导和直接作用对机体产生综合效应。当直径大于 0.25m 以上的泥颗粒重量超过 10%时，可降低治疗用泥的可塑性和黏滞性。含颗粒大的泥，由于导热性不同，在治疗过程中可导致皮肤损伤。

1. 矿物质　主要含有硅酸盐，占泥重量的 49%～92%，并含有大量氧化物，以及磷酸、氯、氟、硫氮等有机物质。

2. 微生物　有 100 多种微生物与治疗泥形成有关，其中硫化氢弧菌、脱硫螺菌和各型白硫菌属等，在治疗泥形成过程中起主要作用。

3. 泥浆　占泥重量的 35%～97%，主要由溶于泥浆中的矿物盐、胶体及氧、二氧化碳、氯、氮等构成，其中盐类物质浓度越高，对皮肤的刺激越强。

4. 有机物质　主要有蛋白质、氮化合物及脂类。

5. 其他物质　某些治疗泥中尚含有维生素、激素、氨基酸抗生素、噬菌体和放射性物质等。

二、治疗原理与作用

泥疗法治疗作用与石蜡疗法等传导热疗法相同。

（一）温热作用

治疗泥的热容量小，并有一定可塑性与黏滞性，并且几乎无对流，故导热性较低，保温能力较大，与皮肤接触时向机体传热缓慢，因此，泥疗法对机体起到温热作用。治疗局部毛细血管扩张，血液循环加强，可促进新陈代谢，有利于慢性炎症、水肿、浸润、渗出液和血肿的消散和吸收，松解软化瘢痕及粘连；镇痛解痉。

（二）机械作用

治疗泥具有一定的抗剪力强度、黏滞度与比重，因此，当治疗泥与皮肤接触时，对机体产生一定压力而起到机械作用。作用于人体时对组织产生压迫作用以及泥的颗粒对皮肤的摩擦作用，可促进血液及淋巴液回流。

（三）化学作用

治疗泥中含有各种矿物质和有机物质，可对机体产生相应的作用。如钙、镁、钠等能够附着体表影响散热，并能调节自主神经系统功能；磷酸可促进组织对水分的吸收；单宁酸和铁、铅等金属化合物则有收敛作用等。

（四）其他

泥中的抗菌物质和微量放射性物质能起到一定的杀菌作用。

三、治 疗 技 术

（一）设备

1. 基本设施　应设有专门的更衣室、治疗室（妇科治疗室）、冲洗室、泥加温室及储泥室。

2. 泥的选择　在治疗用泥的选择上，要求不含致病菌，且不具感染性，有良好的腐败分解度（50%～60%）、可塑性及黏稠性。

3. 泥的加热　泥的加热方法主要有天然加热法和人工加热法两种。临床中常用人工加热方法。

（1）天然加热法　利用日光将泥晒 2～3 小时，使泥的温度达到 38～45℃。

（2）人工加热法　将盛泥的铁桶放置于加热的水浴中，水浴内通 60℃热水或蒸气，加热过程中注意温度的变化，过高的温度可以影响泥的胶体性能，并可使泥中的微生物死亡；同时注意在加热过程中要随时搅拌。

（二）治疗方法

1. 全身疗法　主要有泥浴法和泥敷法两种。

（1）泥浴法　将患者浸入用热盐水或矿泉水稀释的治疗泥中，达胸部乳头平面将头外露，在前额和心区放置冷湿布。泥浴温度 34～43℃，每次治疗 15～20min，每日或隔日 1 次，10～15 次为 1 个疗程。

（2）泥敷法　指不同形式加热的泥，在床上铺成厚度为 4～8cm 泥饼，让患者除去衣物躺在泥上，然后用泥涂在患者全身至胸部乳头高度，再依次包裹布单、棉布或毛毯。泥敷法治疗温度在 37～42℃，每次治疗 15～20min，隔 1～2 天治疗 1 次，10～15 次为 1 个疗程。全身泥疗结束后，用温水洗净，卧床休息 30～60min。

2. 局部疗法　主要有局部泥疗法、局部泥浴法等。

（1）局部泥疗法　根据治疗部位的不同，将加热的泥放到调泥台上搅拌制成比所需温度高 1℃的泥饼，再置于需要治疗的部位。

（2）局部泥浴法　在特制木盆或瓷盆中，用水将泥调稀后，将治疗部位浸入，主要用于四肢。

四、临床应用

（一）适应证

运动系统和周围神经的亚急性和慢性炎症、周围神经损伤后遗症、神经痛、神经炎、关节炎、软组织损伤、瘢痕增生、慢性附件炎、盆腔炎等。

（二）禁忌证

皮肤对泥成分过敏者、严重的皮肤感觉障碍者、感染性伤口、周围循环严重障碍、高热、恶性肿瘤、活动性结核、出血倾向、体质虚弱、妊娠及婴幼儿等。

（三）注意事项

（1）选择符合各项指标的治疗泥，保证治疗用泥的质量。

（2）测泥温时应准确、均匀。

（3）注意保持泥疗室的温度及湿度，并做好通风。

（4）治疗过程中，应随时观察患者的反应，若发现患者有大汗、头昏、心悸等不良反应时，应立即采取措施；轻者可在密切观察下继续治疗，重者应立即停止治疗。

（5）治疗后，患者应注意休息，不要做日光浴、游泳及长时间散步。

（6）由于泥疗法能够促进机体蛋白质和碳水化合物代谢，可以建议患者适当增加蛋白质、糖和维生素 B_1 等的摄入。

第 6 节　热气流疗法

热气流疗法是利用强烈干燥热气作用于局部或全身来防治疾病和促进康复的一种物理疗法，又称干热空气疗法。临床上不常用。

一、物理特性

干空气随着温度升高，密度逐渐降低，导热系数增加；又由于干空气其特点是不含水分。因此，在治疗过程中患者更易耐受高温治疗。

二、治疗原理与作用

热气流能够使局部毛细血管扩张、血液循环加速、细胞的通透性加强；气流中微小的固体颗粒对患处起到按摩、刺激、摩擦等机械治疗作用；采用高科技制造的、具有特殊成分的悬浮粒子，则可在患处产生生化作用。例如，一些矿物质，如钙、镁、钠等可以调节自主神经系统功能；磷酸可以促进组织对水分的吸收；铁有触媒作用等，可以加速患处痊愈。

（1）有利于血肿的吸收，加速水肿消散。

（2）促进新陈代谢，加强巨噬细胞的吞噬能力，具有消炎作用。

（3）具有软化及松解瘢痕及肌腱挛缩的作用。

（4）降低末梢神经兴奋性，降低肌张力，解痉镇痛。

（5）热气流治疗机具有连续、间断两种工作模式。间断模式下，可以进行关节功能训练，增加关节活动度。

（6）有些干热介质对皮肤有一定的脱敏作用。

三、治 疗 技 术

（一）局部热气流疗法

小范围的病变部位可用手枪式热吹风机，距治疗部位 10～20cm，热气流以患者耐受为限。大范围的病变需要用特制的热气流治疗仪，治疗操作如下：

1. 开机后预热待机

（1）预热模式　在主电源开关开启状态下，2 小时后这个模式将被自动激活，将风速设置为 50%，治疗时间设置为 3min，预热悬浮颗粒。

（2）待机模式　能够自动切断预热模式或者在治疗定时结束后使用。在待机模式下，风速保持不变，治疗温度波动在上下 3℃范围内。

2. 设置治疗参数

（1）时间　每次治疗 10～20min。

（2）温度　一般治疗温度从 40～45℃开始，随着患者对热的耐受性提高，可逐渐提高温度。

（3）风速　根据治疗需要调整风速，风速在 5%～100%范围可调。

（4）模式　根据治疗需要选择脉冲模式，调整治疗—间歇周期。

3. 固定治疗套　将患者放入治疗套内，并将袖带绕紧，以免悬浮颗粒溢出。

4. 设置治疗频率和疗程　根据设定的治疗参数进行。每天 1 次，20～30 次为 1 个疗程。

（二）全身热气流疗法

本法采用特制的全身浴箱，向浴箱内通入大量的干热空气，即可进行全身治疗。为了保持箱内空气干燥，避免空气在闭塞的空间内迅速被人体散发的蒸气所湿润，应使箱内保持足够的通风。治疗温度和时间与局部热气流疗法相同，根据不同患者的耐受程度进行温度调整。治疗频率为每天 1 次，20～30 次为 1 个疗程。

四、临 床 应 用

（一）适应证

类风湿关节炎，皮肤过敏，局部疼痛，关节僵硬，肌肉痉挛，水肿等。

（二）禁忌证

皮肤感觉障碍者，急性炎症部位，禁止热疗的病变部位，局部开放性创伤，恶性肿瘤，心功能不全者，不明确病因或未被确诊的局部疼痛。

（三）注意事项

（1）仔细阅读热气流治疗仪的使用说明，严格按其要求进行操作，调整好适宜温度，以免过热引起烫伤。

（2）治疗过程中应随时观察询问患者反应，若患者出现心悸、头晕、恶心等不适症状，应立即停止治疗，给予静卧等对症处理。

（3）局部热气流疗法结束后，移出患肢的同时，将治疗套封口，避免悬浮颗粒泄漏；定期清洁风口过滤器，每周对所有治疗套进行清洁处理。

（4）定期对悬浮颗粒进行更换，一般每2年更换1次。进行全身热气流疗法时，应使浴箱内保持足够通风，以保持箱内空气干燥。

自 测 题

A₁ 型题

1. 传导热疗法的传热介体不包括（　　）
   A. 石蜡　　　　　　　B. 地蜡
   C. 泥　　　　　　　　D. 石棉
   E. 坎离砂

2. 物体变热表示其内能在（　　）
   A. 增加　　　　　　　B. 减少
   C. 不变　　　　　　　D. 先增加后减少
   E. 先减少后增加

3. 利用液体或气体的流动来传播内能的方式称为（　　）
   A. 传导　　　　　　　B. 对流
   C. 辐射　　　　　　　D. 蒸发
   E. 沸腾

4. 物体发热的能量以光的速度沿直线向周围传播的过程称为（　　）
   A. 传导　　　　　　　B. 对流
   C. 辐射　　　　　　　D. 蒸发
   E. 沸腾

5. 热平衡现象中，内能的总和（　　）
   A. 增加　　　　　　　B. 减少
   C. 不变　　　　　　　D. 先增加后减少
   E. 先减少后增加

6. 液体内部和表面同时进行汽化的过程称为（　　）
   A. 传导　　　　　　　B. 对流
   C. 辐射　　　　　　　D. 蒸发
   E. 沸腾

7. 影响传导热疗法作用大小的因素不包括（　　）
   A. 热刺激的强弱
   B. 介质温度的高低
   C. 治疗面积的大小
   D. 持续时间的长短
   E. 病程的长短

8. 石蜡疗法的治疗作用不包括（　　）
   A. 降低过高肌张力
   B. 增强肌力
   C. 止痛
   D. 软化瘢痕
   E. 消肿

9. 石蜡不溶于（　　）
   A. 乙醇　　　　　　　B. 水
   C. 乙醚　　　　　　　D. 汽油
   E. 氯仿

10. 石蜡易被氧化的温度为（　　）
    A. 110℃以上　　　　B. 100℃以上
    C. 90℃以上　　　　 D. 80℃以上
    E. 70℃以上

11. 石蜡的温热作用可达皮下深度（　　）
    A. 4～6cm　　　　　 B. 2～4cm
    C. 1.5～2cm　　　　 D. 1～1.5cm
    E. 0.2～1cm

12. 最适宜蜡饼疗法的石蜡熔点为（　　）
    A. 50～52℃　　　　 B. 52～54℃
    C. 54～56℃　　　　 D. 56～58℃
    E. 58～60℃

13. 下列有关石蜡消毒的描述正确的是（　　）
    A. 将石蜡加热到90℃，经15min即可达消毒目的
    B. 将石蜡加热到100℃，经5min即可达消毒目的
    C. 将石蜡加热到90℃，经20min即可达消毒目的
    D. 将石蜡加热到100℃，经15min即可达消毒目的
    E. 将石蜡加热到100℃，经20min即可达消毒目的

14. 石蜡疗法中常用的蜡饼厚度为（　　）
    A. 0.5～1cm　　　　 B. 1～2cm
    C. 2～3cm　　　　　 D. 3～4cm
    E. 4～5cm

15. 浸蜡法的特点是（　　　）
    A. 有很强的机械压迫作用
    B. 适用于急性损伤的治疗
    C. 适用于较大面积的治疗
    D. 适用于治疗急性挫伤、扭伤
    E. 保温时间长

16. 不属于石蜡禁忌证的是（　　　）
    A. 皮肤对石蜡过敏者
    B. 温热感觉障碍者
    C. 1 岁以下的婴儿
    D. 神经性皮炎
    E. 高热

17. 湿热袋敷疗法时恒温水箱中的水应加热至（　　　）
    A. 60℃　　　　　　　　　B. 70℃
    C. 80℃　　　　　　　　　D. 90℃
    E. 100℃

18. 全身中药蒸气疗法蒸气温度在（　　　）
    A. 20℃　　　　　　　　　B. 30℃
    C. 40℃　　　　　　　　　D. 50℃
    E. 60℃

19. 局部热气流疗法距治疗部位的距离为（　　　）
    A. 5～10cm
    B. 10～20cm
    C. 20～30cm
    D. 30～40cm
    E. 40～50cm

20. 下列有关泥疗法注意事项的描述，错误的是（　　　）
    A. 选择所要求的各项指标均合格的泥
    B. 测泥温时应准确均匀
    C. 治疗时应随时观察患者的反应
    D. 严格掌握泥疗法的温度和时间
    E. 泥疗法治疗后不需要休息

（谷　磊）

第10章
冷疗法与冷冻疗法

第1节 冷 疗 法

案例 10-1

患者，男，16 岁，1 小时前在剧烈活动时，不慎导致右踝关节扭伤，右踝关节肿胀，伴有疼痛，不能行走。X 线检查排除患者骨折，体格检查发现踝关节外侧肿胀，有压痛，踝关节活动受限。

问题：1. 怎么设定康复治疗目标？

2. 如何对患者进行康复治疗？

应用 0℃以上且比人体温度低的物理因子（如冷水、冰等）刺激皮肤或黏膜，通过寒冷刺激引起机体发生一系列功能改变以治疗疾病的一种物理治疗方法，称为冷疗法（cold therapy）。冷疗法由来已久，在我国古代有利用冰雪止血、止痛及消肿的记载，2500 年前古埃及人用冷敷来减轻伤处的炎症反应。冷疗法近年来常用于治疗各种运动创伤、风湿性及神经系统疾病等。

一、物 理 特 性

冷疗法温度为 0℃以上，体温以下，它作用于人体后，机体温度下降缓慢，不造成机体不可逆的损伤，通过寒冷的生物学机制发挥作用。而冷冻疗法的温度低于 0℃，治疗时机体温度快速下降，时间过长可造成机体不可逆的损伤。

二、治疗原理与作用

（一）对脉管系统的影响

局部冷刺激可引起周围小动脉和毛细血管收缩，外周血流量明显减少，血管的通透性改变，这有助于减少组织渗出，防止水肿。同时，冷刺激引起的血管运动反应代谢抑制，使血肿、创伤性和炎症性水肿减轻，并抑制淋巴液的生成。短时间的局部寒冷刺激去除后，局部血液循环改善，即反应性充血状态，其后皮温逐渐回升，这样可以防止组织缺血性损伤，因而短时间的寒冷刺激可以改善静脉回流，但寒冷刺激时间过长却能导致静脉血液淤滞，容易形成血栓，使微循环发生障碍，引起低温性休克，使细胞发生坏死。此外，短时间的冷水浴会使身体血管收缩，血液将流向身体内各器官，然后又回流，这种血管的反复循环收缩扩张，可预防心血管疾病的发生。

（二）对神经系统的影响

瞬间的冷刺激可使神经的兴奋性升高，如将冷水泼洒于头部可使昏迷患者苏醒；而持续的局部冷刺激可使神经传导速度减慢，对感觉和运动神经均有阻滞作用，可阻断或抑制各种病理兴奋灶，因而有镇痛、止痒、解痉等治疗作用。

（三）对呼吸系统的影响

短暂的寒冷刺激于颈部或胸部时，首先表现为吸气时间延长，继而短暂呼吸停止，最后出现深呼吸运动，因此短时间冷刺激可提高肺的换气功能。

（四）对消化系统的影响

腹部冷敷 30min 可使胃肠道反射性活动增强，胃液、胃酸增多。但饮用冷水时胃部血流量下降、胃液和胃酸分泌减少、胃蠕动减弱、胃排空能力减弱。因此，食管、胃、十二指肠出血可进行出血部位的局部冷疗。

（五）对运动系统的影响

短时间的冷刺激可引起肌肉收缩，但长时间的冷刺激可使肌肉的温度下降，肌肉和神经的化学物质传递减弱，肌肉的兴奋性降低，运动神经元的活动受到抑制，肌张力下降，故具有缓解肌肉痉挛的治疗作用。

（六）对皮肤的影响

人体皮肤的冷觉感受器较多，因而对冷刺激比较敏感，给予冷刺激可反射性引起局部或全身反应。当冷刺激于皮肤时，温度下降，皮肤血管收缩，敏感度下降；随着刺激温度的降低皮肤可有刺痛感、麻木感；当降至 0℃以下时，皮肤变白而变得坚硬；继续降温，皮肤发生凝冻而稍微隆起；冷刺激停止后，皮肤逐渐复温，刺激区域呈现边缘区逐渐向中心扩散的潮红，皮肤出现水肿，严重者可出现水疱、血疱。

（七）对炎症的影响

炎症急性阶段给予冷刺激可促进血管收缩，组织代谢降低，炎症渗出和出血减少，因而对炎症过度具有较好的影响，但用于炎症的亚急性阶段可能出现损坏。

（八）对代谢的影响

局部冷刺激可使局部组织温度降低，细胞代谢降低，氧的消耗减少，炎症介质活性降低，代谢产物堆积减少，代谢性酸中毒减轻。而长时间的冷刺激可使关节内温度下降，成纤维细胞活性降低，因此冷疗对炎症性和风湿性关节炎具有较好的治疗作用。

三、治 疗 技 术

（一）治疗设备

常用的有冰袋、冰贴、冰毛巾、循环冷却装置等，具体需根据采用的冷疗方法配备冷冻装置。

（二）治疗方法

1. 冷敷法

（1）冰袋法　常用的冰袋有两种，一种是将碎冰块灌入冰袋 1/2 或 1/3 满，排出袋内空气后封口；另一种是化学冰袋，目前在临床上应用较多，化学冰袋内为二氧化硅凝胶水合物或聚乙烯醇，外皮采用高分子材料研制而成，可保存在冰箱或冰柜中（图 10-1）。其优点是柔韧可变性好、在低温下可保持较长时间、一般不会使患者出现感觉缺失现象。治疗时将冰袋直接敷于患部或加毛巾、绒布套、纱布等包裹。治疗时间根据病情而定，一般为同一部位每次 20～30min，最长治疗时间以在同一部位不超过 48 小时为宜。随时查看冰袋有无漏水及被敷部位皮肤情况，若出现局部皮肤苍白、青紫或有麻木感时，应立即停止使用，以防止冻伤。治疗结束，移去冰袋，擦干皮肤，检查皮肤和治疗的生理反应，进行相应的治疗后评定。临床上控制水肿、疼痛或出血的治疗时间为 10～20min，对于烧伤等须即刻急救的情况可维持应用数小时。须较长时间治疗者，可采用更换冰袋的方法进行，以保持冰袋和患者之间的温差相对稳定。

（2）冷湿敷法　将 2～3 块毛巾或敷垫浸入混有冰块的冷水中完全浸透，拧至半干，以不滴水为宜，再将毛巾或敷垫敷于患处，每 2～3min 更换一次毛巾或敷垫，反复交替治疗，治疗时间为 20～30min。治疗时应随时观察冷湿局部皮肤情况，防止出现组织冻伤。该方法常用于大面积受累的痉挛或疼痛性肌肉痉挛。

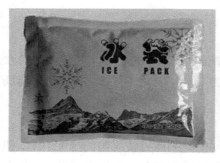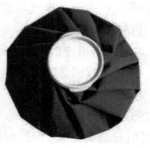

图 10-1　冰袋

（3）冰贴法　分为直接冰贴法、间接冰贴法、冰块按摩法三种。①直接冰贴法：是将冰块直接放在治疗部位，刺激强烈，每次治疗时间为 5～10min。②间接冰贴法：是将冰块隔着毛巾或纱布等隔离物放在治疗部位，使皮肤温度缓慢下降，治疗时间一般为 20～30min。③冰块按摩法：是用冰块在治疗部位来回摩擦移动，治疗时间一般为 5～15min。治疗时应随时观察冷湿局部皮肤情况，防止出现组织冻伤。常用于小范围的疼痛性肌肉痉挛、急性损伤，以及减轻疼痛、水肿或出血的治疗。

（4）循环冷却法　分为体外法和体腔法两种。①体外法：是用金属或塑料小管制成盘或鼓状置于体表，冷水或冷却剂通过管内循环制冷。②体腔法：是将冷冻剂通过合适大小的小管与放入体腔内的囊连接，从管子中通以冷水而达到冷却治疗的目的，如胃、肠道的局部冷疗。

2. 冷水浴

（1）局部冷水浴　将患者病变部位直接浸入冰/冷水（–5～5℃）中浸泡，首次浸入时间可为数秒，出水后擦干并进行主被动运动，待体温恢复后，继续浸泡，浸泡时间逐渐延长至 20～30s，反复进行，持续时间为 4min 左右。该方法主要适用于四肢远端的病变，可减轻疼痛，使患者恢复运动功能。

（2）全身冷水浴　患者在冷水中短暂浸泡，水的温度根据病情而定（表 10-1），注意浸泡时间要逐渐增加，首次一般浸泡 1min 左右，以后逐渐增加浸泡时间（3～10min），浸泡时间以患者出现冷反应（如寒战等）为准。全身冷水浴主要适用于全身性肌痉挛的患者，浴后可以缓解痉挛，有利于进行主动活动和被动活动，还可用于无力性便秘、肥胖症等。

表 10-1　常用冷水浴温度范围

温度感觉	温度范围
寒冷	0～12℃
冷	13～18℃
凉	19～27℃

3. 喷射法　将冷冻剂（氯乙烷、氟甲烷等）或冷空气（–15℃以下）通过喷射装置直接喷射于患处，使患处迅速降温，毛细血管收缩，皮肤苍白,有迅速镇痛作用。氯乙烷多采用间接喷射，喷射距离为 20～30cm，每次喷射 3～5s，间隔 0.5～1.0min，一般反复喷射 3～10 次，治疗时注意观察皮肤反应，以不引起皮肤凝冻为宜。常用于高低不平或范围较大的病变部位和运动损伤的急性处理，如关节、烧伤创面等。

此外，还有灌注法、饮服法等。灌注法是将冷水直接灌入腔内，如冰水灌肠；饮服法是直接饮用冰水。

四、临床应用

（一）适应证

1. 创伤性疾病　肌肉、关节、韧带扭挫伤、撕裂伤，以及早期蛇咬伤等的急性期消肿、止痛、防止炎症进一步扩散，常采用冰袋法、冰贴法、冷湿敷法等。

2. 骨关节疾病　慢性关节炎、类风湿关节炎、强直性脊柱炎、关节周围软组织炎（肌腱炎、滑囊炎）的消炎、镇痛，常采用冰袋法、喷射法等。

3. 止痛　如偏头痛、神经痛、痉挛性疼痛、风湿性疼痛、牙痛、残肢端疼痛、癌症痛等，常采用冰袋法、冷湿敷法、冰贴法等。

4. 内脏出血　如食管出血、胃出血、肠道出血等，常采用循环冷却法、灌注法等；脑卒中急性期头部冷敷可减轻颅脑损伤。

5. 降温和脱敏　烧伤的急救治疗、高热、中暑患者的降温，常采用喷射法、浸泡法等。此外，对冷引起的支气管哮喘和寒冷性荨麻疹等用冷疗进行脱敏。

（二）禁忌证

雷诺病，血栓闭塞性脉管炎，严重的心、肺、肾功能不全，严重的高血压病，动脉粥样硬化，冷变态反应，局部血液循环障碍，对冷过度敏感，红斑狼疮，感觉完全丧失者。

（三）注意事项

1. 治疗沟通及处理　治疗前向患者说明冷疗法的正常感觉，异常感觉和可能出现的不良反应；治疗过程中注意观察患者皮肤反应，避免发生冰灼伤（皮肤发红、肿胀、触痛）；治疗后需嘱咐患者注意保暖，且不宜立刻进行剧烈运动，以避免运动损伤。治疗后若皮肤出现痒痛、红肿者，应停止治疗，局部可用温热疗法（如红外线等）进行处理。

2. 冷冻反应及处理　个别患者如出现震颤、头晕、恶心、面色苍白、出汗等现象，多因过度紧张所致，经平卧休息或身体其他部位施以温热治疗可很快恢复。冷疗达到一定深度时，常会引起疼痛，不需处理，而个别患者甚至由于疼痛而致休克，需立即停止冷疗，卧床休息、复温处理即可恢复。若出现局部瘙痒、荨麻疹时，可能与过敏有关，经对症处理后可恢复。冷疗过度或时间过久，局部常可出现水肿及渗出，严重时有大疱、血疱，轻度只需预防感染。严重者，应严格无菌穿刺抽液，涂 1%～2%甲紫溶液进行无菌换药可愈。治疗血管瘤时，应防止出血。

3. 冷疗的禁忌部位　①枕后、耳郭、阴囊处，以防冻伤；②心前区，以防引起反射性心率减慢、心房或心室颤动、房室传导阻滞；③腹部，以防腹泻；④足底，以防反射性末梢血管收缩而影响散热或引起一过性冠状动脉收缩；⑤喷射法禁用于头面部，以免造成眼、鼻、呼吸道的损伤。

4. 影响因素

（1）方法　干冷疗法应比湿冷疗法的温度低一些，才会达到治疗效果。

（2）面积　治疗面积越大，产生的效应越强，但过大易引起全身反应。

（3）时间　治疗时间越长，产生的效应越强，但时间过长，则会发生继发效应，反而抵消治疗效果，甚至还可引起不良反应。一般治疗时间为 10～30min。

（4）部位　身体不同部位对冷的耐受不同，皮肤厚的区域（手、脚）对冷刺激敏感度低，血管粗大，血流丰富的区域冷疗效果好，如高热患者选择腋下、腹股沟等处降温。

（5）温度差　温度相差越大，机体对冷的刺激反应越强烈。

（6）个体差异　不同年龄、性别、身体状况的患者，对冷疗法的耐受不同，对老弱病残的患者进行冷疗法需慎重，末梢循环不良的患者禁止冷疗法。

第 2 节　冷 冻 疗 法

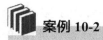

案例 10-2

杨某，女，15 岁，下唇左侧青紫色局部隆起，稍高于皮肤，常咬破出血。诊断为海绵状血管瘤，面积为 5mm×8mm。

问题：1. 怎么设定康复治疗目标？

2. 如何对患者进行康复治疗？

冷冻疗法（cryotherapy），又称冷冻外科（cryosurgery），是近 30 年来兴起的一门新兴医学和边缘科学。冷冻疗法是指应用制冷物质和冷冻器械产生的 0℃以下的低温，将低温物质作用于人体局部组织，借助冷冻破坏组织的作用，以达到治疗疾病的一种方法。目前冷冻疗法临床主要用于治疗体表的良性或恶性肿瘤，如疣、黑痣、小血管瘤、息肉等。

一、物 理 特 性

一般组织，处于-20℃以下时，超过1min可以导致坏死。当处于-40℃以下时，细胞内外形成冰晶，造成细胞脱水、皱缩，直到细胞破坏死亡。若除去制冷源后，会逐渐出现组织水肿、坏死脱落，最终形成瘢痕。

二、治疗原理与作用

（一）对组织细胞的影响

快速冷冻（温度变化为 10～100℃/min），细胞内、外均有冰晶形成，细胞质、细胞核和染色体内的冰晶可使细胞立即死亡。当温度骤降时，细胞发生的低温休克更甚于冷冻的直接作用，有时甚至未达到冷冻程度，即可使细胞遭受损伤。如精子，在 2℃/min 温度下降速率时细胞发生膨胀，在被冷冻前死亡。冷冻结束后，复温时，由于细胞外溶质浓度的降低极为缓慢，细胞长时间处于高浓度电解质的细胞外溶质中，细胞极易受损；如果复温缓慢，细胞内的小冰晶会再结晶，聚集成大的冰晶，即可引起细胞内、外电解质的再次浓缩，则进一步加速细胞的死亡。这种方法常用于治疗表浅肿瘤。

（二）对皮肤的影响

临床上用氯乙烷喷射皮肤时，首先表现为下降，血管收缩，触觉敏感性降低，皮肤麻木；当皮肤温度降至冰点时，皮肤骤然变白而坚硬；若继续降温冷冻，则皮肤突起，出现"凝冻"。冷冻结束后，皮肤开始解冻复温，表现为由边缘区出现潮红并逐渐向中心区扩散；若凝冻时间较长，则出现反应性水肿；如时间过长，则可出现水疱、血疱等现象。

（三）对神经系统的影响

冷冻时，局部组织温度随冷冻程度而下降，进而使神经的传导速度减慢，感觉神经敏感性降低或消失，甚至暂时丧失其功能，因此冷冻疗法具有解痉、镇痛、麻醉等作用。

（四）对免疫系统的影响

在冷冻治疗过程中，机体产生一种对正常组织和肿瘤引起一定反应的特殊抗体，这就是冷冻免疫。也就是说组织细胞经冷冻破坏后，可形成特异的抗原物质，使机体产生相应的免疫反应。

三、治 疗 技 术

（一）治疗设备

冷冻疗法临床上常用的设备有冷疗器、冷气雾喷射器、液氮冷疗器、液氢冷疗器等。常用的冷冻剂有二氧化碳、液氮、氯乙烷、氟利昂等。

（二）治疗方法

1. 点冻法　将液氮倒入小容量容器中，用棉棒或棉球蘸少许液氮，直接点在病灶上，因此称为点冻法。该方法的优点是简单易操作，治疗范围易控制，愈合后瘢痕轻薄。缺点是有时会因手法施加的局部压力不足，对深部组织治疗效果较差。因此该方法只适用于治疗表浅而局限的病变，如血管瘤、乳头状瘤、白斑、雀斑、疣等。

2. 接触冷冻法　是将冷冻头直接与病变部位紧密接触，并稍微施加压力，而进行冷冻的一种疗法。治疗时，治疗师需根据病变部位选择冷冻头，治疗良性病变时，选择较病变面积稍小的冷冻头；治疗恶性病变时，选择大于病变部位直径 0.5～1.0cm 的冷冻头；血供丰富的组织和较深的病变可加压冷冻；对较大范围的病变可采用分区治疗（图 10-2）。根据需要掌控冷冻时间和冰球的大小，移除冷冻头后，留下冰块以自然消融为宜，解冻后组织将迅速发生水肿，为增强治疗效果可进行反复冷冻，临床上一般病灶常用 2 个冻—融循环，恶性肿瘤常用 3 个冻—融循环。此方法只适用于较小范围的病变。

3. 插入冷冻法　该法主要用于破坏深部组织病变，通常用一个细长的冷冻头，在麻醉下，将刀头直接插入病灶深处（图 10-3）。粗长的冷冻头冷冻效果好，但容易冻伤大血管，因此对于较大病灶，可少量、多次地进行治疗，通过多次冷冻后切除病变组织，如肿瘤。

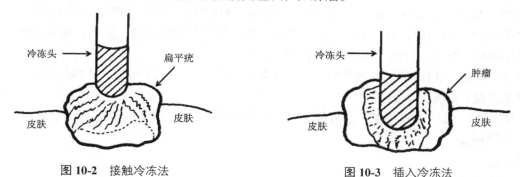

图 10-2　接触冷冻法　　　　　　图 10-3　插入冷冻法

4. 灌注冷冻法　指将液态制冷剂直接倾注于病变部位（骨肿瘤刮除术后形成的创腔或骨髓腔）进行冷冻的一种治疗方法（图 10-4）。治疗时需先将病变周围的正常组织用凡士林纱布覆盖或印模胶做成围墙式保护层，在病变处覆盖消毒棉球，再将液态制冷剂倾注到棉球处，持续 2～3min，冷冻区域迅速结成冰块，制冷速度快，破坏力较强，一般在 24～48 小时后，局部组织细胞坏死，数天后坏死组织脱落。该方法适用于范围大、局部不规则、侵入程度深的恶性病变。

5. 直接喷洒法　将制冷物质直接喷洒于病灶表面，该法优点在于治疗面积大，操作方便，制冷速度快。但治疗时需注意保护病灶周围健康组织，通常多用凡士林涂抹以保护健康组织。该方法适用于表面积大而高低不平的病变部位。如氯乙烷喷射法，多采用间歇喷射，一次喷射 3～5s 后停止 30s，可反复进行多次。

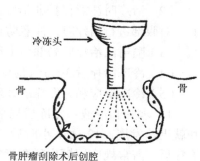

骨肿瘤刮除术后创腔

图 10-4　灌注冷冻法

（三）治疗剂量及影响因素

1. 冷冻速度　冷冻速度小于 100℃/min 时，称为缓慢冷冻，仅使细胞外水分形成冰晶，对细胞功能的破坏性较弱；冷冻速度大于 100℃/min 时，称为快速冷冻，可在细胞内、外同时形成冰晶，对细胞功能的破坏性强。

2. 冷冻温度　不同的组织对冷冻温度的耐受性不同，冷冻温度可在 -196～-20℃ 之间选用。根据动物实验及临床观察，组织发生坏死的临界温度是 -20℃。快速冷冻到 -40℃ 以下，除大血管外，一般组织均被破坏，温度越低其破坏力越强。治疗肿瘤时，冷冻头的温度应在 -80℃ 甚至 -100℃ 以下。

3. 冷冻时间　组织细胞破坏的程度与冷冻时间、治疗次数呈正比。一般以病变区完全冻结，形成冰球，而不损伤正常组织为宜。一般黏膜的冷冻时间为 0.5～2min，皮肤的冷冻时间为 1～3min，治疗肿瘤时冷冻时间应为 3～5min。

4. 复温速度　冷冻停止后，复温越慢冷冻的破坏作用越强。复温速度分快速升温（100℃/min）与自然复温两种方法。

5. 治疗次数和时间间隔　冷冻治疗一般 1 次可以治愈，如需治疗 2 次以上，需脱痂后再进行治疗。一般治疗的时间间隔需选在前次冷冻局部反应消失后进行，短则几天，长则数周。

6. 压力　其他条件不变的情况下，压力越大冷冻对组织的破坏力越强，根据不同的治疗部位和治疗深度选择加压强度。一般对血管丰富、位置较深的病灶应加压冷冻。对皮下脂肪少的病灶不宜加压过大，同时应注意避开神经分布区。

7. 治疗面积　离冷冻头越近降温越明显，因此治疗面积应稍大于病灶面积，特别是恶性肿瘤的治疗。

四、临床应用

（一）适应证

1. 皮肤科疾病　色素痣、雀斑、寻常疣、扁平疣、良性表浅肿瘤、鸡眼、皮肤癌等。

2. 外科疾病　内外痔、肛门湿疹、肛门溃疡、肛门脓肿及直肠息肉、腋臭、尿道肉阜、尿道口囊肿等。颅脑肿瘤、肺癌、肝癌、阴茎癌、前列腺癌等。

3. 五官科疾病　白内障、耳血管瘤、过敏性鼻炎、鼻出血、慢性咽炎、喉部血管瘤、口腔白斑、舌下囊肿及舌血管瘤等。

4. 妇科疾病　慢性子宫颈炎、子宫颈息肉、外阴神经性皮炎、子宫原位癌、子宫颈癌等。

（二）禁忌证

同冷疗法。

（三）注意事项

（1）治疗前应告知患者正常反应、异常反应和可能出现的不良反应，治疗过程中如有不适应及时告知治疗师。并告知患者在治疗中不得随意变换体位和触摸冷冻机器。

（2）治疗时注意保护非治疗部位周围健康组织。操作时避免制冷剂外漏，溅洒在正常组织和衣物上。对眼部进行治疗时，注意防止制冷剂损伤眼角膜。

（3）喷射法治疗后局部会出现水肿，渗出物较多，应严格选择适应证，禁用于头面部。

（4）冷冻治疗后3～5天应保持创面清洁、干燥，结痂后应让其自然脱落。

（5）冷冻反应和并发症的处理

1）水肿和渗液：冷冻后局部组织发生明显的水肿和大量渗液，一般冷冻后数分钟，组织内部水肿就迅速发展，12～24小时后达高峰，术后1周左右可自行消退。但是，对咽喉部的病变进行冷冻治疗后，需常规应用糖皮质激素等药物雾化吸入或肌内注射，以防止局部水肿反应严重而影响呼吸道通畅。

2）出血：多因冷刀与病变组织粘连未完全融解，而强行将冷刀抽出所致，多发生在黏膜病变上。对恶性肿瘤冷冻时也较容易发生出血，血管瘤在重复冷冻后有时因表面坏死而出血。对于局部小出血灶，可采用止血剂及压迫止血；如出现搏动性出血或出血较多，应采用结扎止血或堵塞止血。

3）局部创面感染：冷冻疗法本身对局部创面有灭菌作用，但如创口已发生感染，应给予抗生素治疗，并进行伤口换药。

4）瘢痕形成：加压重复冷冻后常在冷冻表面出现较薄的瘢痕，咽部病变加压冷冻后，多数出现局部瘢痕，如咽侧腺癌，冷冻后因翼内肌瘢痕挛缩，发生牙关紧闭；鼻腔侧壁血管瘤，冷冻后发生瘢痕而致前鼻孔狭窄。

5）疼痛：大多数患者在深度冷冻过程中和治疗后，均会感觉疼痛，若是治疗过程中患者出现不可耐受的疼痛可予以局部麻醉。治疗后疼痛一般不用处理，若患者耐受差或疼痛较持久，可酌情给予止痛剂。

6）色素减退：局部组织冷冻治疗后局部色素会出现减退现象，皮肤尤为显著，无需处理，一般半年至1年后会逐渐开始恢复。

自 测 题

A₁型题

1. 禁用冷疗法的部位不包括（　　　）

　A. 枕后、耳郭、阴囊

　B. 胸前区

　C. 背部

　D. 腹部

E. 足底

2. 下列哪种患者禁忌局部用冷疗法（　　）
   A. 高热　　　　　　　　B. 鼻出血
   C. 局部血液循环不良　　D. 牙痛
   E. 化脓感染

3. 急性软组织挫伤早期应采用（　　）
   A. 热湿敷　　　　　　　B. 冷湿敷
   C. 按摩　　　　　　　　D. 超短波
   E. 针灸

4. 牙痛用冷疗法减轻疼痛，其机制是（　　）
   A. 血管收缩，神经末梢敏感性降低
   B. 血管收缩，神经末梢敏感性增高
   C. 血管扩张，神经末梢敏感性降低
   D. 血管扩张，神经末梢敏感性增高
   E. 血管扩张，加速致痛物质排出

5. 治疗面部感染的患者，下列描述错误的是（　　）
   A. 口服抗感染药物
   B. 肌内注射抗感染药物
   C. 局部换药
   D. 局部热敷
   E. 局部冷敷

6. 影响冷、热疗法效果的因素不包括（　　）
   A. 方法
   B. 性别
   C. 部位
   D. 环境温度
   E. 治疗时间

7. 冷敷的目的除外（　　）
   A. 减轻局部出血和充血

B. 减轻疼痛
C. 降低体温
D. 控制炎症的扩散和化脓
E. 促进细胞代谢

8. 足底用冷疗法可引起（　　）
   A. 腹泻
   B. 反射性心率减慢
   C. 心房颤动
   D. 一过性冠状动脉收缩
   E. 传导阻滞

9. 在进行冷疗法治疗时会出现异常情况，以下哪项是错误的（　　）
   A. 在治疗过程中出现明显冷痛或寒战、皮肤水肿苍白时即应中止治疗
   B. 冷气雾喷射禁用于头面部，以免造成眼、鼻、呼吸道的损伤
   C. 防止因过冷而发生冰灼伤、冷冻伤，皮肤出现水疱、渗出，皮下组织坏死
   D. 对冷过敏者接受刺激后皮肤出现瘙痒、潮红、水肿时，应立即停止治疗
   E. 治疗时要扩大治疗区周围非治疗区的范围，利于降低治疗区皮肤血液量，使渗出减少

10. 适用于范围大、局部不规则、侵入程度深的恶性病变的冷冻疗法是（　　）
    A. 点冻法
    B. 接触冷冻法
    C. 插入冷冻法
    D. 灌注冷冻法
    E. 直接喷洒法

（黄　翠）

第11章
生物反馈疗法

第1节 概 述

案例 11-1

> 李某，女，63 岁，退休小学教师，因"左侧肢体麻木、无力 1 月余"就诊，门诊拟"脑出血恢复期"收住入院。查体：左侧肢体偏瘫，Brunnstrom 分期左上肢Ⅲ期，左手Ⅱ期，左下肢Ⅲ期；肌张力正常。
>
> **问题**：针对患者左侧肢体情况，可采用哪种生物反馈疗法？

一、概 念

生物反馈疗法（biofeedback therapy，BFT）是 20 世纪 60 年代开始应用于临床的一项新兴治疗，它涉及物理医学、生理学、心理学、电子信息技术等学科和领域。它作为一种安全、有效的非药物治疗方法，注重患者的主动参与，更加适应生物-心理-社会这种新的医学模式的发展趋势，正逐渐被越来越多的专家和患者接受及采用。

生物反馈疗法是应用电子仪器将人体内正常的或异常的生理活动信号转换为可识别的声、光、图像等信号，以训练患者学会通过控制这些现实的信号来调控那些不随意的（或不完全随意的）、通常不能感受到的生理活动，以达到调节生理功能及治疗某些身心疾病的目的。由于在开始训练时必须借助于灵敏的电子仪器（生物反馈仪）进行监视，所以此法又称为电子生物反馈训练法。

在反馈过程中，若反馈的结果使原有的动作加强，称为正反馈。在反馈过程中，若反馈的结果使原有的动作减弱，则称为负反馈。

二、物 理 特 性

生物反馈疗法是通过特定传感器采集人体在一般情况下感觉不到的肌电、皮肤温度、血压、心率、脑电等生理活动信号，并通过中央处理器将信号转变为特定的可感知的视听觉等信号，使患者在训练过程中了解其自身生理变化情况，并促进其根据这些变化逐渐学会对机体特定生理活动进行随意控制，从而达到治疗疾病的目的。

生物反馈可用于测定肌肉活动，但不是直接用于测量肌肉收缩，而是测量与肌肉收缩相关的电活动。电活动可以用"伏"或者更精确的"微伏"来测定（$1V=1\ 000\ 000\mu V$）。电活动的测量是以标准的定量单位来进行的。然而，生物反馈设备目前还没有一致的标准化测量度量值，每个品牌的生物反馈设备有自己的参考标准。

第 2 节　治疗原理与作用

一、治　疗　原　理

（一）自我调节

人体适应内外环境的改变主要是通过自我调节的方式，从而达到维持内外环境的相对稳定状态，以进行各项生命活动。人体自我调节的方式主要有神经调节、体液调节、器官组织自我调节。

1. 神经调节　是人体的主要调节方式，通过神经反射活动实现，包括 5 个环节，即感受器→传入神经→中枢→传出神经→效应器。这 5 个环节总起来称为反射弧。反射弧中任何一个环节的破坏，都将使这种反射不能实现或者出现异常，从而导致神经调节功能的丧失或紊乱。例如，疼痛可以导致正常人受刺激的局部肢体回缩；若偏瘫患者的瘫痪肢体受到疼痛刺激，便可能出现虽然患者能感到疼痛但局部肢体却不能躲避刺激的情况，原因是偏瘫患者的运动中枢受到损伤，导致神经反射无法正常完成。

2. 体液调节　由人体内分泌腺体和某些内脏器官分泌的激素，通过血液循环输往全身，调节人体新陈代谢、生长、发育、生殖等重要生理功能。血液中激素的浓度维持着相对恒定水平，激素过多或不足，都会引起相应的生理功能紊乱或者内分泌疾病。如体内肾上腺皮质激素分泌过多会导致原发性皮质醇增多症，胰岛素分泌不足会导致糖尿病。

3. 器官组织自我调节　是指身体内外环境发生变化时，这些器官和组织不依赖神经体液调节所产生的适应性反应。如心肌收缩产生的能量与收缩前心肌长度变化成正比，收缩前心肌纤维越长，收缩时释放的能量越多；又如脑血管的血流量，在一定程度上不依赖于动脉血压的变化，脑血管在这个范围内不会随着平均动脉压的升降而发生明显的收缩或舒张，从而使脑血流量保持在相对恒定的水平，以更好地行使其各项生理功能。

人体的这些自身调节方式，组成了人体自我控制系统。中枢神经系统为控制部分，被调节组织器官为被控制部分，在控制部分和被控制部分之间，通过各种不同的形式进行信息传递。这些信息，有控制部分发往被控制部分的指令，也有被控制部分发回到控制部分的反馈信息。因此，一个控制系统必须是一个闭合回路，控制部分与被控制部分之间存在着往返的双向联系，即在自我调节过程中，一方面由控制部分发出信息，以调整被控制部分的影响；另一方面，被控制部分也不断地向控制部分发出信息，以调整控制部分对被控制部分的影响。信息传递有很多种形式，可以是电信号（如神经冲动）也可以是化学信号（离子通道）或机械信号（牵张刺激）。

（二）运动控制和反馈

人体运动控制系统通过中枢神经系统与身体其他部分及环境的相互作用来实现有目的和协调的人体运动。运动控制需要多系统的综合协调，包括视觉、本体感觉、触觉、前庭觉、中枢神经系统及肌肉系统等。不协调的运动模式可能会造成损伤，而损伤可能会干扰运动控制系统的正常功能，造成肌张力增高、肌肉抑制或协调下降。

人类的运动是通过前反馈和反馈控制来不断调节的。前反馈是指控制器通过感知外部环境并在产生运动行为前已做出反应，而反馈控制是控制器根据过去的结果来改变其未来的行为。因此，从时间上来讲，反馈是持续的，发生在任何运动或活动任务之前、期间和之后。测量设备提供的关于生物功能的即时信息的反馈都被称为生物反馈。

（三）生物反馈

生物反馈就是应用人体自我调节和控制系统的相关理论，通过测量和呈现患者感知不到的非正常生理病理信息，选择性地转换为可识别的视觉或听觉信号，通过患者自己意识和反复的行为练习，来调整机体的内环境，改善身体内部调节机制。

建立生物反馈需要两个必要的条件：①要有将生物信号转换为声、光、图像等信号的电子仪器；②要有人的意识参与（主动性），才能构成完整的反馈环路。生物反馈的形成不同于某些动物经训练而形成的条件反射，它需要发挥人的主观意识的作用，需要根据治疗要求而有意识地改变声、光、图像等信号的强度。当被治疗者掌握了用意念控制这些信号的方法的时候，就学会了控制和调节自身的某些生理活动了。

二、治疗作用

（一）调节自主神经功能

生物反馈疗法通过电子仪器记录并显示有关自主神经参与调节的生物信息，如血压、心率、血管收缩和舒张等，让被治疗者直观地观察到与其所患疾病密切相关的关键的生理改变，从而通过强化训练，用自身主观意识去控制这些生理改变，达到减轻临床症状、甚至治愈相关疾病的目的。可用于原发性高血压、某些类型的心律失常、血管性疾病的临床治疗。

（二）调节肌张力

生物反馈疗法通过电子仪器记录并显示肌肉的电位信号，让被治疗者直观地观察到与其所患疾病密切相关的肌肉电位变化情况，从而通过强化训练，用自身主观意识去控制这些生理改变，达到降低或提高相应肌肉张力、放松或加强肌肉收缩的目的。可用于某些肌肉痉挛或者瘫痪患者的临床治疗。

（三）调节脑电波节律

生物反馈疗法通过电子仪器记录并显示与某种身体活动或者状态有关的脑电波类型和节律，并记录相应的特征，然后通过主动诱导该类型脑电波的出现及强化训练，达到增强有利脑电波、抑制不利脑电波的目的，从而缓解和控制某些神经精神疾病。

第3节 治疗技术

一、仪器设备

目前用于生物反馈临床治疗的仪器称为生物反馈仪。生物反馈仪根据检测和记录生物信号的不同可以分为肌电反馈仪、心电反馈仪、皮肤温度反馈仪等。

（一）基本结构

无论哪种生物反馈治疗仪，其结构都包括以下几个部分。

1. 连接传感器　是与人体相应部分直接连接并能感受和转换生物体中相应信号变化的装置，通常称之为电极。

2. 中央分析处理器　是对连接传感器转换后的生物信号进行相应分析的装置，类似电脑的中央处理器，是生物反馈治疗仪中最为复杂的结构。

3. 传出装置　是将中央分析处理器分析完成的信息用简单直观的形式显示出来的设备。比如电子血压生物反馈治疗仪将感知到的动脉压力的改变以数值的形式显示在电子屏幕上，这样无论是治疗师还是患者，都可以直接看到动脉血压的变化。

（二）常用参数

1. 工作范围　指输入信号的幅度和频率范围。不同的生物反馈仪有不同的工作范围。肌电生物反馈仪的信号幅度为 $1\sim250\mu V$。

2. 灵敏度　指仪器所能监测到的最小信号变化。一般仪器均具有可调灵敏度的开关和放大增益控制。灵敏度直接决定仪器的分辨率。灵敏度越高，分辨率越好，能测得的最小信号变化值就越精确；灵敏度越低，分辨率越差，能测得的最小信号变化值就越模糊。一般生物反馈仪的灵敏度，根据要求的不同，范围通常为 0～1000μV。

3. 频响与带宽　频响即频率响应，它是描述仪器对被测信号的各个频率成分具有不同灵敏度响应的一个参数。实际应用中生物信号总是多种频率组合的复杂形式，为了更加真实地复现这些生物信号的变化，必然要求仪器对生物信号所有频率成分的灵敏度都一样。

带宽是表示频率响应的一个重要参数。仪器带宽应该覆盖被测信号的主要频率成分，因为主要频率成分对总体信号的影响是最大的。比如肌肉活动所形成的电势，有效频率为 2～8000Hz，但相关研究表示，影响肌电大小的频率成分，主要在 30～100Hz 的低频段，决定肌电信号波形的频率成分，主要为100～1000Hz。因而，从综合信号大小和波形这两种因素考虑，在肌电生物反馈仪设计时，选择 30～1000Hz 频率带宽较为理想。

4. 音噪比　信号噪声比，简称音噪比，是指信号大小与各种噪声干扰总和的相对比值。音噪比越大，仪器性能越好。所谓噪声干扰，是泛指肌电以外的其他信号，它既来自仪器本身（包括电极），也来自人体自身的某些生理信号（运动、动脉波动、出汗潮湿、脑电、心电等）。从这个意义上讲，我们不但要求在仪器本身设计生产方面要考虑有一定的抗干扰能力，而且在具体治疗操作的过程中，也要主动排除各种干扰因素，以便更加准确地记录和检测需要的生物信号。

5. 稳定性　是指肌电生物反馈仪在干扰震动等不良的条件下，能维持仪器本身的稳定工作状态，使之不致失控而发生震荡的能力，即仪器自身的抗干扰能力。仪器的稳定性与放大器、滤波器、增益及反馈量的大小等因素都有密切关系。就整个仪器的工作范围来说，都应具有良好的稳定性。

6. 显示方式　目前的生物反馈仪多利用视觉和听觉信息来显示。

（1）视觉信息：是人体获得外界信息的主要方式，人体接受的外界信息大部分是通过视觉实现的。生物反馈治疗仪通常采用表式指针、数字、有色光标、曲线和图形等方式显示。这些方式以图形或曲线表示最优，数字次之，表式指针更次之。

（2）听觉信息：外界信息除了通过视觉被人体感知外，还可以通过听觉被人体感知，生物反馈治疗仪通常采用的方式有声音频率、节拍和音调变化等，音调以柔和、舒缓为佳。

二、治　疗　方　法

（一）治疗原则

由于生物反馈疗法强调患者的主动参与性，因此，与其他物理治疗方法相比，更加需要注意遵循正确的治疗原则和采取恰当的治疗方法，才能更好达到预期的治疗效果。

1. 选择合理、可信以及安全的设备　生物反馈治疗技术需要使用一定的治疗设备，并且在一定程度上依赖治疗设备和仪器。生物反馈治疗的仪器设备种类繁多，但是无论哪一种设备仪器，都应该满足设计合理、结果可信、使用安全无害的基本条件。

2. 迅速、有效地反馈信息　根据生物反馈疗法的定义，生物反馈疗法中的主要环节涉及生物信息的反馈，因此，迅速、有效的信息反馈能够提高生物反馈治疗的效率和准确性。

3. 正确地解释信号意义　从生物反馈的定义看，信号是一个强化物，信号应该尽可能地简单直观，就像"红线代表温度，绿线代表肌肉活动"。此外，当身体信号发生变化时，还应当能够立即察觉到这些信息的变化，患者只需要知道他们看到或者听到的信息是和他们的生理反应相连的，并且需要正确理解这些信号改变所代表的生理意义。比如在使用某些肌电生物反馈治疗仪的时候，治疗师需要告知患者"当看到绿线比较密集的时候，表明肌肉正在收缩"等。

4. 正确的评估方法和程序　生物反馈疗法作为一种新的治疗方法，患者通过训练，逐步学会自我调节的方法和提高自我控制的能力，达到身体放松、消除病理状态、恢复身心健康的目的，客观正确地评价临床治疗效果极为重要。通常选择的评估指标包括患者的自觉症状、治疗师观察到的客观指征和必要的理化检查等。

5. 足够的患者教育 由于生物反馈疗法在很大程度上依赖患者对于治疗过程的理解和主动参与，所以在治疗前应将治疗原理、治疗方法及相关注意事项详细地告知患者，并且尽可能让其掌握要领。治疗师在整个生物反馈治疗过程中，起到指导、监督的作用。当患者初期治疗的时候给予患者充分的指导和强化训练，并及时调整治疗计划，以获得较快的治疗效果，增加患者的治疗信心；在后期治疗过程中，患者对于治疗方法的掌握已经比较熟练，这时治疗师就要起到监督患者的作用，以保证治疗的连续性。

6. 足够的治疗依从性 患者的依从性对于生物反馈疗法的效果有着十分重要的作用。只有患者有足够的依从性，在治疗过程中严格遵照治疗程序和要求，自觉主动地参与治疗，才能达到预期的治疗效果。

7. 多样化的管理方法 生物反馈疗法需要加强管理，以便及时根据具体情况的变化而调整治疗方案，尤其是患者作为生物反馈治疗过程中的主体，在治疗中更需要加强自我管理。具体的管理方法多种多样，可以根据患者的实际情况选择。例如，可以让患者随身携带一个小日记本，逐日记录自己的生活、病情、治疗或训练情况，这样可以帮助治疗者根据训练日记分析病情，预测发展和制订或调整相应的治疗方案。

（二）治疗前准备

治疗前准备包括治疗师的准备和患者的准备两个方面。

1. 治疗师的准备 包括资质准备、仪器用品准备、治疗环境准备和了解病情。

（1）资质准备 治疗师需要熟练掌握仪器和操作常规，具有相关培训认证和临床经验，并且需要制订特定生物反馈治疗的具体观察表格，以便整个治疗过程顺利实施和得到理想的治疗效果。

（2）仪器用品准备 在治疗前，治疗师需要选择灵敏、有效、安全的生物治疗仪器，并且准备治疗过程中可能需要的相关用品（如棉签、乙醇等）。

（3）治疗环境准备 训练场所要安静、舒适、空气清新、室温适宜、光线柔和、陈设整洁，尽量减少不必要的谈话和人员的走动。条件允许的情况下，应该在一个相对独立的房间内进行训练，以免受到外界环境和闲杂人员的干扰。

（4）了解病情 训练前，治疗师要与患者进行细致的交谈，掌握患者所存在的病理情况和心理状态，对其功能障碍情况及可能恢复的程度、智力、视听能力、注意力、肌力、肌张力等作出全面评估，并与患者充分沟通上述情况，取得患者的理解和信任，这样可以最大程度地保证患者在治疗过程中的依从性，取得更理想的治疗效果，也能减少医患矛盾和纠纷。

2. 患者的准备 包括心理准备和生理准备。

（1）心理准备 训练前，治疗师应有针对性地消除患者对于治疗的担心和顾虑，如向患者说明什么是生物反馈疗法，生物反馈疗法是否有效、是否安全、如何进行、如何坚持训练和在训练过程中需要注意的问题，以及最终要达到自我控制和自我调节的目的。使患者更好地了解这种治疗方法，对治疗产生信心，从而达到更好的治疗效果。

（2）生理准备 患者的训练应在餐后 30min 进行，排空二便，安静休息 15～20min，更好地排除杂念和各种干扰。

（三）一般性训练

一般性训练适用于所有的生物反馈治疗。

1. 训练体位 在训练时，建议患者穿着宽松舒适的衣裤。患者通常取仰卧位或者坐位。仰卧位时，两臂平放身体两侧，枕头高度可根据个人习惯确定。半卧位时，头部一定要有支撑，以便身体放松。取坐位时，要注意椅子有足够的宽度，以免影响臀部的放松，两手平放于大腿上，两足平放于地面。无论取何种训练体位，都要力求自然放松、舒适，训练过程中若有不适，应随时调整。

2. 皮肤清洁 在粘贴表面电极之前，必须适当地清除皮肤表面的油污、死皮及过多的毛发以减少皮肤电阻，建议使用乙醇棉球进行擦洗。但是，如果皮肤被过度清洁而变得易受刺激，可能会干扰生物反馈记录。

3. 电极放置　为使记录的外部电活动最小化，电极应尽可能靠近被监测肌肉周围。为了避免皮肤运动改变电极在特定肌肉的定位，电极应固定在相应的身体部位。电极应平行放置于肌纤维方向以确保它能够更好地监测肌肉活动并减少外来电活动的干扰。另外，电极间距也需要慎重考虑。电信号的采集区域通常等于电极放置间距，因此，当电极间的距离增加时，信号将不仅包含电极下肌肉的电活动，也包含邻近肌肉的电活动。

4. 训练步骤　一般生物反馈疗法需要坚持 4～8 周或更长时间，可每天或隔天进行。

（1）训练前准备　①仪器插上电源，打开电源开关；②裸露治疗部位，用 75%乙醇清洁皮肤，于电极的金属面涂抹导电胶，固定电极于皮肤；③根据患者具体情况选择处方；④测定肌电基线，注意量程选择和细调旋钮，每次均要从大端调至小端，否则易损坏仪器。

（2）教会患者训练方法　松弛性训练时，让患者根据仪器发出的声、光或仪表读数等反馈信号，努力放松，把电压降到目标电压之下。放松可按身体各部位依次进行，逐渐增加训练内容，训练后达到全身整体放松。兴奋性训练时，则要求患者根据反馈信号加强肌肉收缩，使肌电电压超过目标电压。

（3）指导语的使用　患者的训练应该在治疗师规范的指导语引导下进行。治疗师指导语的速度、声调及音量都要适当。具体可以采用治疗师现场从旁指导或者播放录音的方式进行。

（4）重视第一次训练　生物反馈治疗过程中，第一次训练十分重要。治疗师要根据患者的具体病情、文化程度、暗示性及相关生物信号在生物反馈仪上的反馈形式，尽可能给予说明和帮助，使其尽快地领会并掌握这种训练方法，尤其是要体会到信号变化与自身的关系。若第一次训练十分顺利并且产生了一定的治疗效果，那么就能在很大程度上增加患者的信心，提高患者训练积极性和主动参与性。反之，如果第一次治疗过程出现很大困难或意外，就会导致患者对于生物反馈治疗技术的信任感降低，对于治疗的依从性下降，从而影响预期效果，甚至导致患者中途放弃治疗。

（5）做好记录　每位患者的训练情况均要详细记录，以便对治疗方法、治疗过程、治疗效果进行评估、总结，及时调整治疗方案。

（四）技巧性训练

为了提高生物反馈治疗效果，缩短疗程，需要掌握一些训练技巧。

1. 体会肌感　就是让患者仔细体会肌肉紧张和放松的感觉。通常可以采取渐进放松法培养患者的肌感。具体方法如下：让患者根据治疗师的指导语，注意生物反馈治疗仪上出现的听觉和视觉信号，依次进行四肢肌肉紧张和放松训练，如右手→右上肢→左手→左上肢→右足→右小腿→右大腿→左足→左小腿→左大腿。体会的过程中需要患者全神贯注，认真体会肌肉收缩、放松的感觉及身体内部的相应变化，并且一边训练一边用语言描述两种感觉的不同之处，从而逐渐凭借这些感觉对肌肉进行有效的方式或紧张调节。

2. 施加强化刺激　指患者在出现预期反应时生物反馈治疗仪所提供的反馈信号。要想取得生物反馈疗效，就必须不断反复施加强化刺激，强化患者对反馈信号的认识和记忆。如当肌肉放松时，肌电生物反馈治疗仪上反馈的相应肌电电位的数值就会减小，这个就是进行放松性肌电反馈训练的强化刺激。

3. 全神贯注　不论是肌肉放松训练，还是皮电和脑电生物反馈训练，均需要进行主动性的"全神贯注"训练。其表现为注意力开放，头脑一片空白，没有思维活动，犹如临睡前瞬间的心理状态：朦胧、漂浮和自由流动。反馈信号向放松方向发展。这种全神贯注是放松训练的核心，是在一种自然状态下，全靠自己领悟、体会和掌握，有"只可意会不可言传"之说。

4. 技能转换　一般包括两个内容：①有意识把反馈和无反馈信号训练交替进行，即在有反馈信号训练时，中断 5min 反馈信号，使患者体会放松时感觉，目的在于没有反馈信号时，仍能保持像有信号时那样感觉，以利于延续放松效果。②生物反馈训练中进行体位交换，即由卧位逐渐变为坐位、站立位，这也是一种技能转换。技能转换有助于使患者精神集中，提高训练效果。

5. 认知放松　人们感知、思维和情绪对肌紧张都有重要影响。如焦虑、压抑、生气、悲伤、恐惧等，即使是一念之间，都会引起肌电活动的变化。应当让患者学会控制情绪，调节心理状态，从而达到认知放松。

6. 塑造技术　就是治疗师利用一定的方法，逐渐扩大生物反馈训练效果。例如，当患者通过训练达到一定程度放松，反馈信号维持在一定水平上，如再次提高放松训练效果，可将仪器灵敏度降低，减小反馈信号放大倍数，使放松提高到一个新水平。就这样，由易到难，一步一步提高放松难度，提升患者训练效果。

（五）家庭性训练

家庭性训练指不在治疗室中，没有生物反馈治疗仪的情况下进行自我训练。要求患者把治疗室训练时学会的放松训练的感受，在离开仪器独自重复训练 2～3 次，每次 20min 左右，目的在于强化条件刺激，巩固治疗效果。

1. 家庭性训练意义　通过一段时间的生物反馈治疗后，患者不仅在安静环境中，即使在嘈杂场合，只要默念指导语，在 3～5min 内就能进入指导语暗示的感觉和精神状态。一旦患者达到这种水平，形成一种固定、随意的习惯行为之后，就改变了原有生活习惯，建立起一种新生活模式。这种新生活模式形成后易消退，需要不断强化。因此，要求患者对家庭训练能常年坚持，在适应长期变化的环境中，巩固生物反馈治疗效果。

2. 家庭性训练方法　是在治疗室训练基础上进行的。患者在治疗室训练时，要认真听从治疗师指导，背诵指导语，体会指导语内容，注意每次训练基数线数值和放松程度。在家中模拟治疗室训练原则方法，认真做到每天早晚各训练一次。患者可以将家中训练情况、感受，写成训练日记，定期向治疗师汇报家庭训练效果，以得到治疗师帮助指导。

3. 写好训练日记　在进行生物反馈治疗时，要求患者随身携带一个日记本，逐日记录自己的生活、病情、训练情况。训练日记要记录整个与医疗有关的项目和内容，使医生根据训练日记分析病情，预测发展和制订正确治疗方案。训练日记形式因人而异，形式不拘一格。但无论何种记录方式，其原则是具体、详尽，重点突出，一目了然。

（六）具体治疗方法举例

目前临床上已开展的生物反馈治疗方法包括：肌电生物反馈疗法、手指皮肤温度生物反馈疗法、皮肤电阻生物反馈疗法、血压生物反馈疗法、心率生物反馈疗法及脑电生物反馈疗法等。下面对临床常用的生物反馈疗法的具体治疗方法做一些简单介绍。

1. 肌电生物反馈疗法　肌电生物反馈利用的反馈信息是肌电信号。其原理是将所采得的肌电信号，经过肌电生物反馈治疗仪的放大、滤波、双向整流、积分等作用，转换成显示屏上可以直接观察到的信号（比如曲线、声音响度或指示灯显示的颜色等）。由于肌电的高低与肌紧张成正比关系，当肌肉紧张时肌电升高，肌肉松弛时肌电降低，借此能间接感知被测试肌肉的紧张或放松水平。因为正常情况下人们能随意控制骨骼肌的收缩，所以肌电自身调节比较容易学会，治疗方法也比较容易被患者接受，长期的研究表明肌电生物反馈疗法疗效可靠，是目前临床应用范围最广、最成功的一种反馈疗法。

根据具体的治疗目的不同，肌电生物反馈疗法又可分为放松性肌电生物反馈疗法和强化性肌电生物反馈疗法。

（1）放松性肌电生物反馈疗法　主要针对局部持续紧张或痉挛的肌肉进行治疗。治疗前，治疗师分析并选择有代表性的肌肉作为治疗部位，将电极放置在患者持续紧张或痉挛的肌肉肌腹部位。治疗开始，先在 10min 的安静状态下，测量出该肌肉的基线肌电电位数值，使患者能够清楚地听到或看到相应的声音响度或曲线的密集程度，并记录下仪器上显示的这些信号。然后治疗师指导患者通过主动意念的控制，设法让自己放松下来，降低该肌的张力，同时注意到仪器显示屏上肌电电位数值下降、声音响度变小和曲线密度变稀疏。为了使患者更好地理解仪器上的信号变化及意义，可先将电极放置在健侧的正常肌肉上，通过肌肉的活动来熟悉信号的变化，等领会方法之后再用相同的方法对患侧进行训练。

例如，紧张性头痛、腰背痛、支气管哮喘、肺气肿、口吃、注意缺陷多动障碍等均可以通过放松性肌电生物反馈疗法进行治疗。

（2）强化性肌电生物反馈疗法　强化性肌电生物反馈疗法的目的主要是通过强化训练使患者自主地提高病肌的肌张力，增强肌肉的收缩功能，预防肌肉萎缩。基本的治疗方法与放松性肌电生物反馈疗法相同。

例如，面神经麻痹、痉挛性斜颈均可以采用强化性肌电生物反馈疗法治疗。

2. 手指皮肤温度生物反馈疗法　实质上是通过训练使患者能随意地使交感神经兴奋性降低，从而缓解小动脉痉挛，降低动脉壁张力，以使局部血液循环改善，皮肤温度升高。

治疗时，将治疗仪上的温度传感器固定于患者的示指或中指末节指腹上，治疗仪可以显示该处皮肤温度的读数曲线、不同颜色的灯光和声音信号。患者在治疗师的指导语和治疗仪显示的反馈信号双重引导下，通过自我调节皮肤温度升高或下降，从而控制指端的血管紧张度。

3. 皮肤电阻生物反馈疗法　就是利用皮肤电阻信号反馈进行治疗的方法。皮肤电阻与皮肤血管舒张和汗腺分泌有密切关系。在精神紧张和交感神经兴奋时，手掌心或足底心出汗，皮肤表面汗液中水分和氯化钠可使皮肤电阻降低。因而应用皮肤电阻生物反馈疗法能调节情绪、血压和周围血管张力，可用于治疗交感神经兴奋性增高的疾病。采用皮肤电阻生物反馈治疗仪时，将两个皮肤电极固定于患者的示指或中指末节指腹或者手掌背面，治疗仪便可以显示该处的皮肤电阻数值和不同颜色的灯光、声音信号，借此反映交感神经功能。通过学习和强化训练使患者能按治疗需要调节皮肤电阻，从而随意控制外周血管的舒缩和汗腺的分泌。

4. 血压生物反馈疗法　是利用血压信号反馈进行治疗的方法。由于血压的高低与交感神经兴奋性的高低有关，采用血压反馈治疗仪，将可以连续监测血压的装置放置在患者的上臂，治疗仪可以显示血压数值和不同颜色的灯光、声音的信号。通过学习与训练使患者能够按照治疗需要随意控制外周血管数值和张度，使血管扩张、血压降低，或使血管收缩、血压升高。原发性高血压和直立性低血压均可以应用血压生物反馈疗法来治疗。

5. 心率生物反馈疗法　心率是由自主神经控制的，正常人的心率每分钟 60～100 次，在精神放松、心情平静状态下，心率减慢；情绪激动、焦虑，运动和其他刺激下，则心率加快。心率生物反馈疗法是通过电极将患者的心电信号引入心率生物反馈治疗仪，仪器以不同颜色的灯光来表示心率的快慢。当红灯亮时，表示心率较正常快，要告知患者设法放松心情，从而减慢心率；当绿灯亮时，表示心率较正常慢，要告知患者设法紧张起来，从而加快心率；当黄灯亮时，心率正常或心率控制成功。患者通过反复的训练便可以根据指示灯的颜色变化调节自身心率。一般在训练开始，可先让患者学会通过意念增快心率，然后再学会减慢心率。

6. 脑电生物反馈疗法　人类的脑电波有 α、β、δ 和 θ 四种基本波形。α 波是正常人处于安静、清醒和闭眼放松状态下的主要脑电波，其频率为 8～13Hz，波幅为 20～100μV；β 波的频率为 14～30Hz，波幅为 5～20μV；θ 波频率为 4～7Hz；δ 波频率为 0.5～3Hz。θ 波与 δ 波由于频率较低又称作慢波，常见于正常婴儿至儿童期以及成年人的睡眠期。在人体情绪紧张或焦虑情况下，α 波消失，β 波增多。θ 波在人体欲睡时增大，焦虑、失望时，也有发生。目前脑电生物反馈疗法常利用 α 波和 θ 波作为反馈信号。治疗时，将脑电生物反馈治疗仪的电极放置在患者头部，并让其注意显示屏上声、光反馈信号的变化，一旦特定的脑电节律出现即告知患者认清并记住当时反馈信号的特征，并有意识地增加相应目标波形的成分。治疗过程中，要求患者努力寻求产生这种信号时大脑和身体所表现的活动状态，并逐渐熟练诱导产生这些信号的方法。通过这种方法便可以利用脑电生物反馈治疗仪训练患者产生特定的脑电节律，从而达到治疗目的。

近几年来，生物反馈疗法被越来越广泛地运用到产后盆底肌康复中，且疗效显著。

第 4 节 临 床 应 用

一、适 应 证

1. 神经精神系统疾病　偏瘫、截瘫、脑瘫、周围神经损伤、紧张性头痛、偏头痛、肢端动脉痉挛症（雷诺病）、书写痉挛、多动症、癫痫、口吃、面神经麻痹、更年期综合征、焦虑症、抑郁障碍等。

2. 心血管系统疾病　心律失常、原发性高血压、直立性低血压等。

3. 呼吸系统疾病　支气管哮喘、肺气肿等。

4. 消化系统疾病　消化性溃疡、小儿脊髓膜膨出导致大便失禁等。

5. 泌尿系统疾病　尿失禁等。

6. 骨科疾病　肩关节周围炎、腰背痛、痉挛性斜颈等。

除此之外，生物反馈疗法还广泛应用于对运动员、飞行员、海员、演员等的体能和自我控制训练，可以稳定情绪，提高自我控制能力，提高自我感觉的灵敏度和准确性，以适应专业需要。

二、禁 忌 证

（1）不愿意接受训练者，不能合作者。

（2）智力障碍者，精神分裂症急性发作期。

（3）感觉性失语或其他交流理解障碍的患者。

（4）严重心脏病患者，心肌梗死前期或发作期间，复杂的心律失常伴血流动力学紊乱者。

（5）青光眼或治疗中出现眼压升高者。

（6）在训练过程中出现血压骤然升高、头痛、头晕、恶心、呕吐或治疗后失眠、幻觉等其他精神症状时应及时停止治疗。

（7）其他任何临床疾病的急性期。

三、注 意 事 项

（1）治疗室保持安静、舒适，将外界干扰降到最低。

（2）治疗前向被治疗者解释该疗法的原理、方法以及要求达到的目的，解除被治疗者的疑虑，以取得被治疗者的配合。

（3）治疗前找到最合适的测试记录类别和电极放置部位。治疗后在皮肤上做好标记，以便保证以后治疗的效果。

（4）治疗过程中被治疗者注意力集中，密切配合治疗师的引导和仪器显示。

（5）治疗过程中，治疗师用引导语进行引导，其速度、声调、音量要适宜，也可以采用播放录音的方式进行，待被治疗者熟悉指导语后，便可以让其默诵指导语。

（6）治疗过程中可以同时实行心理治疗，但注意不能使被治疗者有疲劳或疼痛的感觉。

（7）根据被治疗者的情况，可以每日或隔日进行生物反馈训练，每次 5～40min，一般 10～20 次为 1 个疗程。有些疾病常常需要连续训练数周甚至数月。

自 测 题

A₁ 型题

1. 生物反馈疗法中的视觉信号不包括（ ）
   A. 数字
   B. 图形
   C. 表式指针
   D. 曲线
   E. 节拍

2. 一些生物反馈设备测量外周皮肤温度，也可以测量（ ）
   A. 手指光穿透
   B. 皮肤电导活动
   C. 肌电活动
   D. 以上都可以
   E. 以上都不可以

3. 生物反馈疗法治疗时，电极应尽可能地靠近目标肌肉，放置时应该与肌肉（ ）
   A. 垂直
   B. 平行
   C. 倾斜
   D. 以上都不对
   E. 以上都对

4. 以下疾病不能用肌电生物反馈疗法治疗的有（ ）
   A. 紧张性头痛
   B. 支气管哮喘
   C. 注意缺陷多动障碍
   D. 腰背痛
   E. 癫痫

5. 下列不属于生物反馈疗法中技巧性训练的是（ ）
   A. 指导语的使用
   B. 全神贯注
   C. 技能转换
   D. 体会肌感
   E. 认知放松

6. 痉挛的治疗方法不包括（ ）
   A. 经皮神经电刺激
   B. 抑制异常反射型模式
   C. 肌电生物反馈
   D. 神经溶解技术
   E. 化学去神经技术

7. 生物反馈训练时的注意事项有（ ）
   A. 用餐后即可开始
   B. 一定要仰卧位
   C. 需要喝茶或咖啡使治疗时保持清醒
   D. 松解衣领、腰带、胸衣等
   E. 可在多人同时治疗的治疗室内进行，提高患者抗干扰能力

8. 生物反馈训练可以（ ）
   A. 在专门的治疗室内进行
   B. 在家中练习
   C. 在生活中的其他适合环境下练习
   D. 以上都可以
   E. 以上都不可以

9. 患者，男，66岁，诊断"脑出血恢复期"，目前偏瘫侧上下肢 Brunnstrom 分期均为Ⅲ期，对此患者可以进行的物理因子治疗是（ ）
   A. 肢体气压疗法
   B. 神经肌肉电刺激疗法
   C. 肌电生物反馈疗法
   D. 以上治疗均可进行
   E. 以上治疗均不可进行

10. 患者，男，70岁，诊断为"单纯性面神经麻痹"，对此患者进行的治疗正确的是（ ）
    A. 口颜面训练
    B. 针灸治疗
    C. 生物反馈疗法
    D. 以上均可以
    E. 以上均不可以

（张锡萍）

第12章
冲击波疗法

第1节 概　　述

案例 12-1

　　李某，男，20 岁，双侧足跟疼痛 4 个月，右侧较左侧严重。患者在机械厂工作，工作期间每天在水泥地上站立 8 小时或更长时间，大约 3 周后出现双侧足跟疼痛，呈持续性钝痛，无拉伤扭伤病史，于当地药店购买口服消炎药和外用药膏，疼痛略有缓解。2 天前疼痛加重，休息后未明显缓解，于当地卫生院骨科就诊，足部 X 线片提示未见异常，转诊我院康复科进一步治疗。体格检查：高弓足，小腿后侧群肌腱紧张，踝关节被动活动受限，双侧足底及足跟压痛明显。

问题： 1. 结合该案例分析患者的初步诊断是什么？
　　　　 2. 根据患者的病情可以使用哪些物理因子治疗？

一、概　　念

　　自从第二次世界大战中发现深水炸弹爆炸遇难者的肺组织被严重破坏，而胸部外部无明显损伤这一现象后，人们就对冲击波的物理学特性及其对组织的影响开展了广泛深入的研究。1979 年德国公司成功研制出第一台冲击波治疗仪，并于 1980 年成功用于治疗肾结石患者。在 20 世纪 90 年代，开始应用冲击波治疗各种疾病，并在临床试验研究中取得一定的疗效。

　　冲击波（shock wave）是一种能量的突然释放而产生的高能量压力波，具有压力瞬间增高和高速传导的特性。冲击波在介质中传播会引起压强、温度、密度等物理性质的跳跃式改变。

　　体外冲击波疗法（extracorporeal shock wave therapy，ESWT）是利用冲击波的物理特性治疗疾病的一种物理治疗方法，具有裂解硬化骨、松解粘连、刺激微血管再生、促进骨生成等作用。

二、物　理　特　性

（一）冲击波的产生原理

　　冲击波是一种兼具声、光、力学特性的机械波，在穿越人体组织时，其能量不易被浅表组织吸收，可直接到达组织深部。冲击波由以下 4 种物理学效应来产生。

　　（1）利用高压电、大电容，在水中电极进行瞬间放电而产生冲击波，利用冲击波在不同物质中传递时的声阻抗差所产生强大的能量来刺激成骨细胞增殖分化，促进微血管新生，达到成骨组织再生以及修复的功能。

　　（2）利用电磁线圈，在电能的作用下，产生强大的电磁场，电磁能量遇到绝缘膜后折射到水囊中产生冲击波，再由凹透镜聚焦后导入需要治疗的区域。

　　（3）利用压电晶体，在电能的作用下，压电晶体共同振动，发出冲击波，经椭球体的收集，将能量聚集于焦点处。

　　（4）利用压缩气体产生的能量，驱动手柄内子弹体，使子弹体以脉冲式冲击波的形式到达治疗区域。

（二）冲击波的物理机制

1. 机械效应　冲击波由于频率很高，它传递给介质的能量要比一般声波大得多，它与物体作用时有很强的机械作用。冲击波振动可引起组织细胞内物质运动，从而显示出一种细微的按摩作用；可产生细胞质运动，细胞质颗粒震荡；可刺激细胞膜的弥散过程，促进新陈代谢，加强血液和淋巴循环，改善组织营养，提高再生功能。

2. 空化作用　研究表明，当冲击波强度超过一定值时，焦斑中通常含有小"孔"或"内爆"，这些"孔"可能是由组织间液体（主要是水）的"暴沸"所引起的，这种效应被称为空化作用。其有利于疏通闭塞的微细血管，松解关节软组织的粘连。

3. 声学效应　冲击波是一种频率从几赫兹到几兆赫兹的机械波，在均匀介质中的传播符合声学原理。冲击波在进入不同密度的物质时，所遇到的声阻不同，其传播速度也不同。物质密度低，传播速度快；密度高，传播速度慢。水与生物软组织的密度、声阻抗相近，当冲击波从水传播到生物软组织时，衰减很少；当冲击波遇到骨组织时，因密度变化引起速度变化，在结石表面产生很大的阻抗，导致在骨组织表面及内部产生应力作用，使成骨细胞增殖分化，这就是体外冲击波能安全有效地促进骨组织生长的原因。冲击波频率低、波长较长，具有衰减小、传播远、穿透力强的物理特性。

4. 光学效应　冲击波的传播从一种介质进入另一种介质时，会产生折射现象，这近似于光的传播特性。

（1）反射与衍射　冲击波在媒介表面转换的方向取决于两种媒质的声速，当声速是由慢变快时，如在体液或软组织内的肾结石，冲击波的方向以入射波为主。

（2）折射　冲击波由于媒质的不均匀性而在媒质的分界面上发生弯曲，被称为折射。通常当一束波折射时它同时会发生反射，冲击波在从介质的底面向上传播的过程中，自然发生许多折射波。

（3）散射与衰减　冲击波的厚度由于组织的非均匀性而发生散射并衰减，即使冲击波的厚度仅仅改变很小的长度，压力也将大大的不同或将可能发生转换。如果冲击波厚度大，那么剪切形变的区域宽度就大，而组织就能够适应或克服冲击波的剪切变形力。

5. 热效应　冲击波在生物体系内传播过程中，其振动能量不断地被媒质吸收转变为热能，而使媒质温度升高。产生热能的多少取决于媒质的吸收系数、冲击波强度及作用时间。冲击波在组织内产热是不均匀的。在两种不同组织的界面上，温度升高特别显著，如皮下组织与肌肉组织交界处，肌肉组织与骨组织交界处。人体内可被优先加热的有肌腱、韧带附着处、关节的软骨面及骨皮质。冲击波热效应可促进血液循环，改善局部组织营养，缓解痉挛，减轻疼痛。

第 2 节　治疗原理与作用

一、治　疗　原　理

（一）物理效应

1. 材料破坏机制　冲击波破坏材料的方式有直接作用和间接作用两种。直接作用指由冲击波本身产生的力学效应。间接作用指冲击波产生的空化作用对材料的破坏。在冲击波的直接和间接的共同作用下，达到治疗疾病的目的。

2. 成骨效应　实验证实，冲击波的成骨促进作用发生在骨皮质部分和网状结构部分的界面处。冲击波的间接作用共同导致了新骨形成。空化作用不仅造成细胞坏死，而且也会诱发成骨细胞移行和新的骨组织形成。

3. 镇痛效应　冲击波能对轴突进行强刺激从而产生镇痛作用。随着疼痛记忆消失，正常的运动方式得以恢复，并且不再需要神经和肌肉的代偿性保护机制，从而消除慢性疲劳性疼痛。

4. 代谢激活效应　冲击波可改变局部细胞膜的通透性。一方面，压力波可以改变离子通道，导致细胞膜分子间距增大。神经膜的极性发生变化，通过抑制去极化作用也能产生镇痛效应。另一方面，代谢反应可以使细胞内外离子交换过程活跃，代谢过程中代谢分解的终产物被清除和吸收。慢性炎症也可以产生如上效应，使慢性炎症减轻和消退。

（二）生物效应

1. 空化作用的生物效应　即空化效应，指在液体中由热、声或机械机制所致的气泡形成过程及其活性作用。冲击波不仅在体外，也能在体内产生空化作用。空化作用是体外冲击波致损伤的主要因素。

2. 应力作用的生物效应　即机械应力效应。体外冲击波进入人体后，由于所接触的介质不同，如脂肪、肌腱、韧带等软组织以及骨骼组织、结石、钙化部位等，因此，在不同组织的界面处可以产生不同的机械应力效应，表现为对细胞产生不同的拉应力和压应力。拉应力可以引起组织间的松懈，促进微循环；压应力可以使细胞弹性变形，增加细胞摄氧，从而达到治疗目的。

3. 压电作用的生物效应　即成骨效应。体外冲击波作为一种机械力作用于骨骼后，增加了骨组织的应力，产生极化电位，引起压电效应，这种压电效应对骨组织的影响与体外冲击波的能量大小有关。低能量的体外冲击波可以刺激骨的生成。

4. 代谢激活效应　代谢激活效应最有可能由直接的机械效应引起。一方面冲击波可能改变离子通道，使神经膜的极性发生变化，通过抑制去极化作用产生镇痛效应；另一方面，冲击波可以使细胞内外离子交换过程活跃，代谢分解的终产物被清除和吸收。

5. 镇痛效应　由于冲击波对人体组织的作用力较强，局部高强度的冲击波能对神经末梢组织产生超强刺激，引起细胞周围自由基改变，释放抑制疼痛的物质；对痛觉神经感受器进行高度刺激，使神经敏感性降低，神经传导功能受阻，从而缓解疼痛；冲击波还可以改变伤害感受器对疼痛的接受频率，改变伤害感受器周围化学介质的组成，抑制疼痛信息的传递，从而缓解疼痛。

6. 时间依赖性和累积效应　动物实验证明，体外冲击波的治疗效果存在时间依赖性。临床研究也发现慢性肩袖钙化性肌腱炎应用冲击波治疗的时间越长，效果越好。体外冲击波治疗存在着累积效应。对于时间依赖性和累积效应现象，以及其形成机制、时间长短、在治疗应用中如何对待等问题，还有待进一步探索。

二、治 疗 作 用

（一）对骨组织的生物学作用

体外冲击波能够增加骨痂中骨形态发生蛋白的表达，加强诱导成骨作用，促进骨痂形成，加速骨折愈合。还可以促进钙盐沉积，同时也可以击碎骨不连处的坚硬的钙化骨痂，促进新骨形成。

（二）对肌腱组织的生物学作用

体外冲击波可最大限度诱导和激发肌腱组织和细胞的内在愈合能力，减轻粘连，成为临床治疗肌腱末端疾病的一大新兴发展方向。有研究表明体外冲击波可以促使治疗部位组织内新生血管形成。

（三）对相关细胞的生物学作用

体外冲击波通过对骨髓间充质干细胞、成骨细胞、成纤维细胞及淋巴细胞等代谢的影响而促进骨细胞增殖及骨再生。

第 3 节　治 疗 技 术

一、仪 器 设 备

根据冲击波源产生的不同形式，体外冲击波治疗仪分为液电式、压电式、电磁式和气压弹道式四种类型。前三种治疗仪属于传统的体外冲击波治疗仪，均通过反射体将能量聚焦于治疗部位进行治疗，而弹道式冲击波治疗仪的治疗机制不需要聚焦能量，可通过冲击波治疗探头，由气压弹道产生的冲击波以放射状扩散的方式传送至治疗部位。

（一）液电式冲击波源

液电式冲击波是最早使用的冲击波，是目前国内外大部分体外冲击波治疗仪的发生源。

1. 工作原理　液电式冲击波源是利用液中放电原理产生冲击波的装置。最早应用于冲击波碎石机。它通过水下电极的尖端瞬间高压放电产生冲击波，毫微秒级的强脉冲放电产生液电效应，冲击波经半椭圆形反射聚焦后，通过水的传播进入人体，作用于治疗部位。其优点是发展时间长，技术成熟，冲击波能量大，脉冲波形稳，冲击时间快，安全可靠，电压为 3～9kV，临床效果优于电磁式冲击波源，适用于骨骼疾病的治疗。

2. 特性

（1）具有尖锐的压力脉冲。

（2）可以产生相当高的冲击波峰值。

（3）可以通过设定电参数成为一个窄脉冲。

（4）在生物组织中传播时衰减少，穿透性能好。

（二）压电式冲击波源

压电式冲击波的体外冲击波治疗机于 1989 年在法国研制成功。其原理是在一个半球的内壁上安装很多压电晶体，当有高频高压电源加载在压电晶体上时，压电晶体就会产生伸缩效应，发生振动，产生冲击波。

1. 工作原理　压电式冲击波源是在一个充满水的球冠体内镶嵌数以百计的压电陶瓷元件制作而成，这些压电陶瓷在相同的时间、相同的电脉冲元件作用下产生相同的逆压电陶瓷片的机械振动，由于与陶瓷片接触的介质是水，因此陶瓷片的机械振动必然引起水分子的振动，继而产生冲击波。压电式冲击波源中的每一个放电单元需要一套独立的放电单元，但每个功率却很小。一个波源通常需要由数百套独立的放电单元组成，同步放电时，可产生极高的压力。产生的冲击波在预先设定的治疗部位聚焦，可促进成骨细胞的增殖分化，特别适用于骨不连的治疗。

2. 特性

（1）频率较高，穿透能力较弱，衰减较大。

（2）频率单一，杂波少，但治疗效率也较低。

（三）电磁式冲击波源

电磁式冲击波源也是在 1989 年研制成功的，到 20 世纪 90 年代中期世界主要的冲击波治疗仪几乎都采用了电磁式冲击波技术。其原理是高压线圈通电后发生脉冲磁场，推动金属振膜在水中振动，产生冲击波。

1. 工作原理　电磁式冲击波源有一个线圈和一块与水接触的金属膜。脉冲电能通过线圈转化成脉冲电磁场，磁场对金属膜产生感应磁涡流，线圈磁场对金属膜感应磁场的排斥作用，使金属膜高速振动，从而推动水分子运动产生冲击波。电磁式冲击波源与液电式冲击波源的电路原理图是一样的，主要区别在于把高压输出接电极改成接一个线圈。电磁式冲击波源比液电式冲击波源使用的电能更高，原因是液电式冲击波源是由电能直接转变机械能的，而电磁式冲击波源是由电能先转变成磁能，即所谓的电磁效应，再从磁能转化成冲击波形式的机械能。经过两次转换，电磁式冲击波源能量输出的效率低于液电式冲击波源。

2. 特性

（1）可以得到十分陡峭的脉冲前沿、窄的脉宽和较高的峰值。

（2）焦区较长，磁通密度中心区域远大于边缘，中心区的冲击波能量密度较集中。

（3）焦点稳定，不易偏移，无需更换电机，但发生器价格较高且要定期更换。对患者心脏无危险，噪声很小。

（四）气压弹道式冲击波源

气压弹道系统是 20 世纪 90 年代开始应用的，最初用于体外碎石。它的原理和建筑工地上所用的"水泥枪"相似，是利用压缩气体产生的能量驱动手柄内的子弹体，使子弹体脉冲式冲击而产生止痛作用，促进组织增生。气压弹道式冲击波对慢性肌肉骨骼疼痛的治疗效果较好。

（五）几种冲击波源的优、缺点比较

1. 液电式冲击波源

（1）优点　冲击波能量大，脉冲波形稳，冲击时间快。

（2）缺点　噪声大，消耗电极，放电稳定性差，焦点漂移。对组织损伤较压电式和电磁式大。

2. 压电式冲击波源

（1）优点　噪声极小，频率单纯杂波少，对组织损伤小。

（2）缺点　功率较小，对晶体的质量、寿命及安装都有较高要求，各晶体触发的脉冲难以同步。

3. 电磁式冲击波源

（1）优点　噪声小，聚焦稳定，不用更换电极，放电稳定。

（2）缺点　产生冲击波的时间慢，治疗时使用能量高，临床效果相对比液电式冲击波源差。

4. 气压弹道式冲击波源

（1）优点　对肌肉组织病损疗效好。

（2）缺点　不能同时处理慢性病损所形成的息肉及狭窄。

二、操 作 方 法

（一）治疗方法

1. 麻醉、止痛与体位　在体外冲击波治疗中适当地使用麻醉药，使患者保持安静、无痛苦状态，是提高治疗效果不容忽视的环节。对于主诉疼痛患者，应给予充分止痛。轻者可用镇静、安定类药或普通止痛剂，重者用哌替啶或行硬膜外麻醉、臂丛麻醉及全身麻醉。

2. 定位方法　常见体外冲击波的定位方法包括：①体表解剖标志结合痛点定位；②X 线定位；③B 超检查定位。

3. 能量选择　正向能流密度 $<0.08\mathrm{mJ/mm^2}$ 为低能量，$0.08\sim0.28\mathrm{mJ/mm^2}$ 为中能量，$>0.28\mathrm{mJ/mm^2}$ 为高能量。

4. 操作流程

（1）治疗前选择患者和治疗师均舒适的体位。

（2）找准定位，通过问诊、触诊、体格检查、影像学辅助检查等多种渠道，精准找到病变部位。

（3）用记号笔对治疗部位进行标记。

（4）仪器开机，结合患者治疗部位、所需治疗深度、病情严重程度，调试仪器参数。正向能流密度（单位 $\mathrm{mJ/mm^2}$）开始治疗时选择相对较小的输出，治疗过程中可以适当加大。

（5）在治疗部位涂抹适量耦合剂。

（6）仪器探头（即仪器发射器）对准治疗部位，进行冲击治疗，治疗过程中可根据病情需要进行小范围移动，以局部压痛点为治疗中心。

（7）一般 3～5 次为 1 个疗程，间隔 5～7 天治疗 1 次，每次冲击 500～3000 次。

（8）治疗后 1～2 天建议以休息为主，避免过度用力，避免热敷。

（二）常见疾病举例

1. 肱骨外上髁炎　临床表现为在肱骨外上髁处有明显压痛，前臂内旋腕关节由掌屈再背伸时疼痛

加重。研究表明，以低能量冲击波治疗肱骨外上髁炎的效果颇佳，远期效果满意，并发症轻微。能流密度为 0.08～0.14mJ/mm²，治疗中可逐渐提高能量，每次治疗冲击 1500～2000 次。

根据具体病情，推荐治疗 2～3 个疗程，3～5 次为 1 个疗程，每隔 5～7 天治疗 1 次。

2. 肩关节钙化性肌腱炎　在冲击波治疗过程中，至少要用两次 X 线定位，其余可用超声进行连续实时监控和跟踪。治疗疼痛时只需要低能量。当粉碎钙沉积物时，则需要中级能量。可逐渐提高能量级直至所需要的治疗水平。初始能流密度可选择 0.08～0.14mJ/mm²，每次治疗冲击 2000 次，每隔 5～7 天治疗 1 次。根据每次的正向能流密度不同，需治疗 1～5 个疗程。

3. 足底筋膜炎　冲击波治疗足底筋膜炎的目的是治疗肌腱和筋膜的慢性炎症，而非消除骨刺。常用低剂量或中等剂量治疗，后期逐渐提高能量输出，能流密度为 0.08～0.14mJ/mm²，每次治疗冲击 1500～2000 次，5～7 天治疗 1 次，3～5 次为 1 个疗程，推荐治疗 2～3 个疗程。

4. 骨不连及骨折延迟愈合　治疗时，应从低能级开始，随后逐渐增加至所需治疗能级。每 1cm 的裂隙长度需要 500～800 次的高能体外冲击波治疗，能流密度为 0.14～0.28mJ/mm²。治疗过程中应定时使用 X 线进行影像跟踪，保证聚焦准确，治疗后 6 周至 4 个月时观察疗效。在此期间不必重复治疗。冲击波治疗后，需进行局部石膏固定制动。治疗部位适量负重，有利于促进骨折愈合。

虽然已有大量文献证明冲击波在治疗多种临床疾病特别是骨组织和软组织疾病中效果显著，但冲击波的治疗机制一直仍未明确，主要是冲击波能量大小、治疗次数、总剂量、是否需要麻醉药及镇静药目前仍存在分歧。

第 4 节　临 床 应 用

一、适 应 证

1. 骨组织疾病　骨折延迟愈合、骨不连、胫骨结节骨软骨炎、股骨头缺血、髌腱炎等。
2. 软组织慢性损伤性疾病　钙化性肌腱炎、肱骨外上髁炎、肱骨内上髁炎、足底筋膜炎、肱二头肌长头肌腱炎等。

二、禁 忌 证

（一）绝对禁忌

（1）严重心脏病、心律失常及高血压病患者，年老体弱，全身状况很差，或有严重心、肺、肝、肾等重要脏器功能障碍等。

（2）出血性疾病、凝血功能障碍患者可能引起局部组织出血。

（3）使用抗免疫药剂患者，免疫抑制有可能影响冲击波治疗诱导的组织损伤修复过程。

（4）各类肿瘤患者应避免造成肿瘤生长加快及扩散。

（二）相对禁忌

（1）妊娠期妇女若治疗部位靠近躯干和骨盆时禁止运用冲击波治疗。

（2）植入心脏起搏器的患者若治疗部位靠近胸腹部时禁止运用冲击波治疗。

（3）血栓形成患者在血栓形成局部及周围不适用冲击波治疗。

（4）局部感染及皮肤破溃患者，易引起感染扩散，影响破溃处皮肤愈合。

（5）肌腱及筋膜急性损伤，组织损伤急性期一般都会伴有明显的损伤修复过程，冲击波可能会干扰这一过程，不利于组织损伤处的修复。

（6）关节液渗漏的患者，易引起关节液渗出加重。

（7）冲击波焦点位于脑及脊髓组织处，可能损伤神经组织。

（8）冲击波焦点位于大血管及重要神经干走行处，可能造成局部组织损伤。

（9）冲击波焦点位于肺组织时，肺组织是一种实质性含有气体的器官，当暴露于冲击波时，肺内气体比肺组织声抗阻小得多，所以在两者的界面处会释放出大量能量，造成肺组织严重损伤。

（10）对于萎缩性骨不连，由于骨折两断端骨质萎缩、营养不良、血供差，冲击波治疗无法诱导新骨形成；而对于感染性骨不连，冲击波治疗可能引起感染扩散。

（11）骨缺损大于1cm的缺损性骨不连应行手术植骨治疗。

三、注意事项

（一）治疗前

治疗前首先向患者及家属讲解冲击波疗法治疗肌骨系统疾病的原理、应用冲击波疗法治疗肌骨系统疾病的效果，以消除患者及家属的顾虑，从而取得充分信任，更好地配合治疗。指导并协助患者采取正确的体位，治疗前应向患者说明定位的重要性，不要在治疗中随意移动体位，同时做好治疗前各项准备工作。冲击波治疗前特别是治疗部位在躯干时，均需做血常规、尿常规、肝肾功能、心电图等检查。

（二）治疗中

定位前，详细了解患者对疼痛的耐受性，让患者先用手感受冲击波的强度，从而减轻患者的恐惧感，防止定位后由于冲击波造成移动而影响治疗效果。

（三）治疗后

治疗结束后首先检查治疗区域的皮肤情况，查看是否有红、肿及皮下出血点。治疗后患者可有短暂的血压升高，一般不需要处理，观察1~2天血压即可恢复。其原理是因为利用高能冲击波能使机体组织产生物理和生物化学改变，引起血管紧张素增多，导致血压升高。因此，建议治疗后卧床休息，注意监测血压，询问患者有无头痛、头晕等高血压病症状，发现异常情况及时报告医生处理。

自　测　题

A₁型题

1. 冲击波的物理机制不包括（　　）
   A. 空化作用
   B. 机械效应
   C. 光学效应
   D. 热效应
   E. 磁场效应

2. 冲击波的生物效应包括（　　）
   A. 机械应力效应
   B. 镇痛效应
   C. 成骨效应
   D. 空化效应
   E. 以上都是

3. 以下不是液电式冲击波特性的是（　　）
   A. 具有尖锐的压力脉冲
   B. 可以产生相当高的冲击波峰值
   C. 可以通过设定电参数成为一个窄脉冲
   D. 在生物组织中传播时衰减少，穿透性好
   E. 频率单一，杂波少，但治疗效率也较低

4. 促进骨折愈合的机制是（　　）
   A. 可以促使治疗部位组织内新生血管形成
   B. 能够增加骨痂中骨形态发生蛋白质的表达，加强诱导成骨作用，促进骨痂形成
   C. 对神经末梢组织产生超强刺激，引起细胞周围自由基改变
   D. 在两种介质交界处释放能量，产生压力或张力
   E. 抑制起活化作用的介质，如二型环氧酶，起到抗活化的效果

5. 李某，女，52岁，诊断为"网球肘"，可以选择的治疗方法是（　　）
   A. 针灸
   B. 超声波疗法
   C. 冲击波疗法
   D. 电脑中频疗法
   E. 以上治疗都可以

6. 在为骨折延迟愈合患者选择冲击波强度时，能流密度不应该超过（　　）
   A. $0.04mJ/mm^2$
   B. $0.28mJ/mm^2$

C. 0.14mJ/mm^2

D. 1.2mJ/mm^2

E. 0.20mJ/mm^2

7. 以下不适用冲击波疗法的疾病是（　　　）

A. 骨折延迟愈合

B. 萎缩性骨不连

C. 足底筋膜炎

D. 网球肘

E. 肱二头肌长头肌腱炎

8. 以下不属于冲击波疗法绝对禁忌证的是（　　　）

A. 凝血功能障碍者

B. 有癫痫病史患者

C. 严重心脏病患者

D. 恶性肿瘤患者

E. 年老体质虚弱患者

（张锡萍）

第 *13* 章
压 力 疗 法

 案例 13-1

王某，女，50 岁。因"右上肢肿胀 2 月余，加重 9 天"就诊。患者诉 2 个多月前搬家后右上肢出现肿胀，休息后肿胀缓解。9 天前患者做家务后再次出现肿胀且伴疼痛，虽休息后仍可缓解，但发作频次明显增加，症状已影响其外出购物及家务劳动。为求进一步诊治，入我科门诊。既往史：患者 5 年前行右侧乳房切除术。患者已入乳腺科门诊排除肿瘤的复发。评定结果：双侧肩关节活动度、肌力、感觉均正常；右上肢皮肤完整，颜色正常。疼痛 VAS 评分 2/10；肩峰下 15cm 测得左上臂周径为 28.2cm，右上臂周径为 31.5cm；尺骨鹰嘴下 10cm 测得左前臂 23.4cm，右上臂 26.1cm。临床诊断：淋巴性水肿。

问题：1. 结合该病例分析患者的康复诊断是什么？
2. 结合该病例分析患者压力治疗方案是什么？

第 1 节 概 述

一、概 念

压力疗法（compress therapy）是指通过对肢体或身体部位进行物理加压，达到预防或治疗疾病的一种物理治疗方法。

据记载，压力疗法在伤口和溃疡的治疗中使用了数千年，最早的压力绷带的文献可以追溯到新石器时代（公元前 5000～2500 年）。近几个世纪以来，内科医生和外科医生一直使用压力疗法来治疗伤口和溃疡，主要使用非弹性材料，如石膏绷带和敷料。19 世纪中期，Charles Goodyear 发明了一种方法，可以增加绷带的耐久性和弹性，随后，弹性压缩绷带应运而生。在 19 世纪，医生们就已经尝试用压力疗法来改善血液循环；1971 年 Larson 等运用压力衣来减少瘢痕的产生。目前压力疗法广泛应用于临床，用于治疗的压力可以是固定输出的一个不变的力，如绷带、压力衣等，亦可能是间歇性随时间变化的梯度压力，如空气波压力治疗仪。压力疗法主要在预防瘢痕增生、促进截肢后残端塑形以及预防和治疗各种静脉疾病导致的水肿等方面发挥着重要作用。

二、分 类

（1）正压疗法 高于环境大气压的压力称为正压。正压疗法指利用正压作用于人体的治疗方法。
（2）负压疗法 低于环境大气压的压力称为负压。负压疗法指利用负压作用于人体的治疗方法。
（3）正负压疗法 指两种压力交替的压力疗法。

第2节 正压疗法

一、概　述

正压疗法目前临床常用的方法包括改善血液淋巴循环的正压顺序循环疗法和防治瘢痕增生的皮肤表面加压疗法（压力衣）。

1. 正压顺序循环疗法　采用气袋式加压装置，能促使肢体组织间隙的过量积液由肢体远端向近端挤压，模仿肢体的静脉和淋巴系统，促进静脉血和淋巴液沿正常生理方向回流，促进肢体血液和淋巴循环。

2. 皮肤表面加压疗法（pressure therapy）　是指通过对人体体表施加适当的压力，以预防或抑制皮肤瘢痕增生，防治肢体肿胀的治疗方法。皮肤表面加压疗法是经循证医学证实的防治增生性瘢痕最为有效的方法之一，常用于控制瘢痕增生、防治水肿和促进截肢残端塑形。

二、治疗原理与作用

1. 改善静脉回流　突然对下肢施加均匀的外部压力，使下肢血流动力学发生显著改变。如聚焦于深静脉，在压力施加前，血管内有缓慢稳定的血液流动。进行压力施加时，受压区突然增加的压力梯度推动血液向前流动，随后受压区的管腔收缩，利于静脉排空，防止淤滞。加速的血液作为一个脉动容积向前移动，导致管腔顺应性扩张。研究表明，当施加 50mmHg 的外部压力时，加速的血流可使管腔内的峰值流速增加 200% 以上。在身体部位进行压力疗法时，压力也向皮下组织和肌群传递。通过增加局部组织的压力，当组织液压力大于血管内的静水压力时，毛细血管的滤过减少，重吸收增加，使更多的液体参与到循环中，进而改善微循环血液流动的分布。

2. 增加动脉血流　正压疗法用于治疗外周动脉疾病时，需考虑压力对动脉循环的影响。随着外部压力的增加，不仅静脉直径减小，动脉直径也减小。有研究认为，压力高于 60mmHg 能降低局部动脉灌注。研究表明较长时间的压力疗法后皮肤坏死和溃疡的发生，可能与隐匿的周围动脉闭塞性疾病有关。重度肢体缺血[踝肱指数（ABI）<0.5]为正压疗法的禁忌证。

3. 改善淋巴循环　有研究表明，局部淋巴回流障碍导致的水肿液会沿着自发形成的组织通道移动。与正常收缩淋巴管不同的是，这些通道缺乏使水肿液流动的推动力，而正压疗法可提供流体移动力，这在一定程度上代替了缺失的淋巴功能，增强了通道形成过程，利于水肿液趋向于有正常功能的淋巴部位，有效促进了含蛋白质的水肿液的排出，延缓了纤维化进程。

4. 控制瘢痕增生　其作用原理可能是在压力的持续作用下，受压部位血流减少，组织缺氧，使成纤维细胞变性，甚至坏死。压力亦有利于胶原酶破坏胶原纤维。组织学观察表明，正压疗法后最显著的变化包括瘢痕变薄，表皮细胞层数减少，血管减少，管腔狭窄甚至关闭，内皮细胞出现巨大空泡。可见成纤维细胞减少，粗面内质网减少，线粒体扩张空泡化，胶原纤维明显减少、粗细均匀、排列规则，真皮内弹力纤维数量明显增多。固定式加压法可以提供一些固定形状来限制新生组织的形状和尺寸。这种类型的加压设备如同第二层皮肤，有弹性加压的作用，同时延展性比皮肤差，从而达到限制组织生长的作用，临床上常用于预防瘢痕增生的治疗。

5. 增加纤溶系统的活性　突然的压力会加速血液的流动，加速受压部位血液的排空，由于血容量激增导致其对血管内皮细胞施加压力，流速的增加会对内皮细胞形成剪切应力。Diamond et Kawai 分别在 1989 年和 1996 年证实剪切应力水平的升高可以影响组织纤溶酶原激活物（tPA）的释放。在动物和细胞培养模型中已显示压力对血管应变和剪切的机械力引起内皮细胞的一系列生理反应，其结果是增加纤溶酶活性。有研究报道，在内皮细胞接受 15dynes/cm^2 和 25dynes/cm^2 的剪切应力时，tPA 分泌率分别是基础分泌率的 2.1 和 3.0 倍。

三、治 疗 技 术

（一）设备

1. 正压顺序循环疗法　常用间歇式梯度压力治疗仪，包含机械泵、加压套筒、连接导管三部分（图 13-1）。充气气囊被分割成多个独立的小气室，根据设置的不同治疗模式，采用程序控制对包裹于躯干或肢体的充气气囊进行有序的反复充气、放气，对治疗部位进行环形按压，形成一定的压力梯度，由远端到近端依次充气—膨胀—放气。

2. 皮肤表面加压疗法　常用的工具和设备包括缝纫机、加热炉、剪刀、裁纸刀、直尺、软尺、恒温水箱、热风枪及各种绷带、压力衣、压力垫、支架制作材料等。

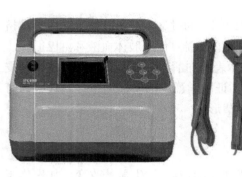

图 13-1　间歇式梯度压力治疗仪

（二）操作方法

1. 正压顺序循环疗法　根据患者情况选择并穿戴好对应的肢体加压套筒，并连接好导管。设定间歇式梯度压力治疗参数。

（1）充气时间与放气时间　充气时间是指加压套筒被充气或充气至最大压力的时间。放气时间是指加压套筒被放气或完全放气的总时间。用于水肿、静脉淤滞性溃疡和深静脉血栓的预防性治疗时，充气时间建议为 80～100s；为使加压后的静脉重新充盈，放气时间建议为 25～50s。用于残端消肿，可缩短充气及放气时间，建议充气时间为 40～60s，放气时间为 10～15s。通常建议充气：放气时间比例为 3：1。临床可根据患者的具体情况进行调整。

（2）充气压　是指充气时间里压力最大值，以毫米汞柱（mmHg）表示。大多设备压力可调范围为30～120mmHg。单腔套筒可以提供间歇式加压，多腔套筒可对多腔室提供顺序性加压。对于压力值的参考，有学者建议不应该超过患者的舒张压，否则认为有损害动脉血液循环的可能。然而，由于身体组织有保护动脉血管免于坍陷的作用，如有需要，临床建议仍需采用较高压力达到治疗作用。在压力治疗过程中，需明确是否存在禁忌证，同时观察患者的治疗舒适度及治疗反应。临床常用的压力值范围为30～80mmHg。由于上肢的静脉压较下肢低，通常上肢建议压力值为 30～60mmHg，下肢建议压力值为40～80mmHg。用于残端塑形、外伤性水肿的治疗时，建议用小压力；用于治疗因静脉回流不足或淋巴性水肿时，可采用较高的压力值。低于 30mmHg 的压力被认为对循环的影响很小，因此不被建议使用。

（3）治疗时间　每次治疗时间通常在 45min 至 1 小时。建议每天进行 1～2次治疗。总地来说，治疗频次与治疗总时间设定的原则是以最小的需要且能维持最好的治疗为目标。

2. 皮肤表面加压疗法（压力衣）　是通过制作压力服饰进行加压的方法，包括成品压力衣加压法、量身定做压力衣加压法等（图 13-2）。压力衣主要用来控制水肿、预防和控制瘢痕组织的过度增生，在静脉曲张的预防及治疗，以及烧伤、手术外伤等术后瘢痕控制中运用较多。量身定做压力衣加压法是利用有一定弹力和张力的尼龙类织物，根据患者需要加压的位置和肢体形态，通过准确测量和计算，制成压力头套、压力上衣、压力臂套、压力手套、压力裤、压力腿套、压力袜等使用。

（1）压力头套　头面部瘢痕增生是影响烧伤患者容貌和心理的重要因素，因此瘢痕的控制和压力治疗的有效实施是头面部烧伤作业治疗的重要部分。因头面部是人体最不规则的部位，应用弹力绷带难以有效地实施压力治疗，而量身定做的压力头套可提供有效的压力，是目前最为常用的头部加压方法。

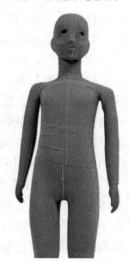

图 13-2　压力衣

压力头套由左右两片缝合而成，可对头面部提供有效的压力，测量及画纸样比较复杂但缝制容易。

压力头套开始穿戴时间不宜过长，可从每天 8 小时开始，逐渐增加至 12 小时直至 24 小时。制作时，如需留出眼、口鼻位置则可在相应位置裁出，注意开口尺寸应小于实际尺寸。压力头套需配合压力垫及支架使用以增加加压效果并预防面部畸形。

（2）压力上衣　躯干烧伤虽不如肢体烧伤和面部烧伤常见，但往往面积较大，需进行加压治疗。躯干大体呈椭圆形，加之软组织丰富，压力治疗效果不如肢体治疗效果好。根据烧伤部位可使用压力上衣或压力背心。

压力上衣由前后两片和袖子组成。压力较难控制到理想范围。由于肩关节活动时影响腋部压力的大小，所以为了控制腋部瘢痕应同时使用"8"字带。用于肩部瘢痕时衣服拉链应有足够长度以保证肩部有足够的压力。

（3）压力臂套　上肢是较易遭受烧烫伤和其他外伤的部位，上臂和前臂因形状较规则，呈圆柱形，是最易加压的部位，也是压力容易控制且治疗效果较好的部位。压力臂套包括上臂套、前臂套和全臂套。压力臂套由两片组成，制作容易，穿戴方便，压力易于控制。

（4）压力手套　手部烧伤是发生率最高、畸形率最高、对功能影响最大且最直接的烧伤，早期处理不当会遗留严重功能障碍，手部烧伤治疗最重要的是预防和治疗水肿、瘢痕增生、挛缩、脱位等并发症的发生。压力疗法是预防治疗手部肿胀、抑制瘢痕增生、预防关节挛缩和脱位最有效的方法，应尽早实施，并持续足够长时间。

压力手套为方便穿戴，最好加拉链，且拉链最好放于手掌尺侧以减少对手部活动的影响；可设计为指尖暴露以便观察血运情况；尤其注意指蹼及虎口等易发生瘢痕增生和挛缩部位的加压；通常需配合压力垫和外部橡皮筋使用。

（5）压力裤　是控制臀部、会阴部和下肢瘢痕所常用的压力衣。由两个前片和两个后片缝合而成。制作相对简单。制作压力裤需注意，会阴部需配合压力垫使用且外加橡皮筋以保证有效的压力；臀部应根据体形进行适当调整，尤其是女性，避免不当压力导致臀部下垂。

（6）压力腿套　与上肢一样，腿部也是易于进行压力治疗的部位。压力腿套包括大腿套、小腿套和全腿套，主要用于烧伤、外伤或手术所致下肢瘢痕、下肢肿胀、下肢静脉曲张的预防和治疗。压力腿套的制作和穿戴需注意，膝关节处应使用压力垫和外部橡皮筋以保证有效的压力。

（7）压力袜　足部是肿胀最易发生的部位，也是各种原因所致瘢痕的常见部位，因此，压力袜也是最为常用的压力衣之一。压力袜有量身定制型及成品型。成品型压力袜较多用于下肢静脉曲张、下肢深静脉瓣膜功能不全、淋巴水肿的治疗。量身定制型由左右两片或足底部、前部和后部三片组成。测量及缝制容易，但画纸样较为复杂。市面所售成品型及循序减压弹力袜，可根据治疗目的进行压力和长度的选择。循序减压弹力袜在脚踝部建立最高支撑压力，顺着腿部向上逐渐递减，在小腿肚减到最大压力值的 70%～90%，在大腿处减到最大压力值的 25%～45%，是治疗下肢静脉疾病和淋巴水肿的有效措施之一。

选购弹力袜时需量出穿者腿部的三个主要尺寸(cm)：脚踝周长、小腿肚最大周长及大腿最大周长，以确定合适的号码。相比量身定制型，弹力袜的优点为做工良好，外形美观，使用方便及时，主要适合不具备制作压力衣条件的单位使用。缺点为选择少、合身性差，尤其严重烧伤肢体变形者难以选择合适的弹力袜。

压力衣应覆盖所有需要加压的瘢痕，至少在瘢痕区域外 5cm 范围。若瘢痕位于关节附近或跨关节，压力衣应延伸过关节达到足够长度，这样既不妨碍关节的运动，又不致压力衣滑脱。在缝制过程中，应避免太多的接缝；另外，在特定区域加双层及使用尼龙搭扣固定等方法可减少压力衣的牵拉能力。若皮肤对纯合成的弹力纤维材料过敏而不能穿戴时，应考虑换用其他方法。未愈合的伤口，皮肤破损有渗出者，在穿压力衣之前，应用敷料覆盖，避免弄脏压力衣。为了避免瘢痕、瘙痒和搔抓后引起皮肤破损等问题，穿压力衣之前可用油膏和止痒霜剂、洗剂擦洗。对于多数人而言，适当的压力可明显减轻瘢痕处瘙痒。在穿戴压力衣期间可能有水疱发生，特别是新愈合的伤口或跨关节区域，可通过放置衬垫材料进行预防。如果发生了水疱，应保持干净并用非黏性无菌垫盖住。只有在破损后的伤口感染时才停止使用，否则应持续穿戴压力衣。穿脱时避免过度拉紧压力衣。可借助穿戴辅具或先在手或脚上套一塑料袋，再穿戴上肢部分或下肢部分会比较容易。

压力衣清洗前最好先浸泡 1 小时，应采用中性肥皂液于温水中洗涤，漂净，轻轻挤去水分，忌过分拧绞或洗衣机洗涤。如必须用洗衣机洗涤时应将压力衣装于洗衣袋内，避免损坏压力衣。压力衣应于室温下自然风干，切勿用熨斗熨干或直接曝晒于日光下。晾干时压力衣应平放而不要挂起。定期复诊，检查压力衣的压力与治疗效果，当压力衣变松时，应及时行压力衣收紧处理或更换新的压力衣。

四、临床应用

（一）适应证

1. 正压顺序循环疗法　肢体创伤后水肿，淋巴回流障碍性水肿，截肢后残端肿胀，复杂性区域性疼痛综合征（如神经反射性水肿、脑血管意外后偏瘫肢体水肿），静脉淤滞性溃疡，对长期卧床或手术被动体位者预防下肢深静脉血栓形成。

2. 皮肤表面加压疗法　增生性瘢痕，水肿，截肢，预防性治疗，烧伤，久坐或久站工作者。

（二）禁忌证

1. 正压顺序循环疗法　肢体重症感染未得到有效控制，近期下肢深静脉血栓形成，溃疡性皮疹。

2. 皮肤表面加压疗法　治疗部位有感染性创面，脉管炎急性发作，下肢深静脉血栓形成。

（三）注意事项

1. 正压顺序循环疗法　治疗前应检查设备是否完好和患者有无出血倾向。每次治疗前应检查患肢，若有尚未结痂的溃疡或压疮应加以隔离保护后再行治疗，若有新鲜出血伤口则应暂缓治疗。治疗应在患者清醒的状态下进行，患肢应无感觉障碍。治疗过程中，应注意观察患肢的肤色变化情况，并询问患者的感觉，根据情况及时调整治疗剂量。治疗前应向患者说明治疗作用，解除其顾虑，鼓励患者积极参与并配合治疗。对老年、血管弹性差者，治疗压力可从低值开始，治疗几次后逐渐增加至所需的治疗压力。

2. 皮肤表面加压疗法　早期应用压力疗法越早疗效越好。要有足够的、适当的压力持续加压。特殊部位应给予特殊的处理。压力衣的肘、膝、手指关节部位往往因包扎过紧导致关节活动受限，可在关节处将压力衣剪开一小口以减少压力。定期清洗、随时检查，做好充足的解释工作。

压力疗法应尽可能舒适，应配合适当的运动疗法，以防止肌肉萎缩。烧伤后的瘢痕，应采取包括手术、功能锻炼、其他物理疗法等在内的综合治疗措施。

第3节　负压疗法

一、概　述

负压疗法可分为全身负压和局部负压两种。目前仅局部负压用于临床治疗。局部负压有腹部负压，股部负压，下半体负压，肢体负压等，拔罐也可以看作是一种特殊的负压疗法。

二、治疗原理与作用

①负压下血管被扩张，血管跨壁压增高，血流量增加。②改善微循环：通过对肢体甲皱微循环的观察发现，治疗后 93%微循环得到改善。③促进侧支循环建立：可促进早期病变血管的扩张，晚期周边血管扩张代偿。④抗缺血肢体自由基损伤。⑤P 物质（substance P）及降钙素基因相关肽（calcitonin gene-related peptide，CGRP）的释放增多，P 物质及 CGRP 免疫反应阳性神经纤维减少。

三、治 疗 技 术

1. 设备　负压疗法的设备为专用的负压舱。

2. 操作方法　患者取坐位或仰卧位。调整好压力舱的高度和倾斜角度，以使患者在治疗过程中的体位舒适利于治疗。将患肢裸露，伸入舱内，用与患肢周径相符的柔软而有弹性的垫圈，使之在压力舱口处固定，并密封舱口。适当移动治疗仪，使舱口尽量靠近患肢根部，再将患者的坐椅或床与仪器用皮带固定。

设定所需的负压值。打开电源开关，舱内压力从"0"开始缓慢下降至负压设定值，开始计时。每次治疗 10～15min。每日 1 次，10～20 次为 1 个疗程。

拔罐疗法是采用不同形状的杯罐状器具，借助燃烧、蒸气、抽气等法，排出罐中空气，形成负压，使其吸附于体表一定部位，用以治疗疾病。

四、临 床 应 用

（一）适应证

雷诺现象（雷诺病），血栓闭塞性脉管炎，糖尿病足及下肢坏疽等。

（二）禁忌证

出血倾向，静脉血栓早期，近期有外伤史，动脉瘤，大面积坏疽，血管手术后，治疗部位有感染灶，治疗部位有恶性肿瘤。

（三）注意事项

（1）治疗前应检查患者有无出血倾向和设备是否完好。

（2）每次治疗前应检查患肢，若有尚未结痂的溃疡灶或压疮应加以隔离保护后再治疗。若有新鲜出血伤口则应暂缓治疗。

（3）治疗应在患者清醒的状态下进行，患肢应无感觉障碍。治疗过程中应注意观察患肢的肤色变化情况，并询问患者的感觉，根据情况及时对治疗剂量进行调整。

（4）治疗前应向患者说明治疗作用，解除其顾虑，鼓励患者积极参与并配合治疗。患者对负压引起的感觉，不如正负压治疗舒适，压力过大还会出现胀感，应根据患者耐受情况，逐渐将压力调到适宜强度。

（5）负压治疗肢体出现淤血是正常反应，治疗停止 2 小时后淤血即可恢复，但应防止肢体出血；若有明显出血情况应停止治疗。首次治疗时压力应从低值开始，酌情逐渐增加，以有轻度肿胀感为宜。高龄患者或体弱患者以卧位治疗为宜。治疗中患者如出现头昏、恶心、心慌、气短、出汗等症状时应立即暂停治疗。

第 4 节　正 负 压 疗 法

一、概　　述

正负压疗法（vaccum compression therapy，VCT）是利用高于或低于大气压的压力作用于人体局部以促进血液循环的物理疗法。正负压交替作用于作用部位。

二、治 疗 原 理 与 作 用

当施予高于大气压的压力时，肢体毛细血管，静脉及淋巴管内的液体受到挤压，向压力小的即处于常压下的肢体近心端方向流动，促使外周淤积的血液加速进入血液循环，随着毛细血管的排空，使组织间水肿液易于回到血管中，有利于水肿的消退。当负压作用于肢体时，由于外部压力低于体内压力，血管被动扩张，并且使沿动脉血流方向压力下降梯度增大，肢体被动充血，促使大量动脉血流入，改善组织循环，增加了肢体营养和能量供给，有利于组织的修复和建立侧支循环。

三、治 疗 技 术

1. 设备　同负压疗法设备的区别是，除了可插负压外，空压机还可向舱内加压，即正负压的转换。

2. 操作方法　患者取坐位或仰卧位。调整好压力舱的高度和倾斜角度，以使患者在治疗过程中体位舒适便于治疗。将患肢裸露，伸入舱内，用与患肢周径相符的柔软而有弹性的垫圈，使之在压力舱口处固定，并密封舱口。移动治疗仪，使舱口尽量靠近患肢根部，再将患者的坐椅或床与仪器用皮带固定好。设定所需的正、负压力值。设置持续时间。单侧肢体每次治疗 30~60min，若双侧均需治疗，则每一肢体治疗 45min；若病情较重，患肢可治疗 1.5 小时，另一肢体治疗 30min。病情极重者，可每日治疗数次，但不宜一次连续治疗过长。

四、临 床 应 用

1. 适应证　单纯性静脉曲张、静脉炎早期和病情已经稳定的动脉栓塞引起的循环障碍。四肢动脉粥样硬化、动脉中层硬化、血栓闭塞性脉管炎。周围血液循环障碍免疫性疾病引起的血管病变，糖尿病性血管病变。局部循环障碍引起的皮肤溃疡、压疮、组织坏死等。其他非禁忌疾病引起的血液循环障碍。淋巴水肿，如乳腺癌术后术侧上肢淋巴性水肿，冻伤和预防术后下肢深静脉血栓形成等。

2. 禁忌证　出血倾向，静脉血栓早期，近期有外伤史，动脉瘤，大面积坏疽，血管手术后，治疗部位有感染灶，治疗部位有恶性肿瘤。

3. 注意事项

（1）治疗前应首先检查设备是否完好和患者有无出血倾向。

（2）每次治疗前应检查患肢，且应在患者清醒的状态下进行，有感觉障碍者慎用。治疗过程中，应注意观察患肢的颜色变化，并及时询问患者的感觉，根据情况及时调整治疗剂量。

（3）治疗前应向患者说明治疗作用，以解除其顾虑；鼓励患者积极参与并配合治疗。

第 5 节　体外反搏疗法

一、概　　述

体外反搏疗法（external counterpulsation，ECP）是以心电 R 波作为触发信号，在心脏进入舒张早期时，将扎于四肢及臀部的气囊充气，并由远端向近端依次快速加压，迫使主动脉流向四肢的血液受阻，并产生逆向压力波，提高主动脉的舒张压，从而增加冠状动脉、脑动脉及肾动脉的血流量，起到辅助循环的一种无创性治疗方法。

二、治疗原理与作用

体外反搏疗法是在心脏舒张期序贯地加压于小腿、大腿和臀部，驱动血液向主动脉反流，产生舒张期增压波。体外反搏疗法可改善血管内皮功能，提高主动脉内舒张压，增加冠状动脉灌注压，使体内重要生命脏器的血液灌注量增加，同时可以促进侧支循环建立，改善血液黏度，使血流速度加快。

三、治 疗 技 术

（一）设备

目前，国内多数医院使用的体外反搏仪如图 13-3 所示，充排气周期示意图参见图 13-4。

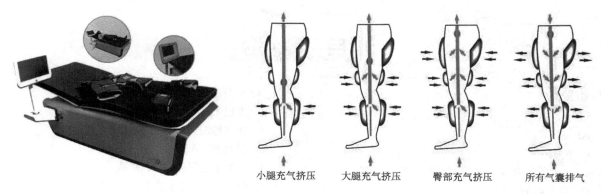

图 13-3　体外反搏仪

小腿充气挤压　　大腿充气挤压　　臀部充气挤压　　所有气囊排气

图 13-4　体外反搏充排气周期示意图

（二）操作方法

1. 治疗前准备　向被治疗者说明治疗时有肢体紧束感及跳动感。

患者仰卧于反搏床上，连接心电电极，红色正极置于心尖部，白色负极置于胸骨右缘第 2 或第 3 肋间，黑色地线置于剑突下方。使用前检查各接头连接是否正确和牢固，将充排气开关置于"0"位，并将心电模拟开关置于"模拟位"。根据患者体形选择合适的气套囊，包扎于四肢及臀部，患者应穿棉质柔软衣裤，注意包扎时拉平衣裤，以防打褶处摩擦损害皮肤。

置心电开关于"心电位"，开启导联开关后，在示波屏上显示心电波；推动充气调节旋钮的位置使充气信号落在 T 波顶峰处；推动排气旋钮，使排气讯号在下一个 QRS 波之前 50ms 结束，心率较慢者可根据情况提早排气。

2. 开机步骤及监控　如果患者心率正常，反搏比率开关置于"1∶1"档位，即反搏次数与心率次数一致，如患者心率过快，可置于"1∶2"档，即 2 次心搏进行一次反搏。开启充排气开关，可听到电磁阀启动声响，将调压阀旋转至起始端，防止开泵时充气压力突然上升。开启气泵开关，旋转调压阀使充气压力逐渐上升，治疗充气压维持在 0.035～0.042MPa，气囊序贯时限为 40～50ms，将脉搏传感器耳夹夹于患者耳垂，开启脉搏观察开关，在荧光屏上观察脉搏曲线。反搏气压应尽量保持相对恒定，充气压以压力表指针摆至最大时读数为准，当患者心率发生变化时，需调整调压阀，避免压力过高或过低。当控制系统发生故障或患者心律失常时，应立即关闭气泵，排除故障或心率正常后重新开启仪器。

3. 关机步骤　首先旋转调压阀，使压力下降，再关闭气泵。先关闭全部充气开关，然后关闭排气开关。关闭耳脉开关，取下脉搏传感器、心区皮肤表面电极，解除全部气囊，将各开关、旋钮恢复到"0"位或原位。关闭监控系统电源（新型设备为按键式调节控制钮）。

四、临床应用

1. 适应证　冠心病、脑血管病、高血压病、糖尿病、心力衰竭、心房颤动。

2. 禁忌证　心律失常且对体外反搏设备的心电触发系统有明显干扰者、失代偿性心力衰竭（如中心静脉压＞7mmHg，肺水肿）、控制不良的高血压（血压＞180/110mmHg）、严重的主动脉瓣关闭不全、严重的下肢血管病变、需要进行外科治疗的主动脉瘤、2 个月内发生的下肢血栓栓塞性脉管炎、下肢深静脉血栓形成、存在出血倾向，或 INR≥3.0 服用华法令者。

3. 注意事项　反搏前嘱患者排尿及排便。保证室温舒适。治疗前、后应检查记录心率、血压，必要时记录心电图。下列情况须立即停止反搏：监控系统工作不正常；气泵故障或管道漏气，反搏压达不到 0.035MPa；充排气系统发生故障；反搏中出现心律失常，心电极脱落，或患者自诉明显不适而不能坚持治疗时。脉搏曲线的反搏波波幅及时限不符合要求时，应及时查找原因，并及时调整有关影响因素，以保证反搏效果。

自 测 题

A₁型题

1. 压力疗法包括（　　　）
   - A. 正压疗法
   - B. 负压疗法
   - C. 正负压疗法
   - D . 以上都是
   - E. 以上都不是

2. 压力衣应覆盖所有需要加压的瘢痕，至少在瘢痕区域外
   （　　　）范围
   - A. 5cm
   - B. 10cm
   - C. 1cm
   - D. 2cm
   - E. 8cm

3. 不是压力疗法主要治疗作用的是（　　　）
   - A. 预防瘢痕增生
   - B. 促进截肢后残端塑形
   - C. 预防和治疗各种静脉疾病导致的水肿
   - D. 阻碍循环
   - E. 改善淋巴循环

4. 间歇式梯度压力治疗充气时间与放气时间比一般建议
   为（　　　）
   - A. 3 : 1
   - B. 1 : 3
   - C. 1 : 1
   - D. 9 : 1
   - E. 2 : 1

5. 适用于压力疗法的是（　　　）

- A. 全身出血倾向
- B. 淋巴水肿
- C. 主动脉瓣关闭不全
- D. 肺梗死，肺源性心脏病
- E. 近期下肢深静脉血栓形成

6. 解除压力疗法的标志是（　　　）
   - A. 局部有色素沉着
   - B. 瘢痕消失
   - C. 瘢痕成熟，瘢痕变薄、变软
   - D. 痂皮脱落
   - E. 皮温下降

7. 压力疗法的禁忌证是（　　　）
   - A. 水肿
   - B. 瘢痕
   - C. 截肢
   - D. 感染性创面
   - E. 烧伤后期

8. 体外反搏是以心电 R 波作为触发信号，在心脏进入舒张早期时，将扎于四肢及臀部的气囊充气，并由远端向近端依次快速加压，迫使主动脉流向四肢的血液受阻，并产生逆向压力波，提高主动脉的（　　　），从而增加冠状动脉、脑动脉及肾动脉的血流量，起到辅助循环的一种无创性治疗方法。
   - A. 舒张压
   - B. 收缩压
   - C. 舒张压和收缩压
   - D. 血压
   - E. 脉压差

（姜俊良）

第14章 水疗法

第1节 概 述

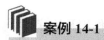
案例 14-1

　　张某，男，56岁，已婚，务农，主因"全身痒性皮疹伴鳞屑1年，加重2个月"来院就诊。1年前冬季四肢出现散在红色皮疹，约绿豆大小，略高出皮面，稍痒，后皮损部分融合成片，有白色鳞屑，并逐渐向躯干发展，手、足及面部无皮损，夜间瘙痒严重，无发热及关节疼痛，行药物内服、外用治疗后症状改善，易复发，冬重夏轻。2个月前天气变冷皮疹再复发，医生建议行全身硫黄浴治疗，瘙痒症状较前明显改善。

问题：1. 结合该案例分析该患者使用的全身硫黄浴属于哪一种水疗法？
　　　2. 水疗法的作用产生是因为水具有哪些特性？

　　水是广泛存在且取之便利的自然资源，在人类生命维持、疾病预防和治疗方面具有重要作用。我国早在先秦时期已有水疗法的记载，《礼记》和《素问》就有水渍法和浴法的记载，明代著名药物学家李时珍所著《本草纲目》对水疗法的应用及各种不同成分的水均有较为详尽的阐述。现代水疗法最早是利用水的冲力及不同温度改进而来，并正式用于预防及治疗疾病的医疗用途。目前水中运动、Hubbard 槽步行浴、涡流喷射浴和气泡浴等方法，已广泛应用于临床。水疗法可单独应用，也可作为综合治疗的一种方法，是一种值得重视的物理因子疗法。

一、概 念

　　水疗法是以水为媒介，利用水的物理化学性质，通过各种方式作用于人体从而达到预防、治疗疾病目的的方法。水的热容量大，导热能力强，通常能溶解各种物质，能与身体各部位密切接触，是一种传递冷热刺激极佳的介质。

二、物 理 特 性

　　常温常压下水为无色无味的透明液体，凝固点为0℃，沸点为99.975℃（气压为一个标准大气压时，即101.375kPa）。水在20℃时导热率为0.006J/（s·cm·K）。除流动性、不可压缩性等一般液体的共性外，水还具有许多与其他物质截然不同的物理特性（表14-1）。

表 14-1 水的不同物理特性

特性	作用特点	注释
密度	水的密度与人体接近。人体浸没在水中，静水压力可促进机体外周静脉和淋巴液的回流	静水压力是均质流体作用于一个物体上的压力
比热容和热容量	水的比热容为4.186kJ/（kg·℃），是铜铁的10倍以上，铅或金的30倍以上；水的热容量高于石蜡、黏土等其他任何物质	比热容是指单位质量或体积的物体升高/降低单位温度时所吸收或放出的热量；热容量是指物体升高1℃所需的热量

续表

特性	作用特点	注释
导热性	水的导热性强，是空气的 33 倍，是石蜡的近 3 倍	物质传导热量的性能称为物体的导热性
良好的溶剂	水可溶解多种化学物质，可增强水疗法的化学刺激作用	
性状可塑性强	水在一定温度范围内可实现"液态—固态—气态"之间相互转变，并通过不同方式与机体密切接触，从而达到最佳的治疗效果	
浮力	水的浮力可减轻重力作用，水中运动具有较好地减轻肢体负重的效果	

三、分　类

水疗法种类很多，目前常根据水温、水中成分、水压、作用方式、作用部位、治疗作用及治疗方法等进行分类（表 14-2）。

表 14-2　水疗法分类

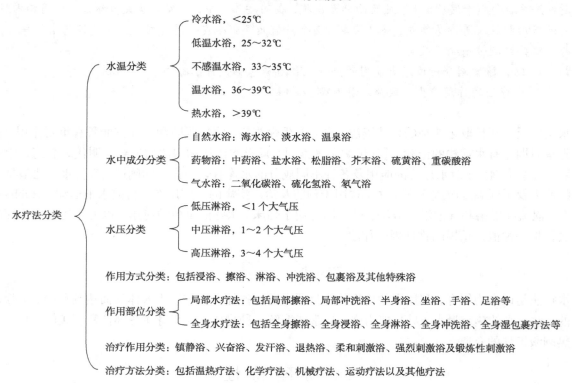

水疗法分类

- 水温分类
  - 冷水浴，<25℃
  - 低温水浴，25～32℃
  - 不感温水浴，33～35℃
  - 温水浴，36～39℃
  - 热水浴，>39℃
- 水中成分分类
  - 自然水浴：海水浴、淡水浴、温泉浴
  - 药物浴：中药浴、盐水浴、松脂浴、芥末浴、硫黄浴、重碳酸浴
  - 气水浴：二氧化碳浴、硫化氢浴、氡气浴
- 水压分类
  - 低压淋浴，<1 个大气压
  - 中压淋浴，1～2 个大气压
  - 高压淋浴，3～4 个大气压
- 作用方式分类：包括浸浴、擦浴、淋浴、冲洗浴、包裹浴及其他特殊浴
- 作用部位分类
  - 局部水疗法：包括局部擦浴、局部冲洗浴、半身浴、坐浴、手浴、足浴等
  - 全身水疗法：包括全身擦浴、全身浸浴、全身淋浴、全身冲洗浴、全身湿包裹疗法等
- 治疗作用分类：镇静浴、兴奋浴、发汗浴、退热浴、柔和刺激浴、强烈刺激浴及锻炼性刺激浴
- 治疗方法分类：包括温热疗法、化学疗法、机械疗法、运动疗法以及其他疗法

第 2 节　治疗原理与作用

案例 14-2

李某，女，65 岁，已婚，退休职工，主因"左膝关节肿痛伴活动受限反复发作 5 年，加重 1 周"来诊，明确诊断为"左侧膝关节炎"。医生建议行水疗法等物理因子治疗，以改善其膝关节疼痛、关节活动障碍等症状。

问题：结合病例分析水疗法对人体的治疗作用有哪些？

一、治疗原理

水疗法对机体的作用机制主要与温度刺激效应、机械效应及化学效应有关，以温度刺激效应最为显著。

（一）温度刺激效应

温度对机体生命活动过程影响很大，亦是水疗法最为显著的刺激作用。机体对温度的感受，主要通过皮肤冷热感受器和神经纤维传导至中枢神经系统来实现，温度的变化引起机体的不同反应。人体皮肤表面冷热感受器分布不同，寒冷刺激感受器比温热刺激感受器分布多且位置表浅，故人体对寒冷刺激反应敏感、迅速、激烈，对温热刺激反应较为缓慢、不强烈。人体能耐受的温度变化阈值较小，温度刺激越迅速，水温与体温的差异越大，被作用的面积越大，刺激越强，对人体的影响也越大。不同部位的皮肤温度及温度感觉也不同，如胸、腹、前臂内侧、乳头等处对温度变化较为敏感，面部、手足对温度感觉则不敏感。因此，水疗时选择不同的温度刺激应考虑温度感觉和皮肤温度两个基本条件。

（二）机械效应

水疗法除了水本身的静水压力、浮力作用外，还可通过喷雾、冲洗、摩擦、涡流等不同方式碰撞身体表面产生机械效应。

1. 静水压力作用　静水压力在各种浸浴中作用突出。其压力与浸入深度有关，浸入越深，压力越大。普通静水浴时，静水压力为 $40\sim60g/cm^3$，$20\sim30cm$ 深的浴盆底层静水压力为 $23\sim30g/cm^3$，全身浸入水中时压力为 $90\sim100g/cm^3$。这种静水压作用于胸廓、腹部，可增加呼吸运动阻力，促使患者通过用力呼吸来代偿，从而增强机体呼吸运动和气体代谢；作用于体表静脉和淋巴管，可促进血液和淋巴循环，有利于减轻水肿；作用于局部创面，可减轻机体局部的压力，改善创面血液循环，促进创面愈合，可用于烧伤、慢性溃疡、压疮、糖尿病足等的治疗。

2. 浮力作用　有研究证明人体在水中失去的重量约为体重的 9/10。水的浮力可明显减轻躯干、肢体和关节的重力负荷，减少肌肉力量的消耗，便于水中活动和进行运动功能训练，大大提高患者的关节活动范围和运动能力，有利于肢体功能障碍患者尽早下床进行肢体活动。

3. 水流冲击作用　实验证明，$2\sim3$ 个标准大气压的定向水流冲击（如直喷浴、扇形浴、针状浴等），会产生很强的机械刺激作用，引起周围血管扩张，外周神经系统兴奋，若与水的低温作用联合，疗效更显著。

（三）化学效应

任何水疗法都会有不同程度的化学效应。水的溶解性强，水疗法治疗时加入各种矿物盐类、药物或气体，经皮肤微量吸收以发挥这些物质的化学刺激作用，可达到增强水疗法效果的目的。经皮吸收的途径包括附属器入口（如毛囊、皮脂腺、汗腺入口）、角质细胞的间隙或直接通过角质细胞。皮肤温度升高时，物质经皮肤吸收的量可增加。化学效应具有特异性，较高浓度的盐水浴或气体浴作用于人体时，水中固体或气体成分增多使热交换发生变化，故温度感觉与淡水浴不同，相同水温条件下温度感觉从强到弱依次为二氧化碳浴＞3%～5%盐水浴＞淡水浴。机体对不同物质成分水浴的耐受性各有差异，如心脏功能不全的患者对硫化氢浴易于耐受，但不能耐受淡水浸浴。

二、治疗作用

（一）对皮肤的影响

皮肤是水疗法时最先接受刺激的器官。皮肤分布有丰富的血管和神经末梢，热代谢过程中占全身散热量的 60%～80%。水疗法可使皮肤血管扩张，皮温上升，血液及淋巴循环加快，加强皮脂腺和汗腺的分泌，加快衰老细胞的脱落，从而改善皮肤组织营养代谢。

（二）对肌肉系统的影响

短时间水疗冷刺激可改善肌肉代谢过程，提高肌张力，加速肌肉疲劳的恢复，尤其伴有机械作用时效果明显；长时间则会引起组织温度降低，肌肉僵直，造成运动困难。短促的温热水疗可增强胃肠道平滑肌蠕动；长时间则使蠕动减弱，肌张力下降，故温水浴、热水浴常配合按摩和体疗，用于治疗运动器官疾病。

（三）对心血管系统的影响

全身冷水浴早期可使毛细血管收缩、血压升高，随后出现血管扩张、心搏变慢、血压降低，进而减轻心脏负荷。37～39℃水浴可使机体周围血管扩张，脉搏增快，血压下降，造成体内血液再分配。这种再分配发生急剧改变时，贫血、高血压或脑充血倾向患者以及体质较弱者易出现一些面色改变、头晕、头痛、眼花、耳鸣等脑血流循环障碍的表现。不感温水浴对心血管影响不大，而40℃以上热水浴则会增加心脏负荷。

（四）对呼吸系统的影响

水疗法对呼吸次数和深度的影响主要是通过神经性反射完成的，也与静水压力对呼吸肌的作用有关。瞬间冷刺激使吸气加深，甚至短暂的呼吸停止或深呼吸，温度越低，刺激越突然，呼吸停止得越快、越急剧，继而从一系列深呼吸运动变为更快更深的呼吸节律。受到热刺激的呼吸反应与冷刺激一样，但不十分急剧，呼吸节律快且较为浅表。呼吸加快是由糖和脂肪代谢增加、CO_2 积累所致。而长时间的温水浴则使呼吸节律减慢。

（五）对神经系统的影响

全身水疗法因温度变化对神经系统产生不同影响。适当的冷水浴能兴奋神经，民间常用冷水喷洒头面部，以帮助昏迷患者苏醒。多次不感温水浴刺激能减少由外周传入大脑皮质的神经冲动，降低神经兴奋性，加强大脑皮质抑制功能，起到镇静催眠的作用。40℃以上热水浴则先引起兴奋，继而出现疲劳、软弱、欲睡。较弱的水疗机械刺激具有镇静作用，如雨样淋浴、周身淋浴治疗兴奋性升高的神经衰弱患者；较强则具有镇痛作用，如直喷浴治疗坐骨神经痛。

（六）对泌尿系统的影响

正常肾脏的泌尿功能受全身血压及血管管径的影响。肾脏血管与皮肤血管对刺激的反应相似，不同温度的水疗法，使肾脏及汗腺引起不同反应。温热刺激可引起肾脏血管扩张而增加排尿，冷刺激则使排尿量减少。但实际热水浴治疗时机体出汗多，排尿量相对减少；冷水浴时出汗少，排尿量则相对增多。一般水疗后一昼夜的排尿量与未行水疗时无显著变化。长时间温水浴才会因血液循环显著改善出现一昼夜的尿液、钠盐和尿素的排出量增加。

（七）对新陈代谢的影响

新陈代谢与体温关系密切。体温升高和氧化过程加速时，基础代谢率增高；组织温度降低时，基础代谢则降低。温水浴可一定程度降低代谢过程。过度的热刺激、蒸气浴或空气浴可加速碳水化合物及蛋白质的代谢，大量出汗后造成体内脱水及丧失部分矿物盐类。冷水浴主要影响脂肪代谢、气体代谢及血液循环，促进营养物质的吸收。16℃水浸浴后 CO_2 排泄增加 64.8%，O_2 吸收增加 46.8%；淋浴后 CO_2 排泄增加 149%，O_2 吸收增加 110%。而直喷浴可使机体氧的消耗量高达 110%，常用于治疗肥胖。

（八）对血液成分的影响

全身水疗法时储血器官的有形成分进入了血液循环致使血液分布状态改变，从而引起血液比重、黏稠度增加，血红蛋白增加，红细胞增加，白细胞增多。

（九）对汗腺分泌的影响

热水浴可使汗腺分泌增加，大量汗液排出，有害代谢产物及毒素也随之排出。由于体液丢失、血液浓缩，组织内水分进入血管，促进渗出液吸收；同时大量出汗导致大量氯化钠流失，身体会有虚弱的感觉。因此，水疗时如出汗过多，应补充些盐水以补偿损耗。

第3节 治 疗 技 术

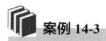

案例 14-3

王某，女，45岁，主诉因"摔倒致腰骶及右下肢疼痛伴活动受限1周"来诊，曾行X线检查示"腰椎骨质增生"，于当地医院明确诊断为"腰椎间盘突出症（外伤性）；急性腰肌损伤"，予水中运动（步行浴槽）等对症理疗和中医治疗，经1个月训练后患者疼痛、躯干活动度、躯干及右下肢肌力均较前明显改善。

问题：1. 水中运动疗法有哪些种类，各有什么治疗作用？

2. 水中运动训练方法有哪些？

一、设 施 设 备

水疗法操作简便，可在专业医疗机构或家庭进行。对于一些较复杂的水疗法，需要配备专门的设备和专业训练人员。水疗室一般由更衣室、淋浴室、盆浴室、湿布包裹治疗室、水中运动池及水疗休息室等组成。

（一）更衣室

水疗更衣室室内设计应符合无障碍设施的要求，要比一般更衣室大些，可同时满足几种水疗服务需要。更衣室根据条件设置储物柜或储物架。

（二）淋浴室

1. 淋浴室面积　室内高度 3.5～4.0m，每个淋浴间 3～4m²，总面积 35～40m²。

2. 淋浴操纵台　供应各种淋浴规定温度和压力的水。操纵台应安装在距离墙 1m，距离对面墙 4m，距离患者扶手架 3.0～3.5m 之上的位置。

3. 淋浴室喷头　配置多种淋浴喷头，如雾样的、雨样的、针状的、周身的、上行的（即坐浴）和可以活动的直喷头等。

（三）盆浴室

水疗盆浴室一般要求与淋浴室分开，避免施行喷浴时将水淋到盆浴患者身上。每个盆浴间的参考面积为 6～8m²，房间高 3.5m。浴盆大小长约 1.7m、宽 60cm、深 40～45cm，陶瓷盆或搪瓷盆均可。

（四）湿布包裹治疗室

湿布包裹治疗室一般要求配置有治疗床，冷、热水管道，一个用来浸湿被单的陶瓷盆装置。

（五）水中运动池

水中运动采用的浴池形状多样，其大小主要依据治疗患者的数量进行设计。成人浴池的深度为 1.0～1.4m，多用水泥瓷砖建成。儿童浴池多用圆形，深 0.6～1.05m，多用不锈钢或陶瓷制成，浴池扶手直径约 4cm，高度与水面平行，或略高于水面，距离墙壁 5～6cm。其他如 Hubbard 槽浴池、涡流浴池、气泡浴池、步行浴池。

治疗池的常用辅助设备包括：①电动悬吊装置，方便转移患者出入治疗池，有担架式、坐位式及卧式等多种悬吊装置，操作简便，启动灵活，安全可靠。②治疗床或椅，为患者提供在水中的固定位置，这种固定在池底的床和椅子要求有足够的重量，要防滑、防锈。③步行训练用双杠，其规格与地面的相同，重量应足够大，高度可调，防锈。④漂浮物，用于支撑患者头颈部或肢体，或作为在水中进行抗阻力运动以及促进运动的辅助工具，常见的如橡皮圈、软木块、泡沫塑料等。⑤过滤与消毒装置，保持水中运动池池水清洁是非常重要的问题，故水中运动池应安装过滤、循环和消毒装置。

（六）水疗休息室

水疗后休息室分坐位和卧位两种，具体设施配置数量由水疗室规模决定，要求卧位的占 75%，坐位的占 25%。

此外，水疗室应配备小锅炉房和加压水泵，以保证供应恒定温度和压力的水，以及与治疗室相连接的独立卫生间。

（七）水疗室环境要求

1. 采光　要求应该有足够的自然光。使用人工光源的，光源要装置在侧面，避免光线直接刺激眼睛。

2. 通风　要求配备良好的通风设备。

3. 温度　温度的治疗价值大。盆浴室、淋浴室、水中运动池、湿布包裹治疗室温度应在 22~23℃，更衣室温度保持在 19~20℃。

4. 湿度　水疗室要求保持一定的湿度，最好安装一个湿度计，湿度一般不应高于 75%。

5. 管道　一般要求自来水管直径为 3~4 英寸（1 英寸≈2.54cm），排水管直径为 4~6 英寸，易生锈的应涂抹防锈漆，热水管要注意保温。

6. 墙壁与地面　墙壁最好镶嵌白瓷砖。地面要求是光滑水磨石面，有一定的坡度，以利于排水和清洁。

二、治疗方法

（一）浸浴法

浸浴法是将患者身体局部或全身浸入水中进行治疗的方法，主要利用水的温度及静水压力刺激发挥治疗作用。根据治疗部位的不同，浸浴法分为全身浸浴法、局部浸浴法。

1. 全身浸浴法　又称盆浴，是将患者全身浸入浴盆中进行治疗的一种方法。全身浸浴法分为淡水浸浴法、药物浸浴法和气水浴法（表 14-3）。

淡水浸浴法主要利用淡水的温度刺激。药物浸浴法是在淡水中加入某些盐类或药物而进行水浴的治疗方法，目的是通过人工方法替代天然矿泉或补充天然矿泉有效成分的不足，从而增强水疗的化学作用。气水浴法指含有饱和气体的水浴，主要利用气体的化学刺激作用于人体发挥治疗作用，包括二氧化碳浴、氧气浴、氢气浴、硫化氢浴等。

表 14-3　全身浸浴法分类

分类	具体内容	水温	治疗时间	治疗作用
淡水浸浴法	冷水浸浴法	低于 20℃	3~5min 或更短	兴奋神经、强化心血管、提高肌张力等
	热水浸浴法	39℃以上	5~10min	促进血液循环、增强新陈代谢、消除疲劳、发汗、解痉、镇痛等。适用于多发性关节炎、肌炎、肌痉挛、运动器官疾病
	不感温水浸浴法	33~35℃	10~15min	刺激缓和，有明显的镇静作用，适用于神经衰弱、皮肤瘙痒症、肌肉痛、关节痛等
药物浸浴法	盐水浴法	38~40℃	8~15min	能使皮肤充血增强，改善血液供应及新陈代谢。浴后盐分与皮肤接触的残余部分仍有持续刺激作用，适用于强身或增强代谢、各种急慢性关节炎和多发性神经炎等
	碳酸氢钠浴法	36~38℃	8~15min	具有脱脂、软化角质、止痒等作用，可用于多种皮肤病的治疗
	松脂浴法（芳香浴法）	37~38℃	15~20min	具有镇静作用，适用于兴奋占优势的神经官能症、早期高血压、更年期综合征、过度疲劳、慢性风湿性关节炎、肌肉痛、多发性神经炎、神经根炎等
	硫黄浴法	37~39℃	10~20min	具有软化皮肤、溶解角质层、杀菌灭虫和改善新陈代谢的作用，适用于慢性风湿性关节炎、类风湿关节炎、纤维肌痛综合征、神经痛及慢性皮肤病
	芥末浴法	35~38℃	5~10min	对皮肤具有强烈的刺激作用，使皮肤血管扩张、充血，有增强新陈代谢和减轻痛苦的作用。一般多用于少儿支气管炎、肺炎，局部手足芥末浸浴可治疗心绞痛、支气管哮喘、感冒等
	中药浴法	39℃以上	15~20min	多用于皮肤病、关节病的治疗

续表

分类	具体内容	水温	治疗时间	治疗作用
气水浴法	二氧化碳浴法*	初始34~35℃，逐渐降至28~32℃	由15~20min逐渐减少至8~10min，隔日1次，12~15次为1个疗程	二氧化碳可使心搏减慢、舒张期延长，使心脏得到休息，血流加速，代谢增快。适用于早期心血管功能不全、内分泌功能低下、抑制过程占优势的神经症等
	氧气/氢气浴法	33~35℃	10~20min	
	硫化氢浴法	33~38℃	首次治疗6~8min，以后逐次延长2min，直至10~15min，隔日1次，14~16次为1个疗程	能增强代谢，改善组织营养，促进皮肤、黏膜、骨骼、末梢神经组织的再生，促进炎症渗出物、浸润及血肿等的吸收消散，对铅、汞中毒有解毒作用。适用于代偿期心血管疾病，慢性关节炎和肌肉疾病，慢性职业性汞中毒，铅中毒，血栓闭塞性脉管炎，小腿溃疡，银屑病，慢性湿疹

注：*二氧化碳浴法：①物理制备法：利用特制的装置将二氧化碳气体与水混合而成；②化学制备法：在浴盆中加入碳酸氢钠500~1000g、稀盐酸溶液（即比重为1.14的工业盐酸，用水稀释2~3倍）约800ml，注入所需温度的水混合而成。

2. 局部浸浴法 是将身体的一部分浸于不同温度的水中，借助冷热水的刺激，引起局部或全身的生理效应，从而达到治疗的目的。在某些浸浴中，还可以加入各种药物，以加强对某些疾病的治疗效果。根据浸浴部位可分为手盆浴法、足盆浴法、坐浴法，详见表14-4。

表 14-4　局部浸浴法分类

分类	具体内容	水温	治疗时间	治疗作用	注意事项
手盆浴法	冷水浴法	10~20℃	2~10min	适用于手部急性炎症	用特制的、容量为10~20L的手浴盆
	温水浴法	37~38℃	20~30min	适用于镇痛或反射性作用于呼吸系统疾病如支气管哮喘、急性支气管炎、急性肺炎等	
	冷热水交替浴法	42~44℃热水和15~20℃冷水	先将手浸入热水0.5~1.0min，再浸于冷水10~15s，交替进行，以冷水浴结束	适用于血管运动神经功能紊乱、多汗症、肢端发绀	
足盆浴法*	冷水浴法	10~20℃	10s~10min	适用于足部急性炎症、足部多汗症、足部持久发冷等	糖尿病、血栓闭塞性脉管炎、腹部炎症及盆腔炎禁用
	热水浴法	40~43℃	10~30min	适用于头部充血、头痛、失眠、神经痛、足踝部扭伤、全身发冷等。热水足浴中加入芥末，可治疗急性鼻炎、急性喉炎等	下肢静脉炎禁用
	冷热水交替浴法	42~44℃热水和15~20℃冷水	先将手浸入热水0.5~1.0min，再浸于冷水10~15s，交替进行，以冷水浴结束	适用于足部血管运动神经功能紊乱，如多汗症、肢端发绀	脑动脉硬化禁用
坐浴法*	冷水坐浴法	10~20℃	2~10min	适用于便秘、闭经、遗精、阳痿、膀胱无力症、痔疮急性发作、直肠炎、直肠周围炎等	膀胱和性器官的急性炎症、肾炎、出血、痉挛状态、疝痛及风湿性疾病等禁用
	温水坐浴法	36~39℃	20~30min	适用于痛经、闭经、肾绞痛、前列腺炎、盆腔炎等	温水或热水坐浴时，头部须置冷敷。妇女月经期、无力性便秘、内脏下垂、肝淤血等禁用
	热水坐浴法	40~42℃	10~15min		

注：*足盆浴法：分高位足浴（浴水浸至膝关节以下）、低位足浴（浴水浸至踝关节附近）。*坐浴法：用特制的坐浴盆，并有喷向腰部及会阴部的淋浴装置。入浴时患者的骨盆部、腹部、大腿上1/3和下腹部均浸于盆浴中，两足放入温水盆中或浴盆外。

（二）淋浴法

淋浴法是采用各种形式的水流或水射流，在一定压力下向人体喷射的治疗方法，主要利用水的机械刺激和温度刺激发挥作用。

1. 作用因素

（1）水流喷射方式　分为直喷浴、扇形淋浴、雨样淋浴、针状淋浴、雾样淋浴、上行淋浴、周围淋浴等，以直喷浴作用最强，雾样淋浴最弱。

（2）水温与水压　水温一般根据患者病情和身体情况选择。水压分低压（约 1 个大气压）、中压（约 2 个大气压）、高压（3～4 个大气压）。低水温、高压、1～3min 的直喷浴，具有兴奋作用；高水温、低压、4～5min 的雨样淋浴，则具有镇静作用。

2. 常用疗法

（1）直喷浴　患者更衣后背立于操纵台前2.5～3.0m 处，治疗人员以密集水流水枪直接喷射向患者。喷射顺序：背部→肩部→背部→足部。水流要不断移动，均匀地喷射背部及四肢（除脊柱需保护外）。然后令患者侧面转身，将手上举，用扇形水流喷射胸廓侧面，喷射下肢时再用密集水流。最后，让患者面向治疗人员，用散开的水流喷射胸、腹部，喷射到下肢再用密集水流。如此进行，直到皮肤发红为止。一般治疗 1.5～2min 即可。开始时，水温为 35℃、水压为 1.0～1.5 个大气压，可逐渐增加水压到 2.0～2.5 个大气压，水温降到 25～28℃。治疗结束需用被单或干毛巾摩擦，直至皮肤出现正常发红反应。直喷浴适用于肥胖症、神经抑制过程占优势、机能性不全麻痹及低张力表现的患者。

（2）扇形淋浴　治疗前准备同直喷浴，治疗人员用右手拇指按压喷水口，使水射流成扇形喷射向患者背部，自足至头 2～3 次，然后让患者按侧位→正位→侧位的顺序旋转身体。每一体位自上而下喷射身体 2～3 次。两个循环后结束治疗，时间约 2min。水温由 33℃逐渐降至 28℃。压力由 1.5 个大气压逐渐升高至 3 个大气压。治疗后用干毛巾摩擦身体。此治疗一般每日 1 次，10～20 次为 1 个疗程。扇形淋浴可单独应用，亦可联用于直喷浴之后或盆浴之后。

（3）冷热交替浴　是用两个水温不同、水压相同的水枪交替喷射的疗法，是直喷浴的一种变型。治疗人员用操纵台操纵两支水枪，一个水温调至 40～45℃，另一个水温调至 20℃或更低。患者站在操纵台前 2.5～3m 处，先用热水喷射 15～30s，然后用冷水喷射 10～20s。如此反复 3～4 次，最后用热水喷射结束治疗。治疗时间为 3～5min，隔日治疗 1 次，12～15 次为 1 个疗程。这种淋浴刺激作用强烈，治疗后皮肤有明显的充血反应，适用于肥胖症、肌肉萎缩或不全麻痹、慢性多发性神经根炎等。心功能不全、动脉硬化、动脉瘤、高血压患者禁用。

（4）雨样淋浴　是利用固定在距离地面 2m 处的数个多孔喷头喷射出雨样水流的下行淋浴，其水流较细，刺激作用较小，可提高兴奋性。治疗时间一般为 1～2min。雨样淋浴多适用于身体衰弱、神经官能症、肌痛者或其他疗法的结束治疗。

（5）针状淋浴　是雨样淋浴的一种变型，其喷射口较大，水压为 2～3 个大气压，形成一簇针状水流，喷射到患者身上引起针刺样感觉。治疗时间一般为 2～4min。针状淋浴可作为独立疗法，也可作为其他疗法（盆浴、湿布包裹等）的结束治疗。

（6）雾样淋浴　水流经过特制雾样淋浴喷头，喷洒到人的身上，刺激作用较雨样淋浴小，具有镇静和安抚作用。雾样淋浴适用于身体衰弱者、神经官能症兴奋型患者。

（7）上行淋浴　是以喷射孔向上的喷头，在一定压力下以分散的水流喷射到患者会阴部。水温 15～40℃，具体根据病情而定，压疮用低温，膀胱炎、盆腔炎等用高温，治疗时间为 3～8min。上行淋浴适用于痔疮、脱肛、前列腺炎、非月经期及妇女盆腔疾病患者。

（8）周围淋浴　患者受到来自四周和上部的水流喷射。水温为 33～36℃，压力为 2～2.5 个大气压，治疗时间为 3～5min。周围淋浴适用于神经衰弱、自主神经功能紊乱、疲劳综合征及需要强壮疗法的患者，或作为光疗法、热疗法、泥疗法、石蜡疗法的结束治疗。

（三）水中运动疗法

水中运动疗法是利用水的浮力进行步行训练、平衡训练和关节活动度训练或利用水的阻力进行力量训练和耐力训练等的治疗方法。该疗法因不受重力因素限制，在改善运动能力、增强肌力、提高稳定性与平衡能力、辅助放松、镇痛等方面具有较好的作用，适宜于肢体运动功能障碍、关节挛缩、肌张力增高等患者。

1. 水中运动种类

（1）辅助运动　在水中因水的浮力减轻身体重量，当肢体或躯干沿浮力方向进行运动时，平时在空气中抬不起来或不易抬动的肢体就可以活动，从而发挥浮力对运动的辅助作用。

（2）支托运动　当肢体浮起水面，因受到向上的浮力支撑，向下的重力被抵消，肢体沿水平方向的运动更容易完成。该运动亦是评价关节运动和肌力的一个有用体位，便于观察在重力作用减少或消失时肢体可能达到的活动范围。

（3）抗阻运动　肢体的运动方向与浮力方向相反时，肌肉活动就相当于抗阻运动，其阻力就是与运动方向相反的浮力。通过增大运动速率，或在肢体上附着一些添加物，增大肢体的面积，均可以增大阻力。因此，治疗中可根据病情需要，给予不同的阻力，以达到不同的抗阻运动目的。

2. 水中训练

（1）一般训练　利用水中配置的各种器械，如池边扶手、水中肋木、治疗床、治疗椅、步行训练用双杠等作为患者身体的支撑物，进行各种运动训练。

1）固定体位：开始训练时，使身体保持在一个固定的位置非常重要。可按下述方法固定患者体位：①躺在水中治疗床上或常用的治疗托板上。②坐在水中的椅子上。③让患者抓住栏杆、池的边沿或步行训练用双杠。④必要时可用带子固定肢体。

2）辅助训练：如利用水球做游戏，可训练臂的推力；利用橡皮手掌或脚蹼，可增加水的阻力；利用水中肋木，可训练肩肘关节功能；利用水中步行训练用双杠，可练习站立平衡和步行等，这些均较地面上运动更为有效。

（2）水中步行训练　通常这种训练在地面上训练前进行。先让患者进入水中，站在步行训练用双杠内，水面齐颈，双手抓住双杠，因在水中下肢承受身体的重量大大减轻，患者站立和行走较在地面上容易，且感到舒适或疼痛明显减轻。

（3）水中平衡训练　让患者站在步行训练用双杠内，水深以患者能站稳为准。然后治疗师从不同方向向患者身体推水浪或用水流冲击，干扰患者平衡，嘱患者通过自身努力去对抗水浪或水流的冲击，使身体保持平衡。

（4）水中协调性训练　游泳是训练协调性最好的方法。开始可让患者在一定固定位置进行，然后逐渐过渡到患者完全独立进行游泳运动。

（5）Bad Ragaz 训练法　亦称救生圈法，兴起于瑞士 Bad Ragaz，后在许多国家流行。该法将浮力作为支撑力量，而非阻力。患者进行运动训练时仅靠救生圈的支撑进行运动，使人体处在一种动态的平衡状态。对于肢体残缺或肌肉痉挛的患者来说，身体会失去平衡，或在水中处于一种很不稳定的状态，治疗师必须意识到这一点，竭力减轻患者在水中训练的恐惧和焦虑感。

患者在运动中，如果某些肌肉力量较弱，可利用强壮肌刺激弱肌，也可进行等长收缩，特别是某些因周围神经损伤而无力的肌群，可运用本体感神经肌肉易化法技术中的重复收缩、慢逆转、快速牵张、节律性固定等技巧进行训练。治疗师用手帮助患者固定体位时，手的位置会直接影响患者的运动。一般来说，让患者取仰卧位，治疗师的手支撑在患者下腰部，或骨盆区的救生圈上，必要时，再用小救生圈将患者颈部浮起，股骨中部、膝和足均可作为固定点。躯干训练时采取侧卧位，肩关节外展和内收训练时采取俯卧位。这些技巧的运用因人而异，灵活性也很大，治疗师要根据具体情况调整。运用不同方法去加强某些肌群和关节活动度的训练。

（6）Halliwiek 法　是分步骤教授患者游泳的方法。

水中运动疗法对循环、呼吸功能的影响

水疗师通过合理指导、运用水中技术，可以极大地缓解心肺患者的功能状态，从而达到良好的治疗效果。水中运动疗法对人体呼吸、循环系统有哪些影响呢？

1. 对呼吸系统的影响　水中运动疗法通过神经性反射，对呼吸次数和深度产生影响。在水中运动时，由于静水压力及水的密度比空气大，使得呼吸运动要比在地面上克服更大的阻力和压力，因而对呼吸肌的锻炼效果、呼吸功能的影响比地面运动更明显。当头露于水面之上时，呼吸工作量增加了 60%。

2. 对循环系统的影响　当人体浸没在水中时，受静水压力影响，人体静脉、淋巴受压，导致中心血容量增加，进而使心房压力上升、肺动脉压力上升、心脏容量增加，从而增加每搏输出量，最终使心排血量增加。

（四）涡流浴法

涡流浴法又称漩涡浴，是一种利用马达使浴水在浴盆内呈漩涡式流动旋转，以通过水温和水搅动的机械作用进行治疗的水疗方法。从热效应的角度看，涡流浴是一种湿热形式，因此，其热效应与其他传导热因子相似。现代的涡流浴槽多用不锈钢或全塑料制成。浴槽内有涡流发生器，并有充气装置和可转动的 1～3 个喷嘴，可使浴水发生漩涡、气泡和水流喷射。水的温度、涡流刺激作用的强弱和治疗时间，均能自动控制调节。市场上出售的涡流浴槽装置有三种类型：上肢用涡流浴槽装置、下肢用涡流浴槽装置、全身用涡流浴槽装置。这三种装置槽底是防滑的。槽内的喷嘴可以根据治疗部位多方位转动，以利于形成漩涡发挥水流机械刺激作用。

该疗法在治疗过程中可很好地观察所治疗的部位，使较大部位的温度上升，治疗剂量易于控制，治疗时活动安全舒适，并可同时进行牵张训练。但治疗部位要有一定的独立性，费用较高。

（五）泉水浴法

泉水浴法是指利用由地下深处自然（或钻孔）涌出于地面、含有一定量矿物质的泉水来防治疾病的方法。泉水的种类很多，依据温度可分冷泉（<25℃）、低温泉（25～33℃）、微温泉（34～36℃）、温泉（38℃）、热泉（38～42℃）、高热泉（≥43℃）。依据泉水所含矿物质的不同，可分为硫黄泉、朱砂泉、矾石泉、雄黄泉、食盐泉、砒石泉等。砒石泉有毒，不作康复用。该疗法对神经系统疾病、骨关节疾病、软组织损伤、代谢系统疾病及呼吸系统疾病等的康复具有一定疗效。

（六）桑拿浴法

桑拿浴法是利用蒸气的温度和湿度达到治疗目的的一种方法。桑拿浴分为干热蒸气浴和湿热蒸气浴两种。根据浴室内的温度和湿度不同，干热蒸气浴分为芬兰浴（90～100℃）、罗马浴（60～70℃），湿热蒸气浴分为土耳其浴（40～50℃）、俄罗斯浴（40～50℃，湿度可增至100%）、伊朗浴（50～55℃）。

第4节　临床应用

一、适　应　证

（一）内科疾病

1. 神经系统疾病　神经衰弱、自主神经功能紊乱、神经痛、神经炎、外周神经麻痹、雷诺病等。

2. 心血管疾病　高血压病、血管神经症、早期动脉硬化、心脏疾患代偿期。

3. 消化系统疾病　胃肠功能紊乱、功能性结肠炎、习惯性便秘。

4. 风湿免疫病　风湿性肌痛症、风湿或类风湿关节炎、痛风等。

5. 其他　肥胖症、肾脏疾患、疲劳综合征、多汗症、职业性铅中毒或汞中毒等。

（二）外科疾病

慢性湿疹、荨麻疹、皮肤瘙痒症、银屑病（牛皮癣）、脂溢性皮炎、多发性疖肿、多发性毛囊炎、灼伤后继发感染、大面积瘢痕挛缩、骨性关节病、强直性脊柱炎、慢性闭塞性动脉内膜炎、外伤后功能锻炼及痔疮、前列腺炎等。

（三）妇科疾病

闭经、卵巢功能不全、盆腔炎性疾病等。

二、禁 忌 证

（一）绝对禁忌证

精神意识紊乱或失定向力、恐水症、皮肤破溃感染、传染病、频发癫痫、严重动脉硬化、心功能不全、肾功能不全、活动性肺结核、恶性肿瘤及恶病质、身体极度衰弱及各种出血倾向者。此外，妊娠、月经期、二便失禁、过度疲劳者等禁用全身浸浴，发热患者禁用温水、热水浸浴，对冷过敏者禁用冷水浸浴。

（二）相对禁忌证

对血压过高或过低患者，可酌情选用水中运动，但治疗时间宜短，治疗后休息时间宜长；大便失禁者，入浴前排空大便，评估病情后可酌情做短时间治疗。

三、注 意 事 项

水疗法的应用须根据患者病情、个体反应特点以及治疗因素等方面因人选择治疗方式及刺激量，这是获得良好效果的重要条件。治疗一般采用循序渐进的方法，且应注意以下几点。

（1）治疗室温度应保持在 23℃左右，室内采光、通风良好，整洁安静。

（2）治疗前应检查设施设备是否完好。

（3）制订水疗法方案前应对患者进行康复评定，检查患者是否存在二便失禁等，排除传染病、心肺肝肾功能不全、重度动脉粥样硬化、皮肤破溃感染、肿瘤、出血、妊娠等禁忌证。

（4）每次水疗前应测量体温、脉搏、血压、体重等，饥饿或饱餐 1 小时内不宜进行水疗法。

（5）盆浴患者入浴后，胸前区应露出水面，以减轻静水压力对心功能的影响，用 38℃以上热水时，患者头部放置冷水袋或冰帽。

（6）活动不便的患者进行水疗法时，必须由工作人员协助患者上下轮椅，穿脱衣服及出入浴器等。对于年老体弱、儿童或有特殊情况者，治疗中应严格观察，注意安全，加强护理。

（7）感冒、发热、炎症、呼吸道感染等患者不宜进行水疗法。

（8）膀胱、直肠功能紊乱者，应排空大、小便，方可入浴。

（9）水疗反应是患者接受水疗法后所发生的全身或局部反应（表 14-5）。这种短暂性反应具有重要的临床意义，医务人员应善于观察患者情况，以判断治疗方法和剂量恰当与否。

表 14-5　常见水疗反应的自觉症状和客观症状

水疗反应	自觉症状	客观症状
良性反应	精神爽朗，身体轻松、愉快，温热感觉，食欲及睡眠良好	皮肤潮润而微红，有温热感觉
非良性反应	精神抑郁，烦躁易怒，头痛，眩晕，心悸，疲乏，食欲减退及睡眠差	皮肤轻度苍白或呈花斑状，起鸡皮疙瘩，皮肤触及冷的感觉等
其他反应	关节肿胀、疼痛出现痒疹、汗疱疹、荨麻疹和运动障碍，需及时调整水疗方案	

医者仁心

持大家风范，德艺双馨——范振华

　　范振华教授是复旦大学附属华山医院康复医学科的开创者，国内康复医学界的先驱之一。其专长为运动疗法，主要从事运动功能康复的系统研究。1955年9月，26岁的范振华在参加全国"医师督导和医疗体育"高级师资培训期间，从来华苏联专家的讲学中了解到国内外医学和人民健康水平的差距，便立志竭尽所能"振兴中华"。1984年华山医院正式建立了运动医学与康复医学科，这是我国最早在三级医院建立的康复医学科之一。范教授临诊对待患者总是平易近人、温柔敦厚，他总是"以患者为先"，特别对忧心忡忡的患者总是耐心解释、多方安慰。只要他坐诊，慕名来就医的患者总是比肩接踵。"教出一流的医生，探索康复医学的新路，为更多患者解除疾苦"是范教授一生的心愿。

自　测　题

A₁ 型题

1. 水的物理特性包括（　　）
   A. 储存和传递热能
   B. 溶解性与无毒性
   C. 物理性状的可变性
   D. 水的密度接近于人体
   E. 以上均是

2. 水疗法通过水的冲洗、喷雾、摩擦、涡流等碰撞身体表面而产生的效应称为（　　）
   A. 机械效应
   B. 冷敷效应
   C. 热敷效应
   D. 化学效应
   E. 温度刺激作用

3. 下列关于不同温度水疗法叙述不正确的是（　　）
   A. 不感温水浴具有明显的镇静作用
   B. 温水浴可促进血液循环和新陈代谢
   C. 热水浴可使血管扩张、充血，神经兴奋性升高，加强痉挛及疼痛
   D. 冷水浴、低温水浴可促使血管收缩，增强神经兴奋性，提高肌张力
   E. 热水浴还有明显的发汗作用

4. 水疗法对皮肤的影响包括（　　）
   A. 血管收缩、局部缺血
   B. 皮肤血管扩张
   C. 改善皮肤营养和代谢
   D. 促进皮肤伤口和溃疡愈合
   E. 以上均是

5. 下列关于水疗法对肌肉系统的影响叙述正确的是
   （　　）
   A. 热刺激增加肌力、减少疲劳
   B. 短时间冷刺激，引起组织内温度降低，肌肉发生强直，造成运动困难
   C. 收缩血管
   D. 热刺激能使正常肌肉从疲劳中迅速恢复
   E. 冷刺激能缓解病理性的肌肉痉挛

6. 水疗法对血液循环的影响不包括（　　）
   A. 促进营养物质的吸收
   B. 增加血液中氧气含量
   C. 减少血中毒素含量
   D. 长时间冷敷动脉干，使其远端的动脉床扩张
   E. 增加或减少器官或躯体局部如肢端的血流量

7. 不感温水浸浴的温度范围是（　　）
   A. <25℃
   B. 25～32℃
   C. 33～35℃
   D. 36～38℃
   E. 38℃以上

8. 以下不适宜进行全身浸浴疗法的疾病是（　　）
   A. 强直性脊柱炎
   B. 脑血管意外偏瘫
   C. 脊髓损伤伴二便失禁
   D. 类风湿关节炎
   E. 银屑病

9. 患者，男，60岁，左侧胫腓骨骨折30余天，已拆除石膏固定。查体可见左下肢肌肉萎缩，膝关节全关节范围活动时伴有疼痛。X线检查示骨折愈合，骨折线基本消失。拆除石膏固定前，患者未进行运动康复，下列可选择的最佳处理方法为（　　）
   A. 水中步行训练

B. 卧床休息

C. 地面步行训练

D. 左下肢负重训练

E. 正常活动

10. 患者，女，83 岁，因双膝关节、踝关节疼痛 30 余年,伴有睡眠差来诊,临床考虑骨关节退行性病变,慢性疼痛、失眠。查体:心肺听诊未发现异常,四肢关节无明显压痛，关节活动无受限。可选择的治疗是（　　）

A. 热水浸浴

B. 不感温坐浴

C. 热敷

D. 不感温浴、局部浸浴

E. 冷摩擦或清洗

（孙　洁）

第15章

自然疗法

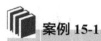

案例 15-1

患者，女，51岁，因"心烦意乱，焦虑烦躁，睡眠障碍加重1个月"入院。患者1年前停经后开始出现情绪不稳定，烦躁焦虑，经常发脾气、动怒，甚至是整天不开心，伴入睡困难，睡眠表浅。经检查，各种指标均正常，诊断为更年期综合征。

问题：1. 请思考该患者适合应用何种自然疗法进行治疗？

2. 请您给出患者的治疗处方并思考有什么注意事项？

第1节 概 述

一、概 念

自然疗法（naturopathy）是利用自然物理因子促进人体疾病及身心的康复，达到强身健体、防病治病的方法，又称自然康复法。自然疗法是实现防治疾病、提高生命质量、增进身心健康的有效途径，与人们的生活、健康息息相关，具有广阔的发展前景。

二、物 理 特 性

自然疗法是与化学药物疗法相对而言的，是应用与人类生活有直接关系的物质与方法，其特点是取法自然、顺应自然。自然疗法倡导健康的生活方式，主张人类与大自然和谐共处，避免或减少精神压力，避免滥用药物带来的毒副作用。主要通过空气、水、阳光、睡眠、休息以及其他有益于健康的精神因素等来提高人体自身抗病能力，增强人体自身免疫系统，最终达到防病、治病和养生保健的目的。

三、分 类

常用的自然物理因子有气候、日光、海滩、洞穴、森林、矿泉等。各种自然物理因子对机体的生理或病理过程进行直接或间接的调节，进而达到防病治病的目的。根据各种自然物理因子的不同，自然疗法可以分为空气浴疗法、岩洞疗法、高山疗法、日光浴疗法、沙浴疗法、森林浴疗法等。自然物理因子广泛存在于自然界中，有易取、易用、经济实惠、无明显副作用等特点，更易于被人们接受，它与其他治疗方法联合使用将更有利于患者的康复。

第2节 治疗原理与作用

一、治 疗 原 理

自然疗法的基本治疗原理是当自然物理因子作用于机体后，通过神经-体液的调节，调整组织器官，甚至整个机体的功能，进而取得相应的生理治疗效应。在细胞水平，自然因素的作用可引起细胞功能和超微结构的变化；在分子水平，可导致蛋白质、核酸等物质代谢和基因功能发生变化；在电子水平，可影响体内物质分子和电子的传递。其基本效应是增强适应功能，改善营养功能，加强调节功能，提高防卫功能，加强代偿功能，改善机体的反应性，促进异常生物节律恢复。另外，自然疗法还具有心理治疗作用。

二、治 疗 作 用

（一）空气浴疗法

1. 影响神经系统　在进行空气浴时，机体的体温常常高于空气的温度，致使大量体表热量散失，通过体液和神经的反射活动，使大脑皮质、体温调节中枢、血管运动中枢发生一系列的改变，引起皮肤血管收缩、汗液分泌减少、基础代谢增高等一系列反应。在气温增高时，也可以引起皮肤血管扩张，汗腺分泌增多，呼吸加速和基础代谢降低等一系列反应，以维持体温的平衡。通过这种温度的刺激，可以起到锻炼体温调节功能、血管运动中枢的反射活动的目的，进而提高神经的兴奋性及机体对外界环境的适应能力。

2. 影响机体代谢　在进行空气浴疗法后，异常的蛋白质和脂类代谢转为正常，与肝功能相关的代谢过程正常化，氧化过程改善，血细胞内的氧化-还原酶活性升高。这种效应对糖尿病和肥胖病等患者意义重大。

3. 影响循环系统　空气浴疗法可以增强循环系统功能的代偿性，改善患者的临床症状。主要体现在减慢心率、增加心搏出量、恢复正常血压、加强血液供应、促进中枢神经系统功能状况的改善等方面。

4. 影响呼吸系统　空气浴场有清新的空气，且含氧量较高，含有大量的微量元素和空气负离子。行空气浴疗法可以加深呼吸、扩大呼吸容积，进而提高肺泡通气量和增加肺泡内氧分压，提高血液摄氧能力，增加摄氧量及组织的供氧量。

（二）岩洞疗法

岩洞疗法的治疗作用主要是洞穴因素的综合作用：

（1）在轻度降低的气温下，通过对流或辐射的方式增强了体表散热，从而对体温调节有刺激作用，增强氧化过程、呼吸循环和气体交换的生理变化。在凉空气的刺激下，能使外周血管收缩，血液从外周向内脏重新分配，从而对内脏功能活动也有利。

（2）寒冷的空气可对肺泡通气有良好的作用，可以增强肺的气体交换。岩洞内的二氧化碳含量相对较高，能够刺激呼吸系统，可使哮喘者呼吸深度加深、呼吸节律变慢。

（3）岩洞内的空气电离度较高，吸入含负离子浓度较高的空气有利于各种代谢活动，可改善支气管哮喘、高血压患者的临床症状。

（4）岩洞内有极微剂量的氡及其产物，可降低动脉血压、减慢脉搏、减轻炎症和变应原的敏感性，使通气功能得到明显改善。

（5）天然岩洞、人工石窟或者土屋可让人精神宁静，情绪稳定，心志愉悦，有利于精神障碍者的康复。此外，岩洞中受寒暑影响相对小，冬暖夏凉，有利于正气虚弱和体力较差的患者康复。对于脾虚湿盛的病症，可以借助自然之"土"气健脾除湿。

（三）高山疗法

山高气寒，人体阳气内敛，减少其耗散，故少病而长寿；高山之上，俯瞰大地，使人胸襟开阔，情绪安稳，心旷神怡，气血调和通畅，有益生理；高山向阳，阳光充足，空气新鲜，少尘埃污染，有益于养元气而强身壮体。

（四）日光浴疗法

1. 日光的视觉和色觉效应　眼、视神经和大脑皮质三部分的功能能够体现视觉效应。光线投射到视网膜上，通过眼的各层解剖结构接受光线刺激，使其转变为视神经冲动，传递到视中枢，通过视神经而产生视觉。在可见光范围之内，人的眼睛在分辨颜色上灵敏度很高，由于光波的波长不同致使人眼的色觉也随之不同，可以使人感觉到色彩斑斓。其中红光对人体具有兴奋、刺激的作用，蓝光、绿光具有镇静作用，紫光可降低神经兴奋性。

2. 日光的热效应　日光中红外线主要表现为热效应，通过辐射的方式传递热能可使物体加热，加速物质的化学和生物反应，让人感觉到温暖、舒适甚至炎热。

3. 日光的化学效应　日光射到人体后，可引起体内发生光分解作用、光聚合作用、光敏作用等不同的化学效应。

4. 日光对皮肤的作用　日光的作用大多是通过皮肤吸收而发挥的。不同波长的光穿透皮肤的深度不同，最深的是红色光，其次是近红外线，最浅的是紫外线。紫外线既可以杀菌，又可以使皮肤内的固醇类物质转变成维生素 D。红外线可以反射性地引起机体深层组织内的血管舒张，促进血液循环，心搏加强而有力，呼吸加深，使全身新陈代谢更加旺盛，从而提高身体对不同温度的适应能力。

（五）沙浴疗法

1. 温热作用　太阳加热式的沙浴是一种有效的温热治疗法。沙热容量大，导热系数较高，易于被太阳加热，所以接触沙时人体有明显的温热感。沙的吸湿性大，干燥较慢，沙浴时沙的温热可升高机体的温度，有明显的排汗作用。另外，沙具有较强的吸附特性，可及时将患者排出的代谢产物吸附清除。

2. 机械作用　沙的高温通过压力向人体组织的深部传导，加快了患者血流速度，促进血液循环，从而调整全身的生理反应，改善患病部位的新陈代谢，调节机体的整体平衡。

3. 磁疗等综合作用　西医学认为，沙里含有原磁铁矿微粒，所以患者在接受沙疗的同时，也接受着一定的磁疗，通过干热气候、高温和充足的红外线，使灼热的细沙集磁疗、放疗、光疗、推拿与按摩等综合作用于一体。

（六）森林浴疗法

从电场的角度来讲，人的机体是一种生物电场的运动，在疲劳或患病后，机体的电化代谢和传导系统就会产生障碍，此时需要补充负离子，以保持机体生物电场的平衡。森林空气中的阴离子（主要是负氧离子）含量丰富，当其被人体吸收后，能够调节神经系统的活动，提高大脑皮质的功能，抑制焦躁情绪。森林中的树木可释放大量杀菌素，能够杀死多种病菌，提高人体免疫能力；树木还能散发出有药理作用的微粒流，通过口、鼻、皮肤进入人体内，调节机体神经系统和视网膜的功能。此外，森林一般远离城市，空气中含氧量丰富，尘埃和病原微生物含量较少，清洁的空气有益于呼吸系统疾病、心脑血管疾病等慢性疾病的恢复。

第3节　治疗技术

一、治疗场地

（一）空气浴疗法的场地

海滨地区、森林地区以及山间瀑布地区的空气，具有一定的温度、湿度，富含氧气，富有紫外线的散射光线，以及特殊环境中的一些特殊物质，如无机盐类、微量元素、芳香物质、空气负离子等。治疗场地可由医务人员根据患者需求酌情选用。

（二）岩洞疗法的场地

岩洞疗法分为自然环境中的天然岩洞疗法、人工洞穴疗法等。天然岩洞疗法分为病房式和游动式两种。病房式天然岩洞疗法将病床设置在洞口或洞内，要配备专门的护理人员，患者昼夜在其中，接受各种治疗。人工洞穴疗法分为石窟法和土屋法。石窟法是将岩墙挖凿成窟或利用石穴，先清洁环境，再内铺中草药，多与香气疗法联合应用；土屋法是在山旁或山林中用石土、烧砖或泥土造屋，是康复治疗的好场所。岩洞因环境不同而疗效各异，有的利用旧盐矿的特殊空气，有的则用天然山洞内的高含量氧气。治疗场地可由医务人员根据患者需求酌情选用。

（三）高山疗法的场地

高山，一般指海拔在 1500～3000m 的高地。以山高气寒、森林茂盛、万物繁荣、阳光充足、空气新鲜、少尘埃污染为宜。

（四）日光浴疗法的场地

日光浴疗法可以在山坡、沙滩、空旷地、阳台、海滨浴场以及专门建筑的日光浴汤中进行。日光浴疗法的最佳时间因人、因地、因时而异，以给予患者不过冷、不过热和易于耐受的刺激为度。

（五）沙浴疗法的场地

沙浴疗法可用纯净细小的海沙、河沙或沙漠沙等布置沙浴场地，进行天然热沙浴以及人工热沙浴，天然沙或人工沙可通过炒热或烘热等人工方法加热。

（六）森林浴疗法的场地

森林浴疗法的场地以隔音效果好，环境绿色，风景优美，树木花草众多，如樟树、落叶松、蒲公英等，具有溪水声的森林为宜。

二、治 疗 方 法

（一）空气浴疗法

根据气温的高低，空气浴主要有温暖空气浴、凉爽空气浴和寒冷空气浴三种。

1. 温暖空气浴　在气温 20～30℃时进行的空气浴，称为温暖空气浴。一般宜在夏季进行。温暖空气浴可使全身血管舒张，呼吸加速，汗腺分泌增多，机体代谢降低，散热增加而维持正常体温。温暖空气浴的具体方法是：令患者穿短裤（妇女着胸罩），在海边、湖滨或树荫下，卧于床榻或躺椅上。第一次从 5～15min 开始，以后每次增加 15min。最终达到 1～2 小时，每天 1～2 次。1～2 个月为 1 个疗程。

2. 凉爽空气浴　在气温 14～20℃时进行的空气浴，称为凉爽空气浴。一般宜在春秋季进行。在凉爽空气浴中，机体体温调节中枢发生的变化基本与寒冷空气浴相同，但较为温和。凉爽空气浴的具体方法是：患者裸体或半裸体，在室内或室外静卧或做轻微活动。第一次从 5min 开始，以后每日增加 5～10min，最终达到 30～60min。每天 1～2 次，1 个月为 1 个疗程。

3. 寒冷空气浴　在气温 6～14℃时进行的空气浴，称为寒冷空气浴。一般宜在冬季进行。在进行寒冷空气浴时，气温低于体温。皮肤、黏膜感受器受到冷空气刺激，通过神经、体液反射作用，引起皮肤血管收缩，汗腺分泌减少，机体代谢加强，产热增加以维持正常体温。寒冷空气浴的具体方法是：患者先着单衣在室内接受寒冷作用，然后逐渐到室外冷空气中散步；待适应后再逐渐去除外衣。治疗时间可由每次数分钟逐渐增加至每次 20min，每日 1～2 次，半个月为 1 个疗程。

此外，在空气浴疗法中也可结合中国传统的体育康复法，如五禽戏、太极拳等进行锻炼。

（二）岩洞疗法

1. 天然岩洞疗法

（1）病房式　在洞口或洞内设置病床，配备专门的护理人员，患者昼夜在其内接受各种治疗。一个岩洞床位多少、患者的安排，都应以保持洞中环境安静为原则。每天必须安排患者进行 1～2 次户外活动。

（2）游动式　即白天去岩洞，晚上回到住房或病房安睡。洞中可设置简易床位。患者可在洞中做气功导引、推拿、按摩等康复活动，也可以短暂的休息。

2. 人工洞穴疗法　将岩墙挖凿成窟，或利用天然石穴进行治疗。先清洁环境，然后石窟内铺中草药，患者卧于其上。由于洞小，治疗时与香气疗法联合应用效果最佳。每天 1～2 次，每次 1～3 小时不等。如头痛、眩晕，可铺桑叶、夏枯草、菊花等中草药进行辅助治疗。

（三）高山疗法

根据居住高山的时间长短，高山疗法可分为以下两种。

1. 留居高山法　居住高山半年以上进行康复治疗，称为留居高山法，该法又分定居法和暂居法两种。居住在高山半年至 2 年为暂居法，居住在高山 2 年以上为定居法。留居高山法可在康复机构中进行，也可视患者病情与程度而定。定居法则多用于癫、狂、痫等病程长、恢复慢的神志异常病症及其他慢性疾病。

2. 旅居高山法　居住高山十天至半年进行康复治疗，称为旅居高山法。此法适用于病程不长，容易恢复的疾病，如失眠、健忘以及各种精神紧张等。旅居期间，每天应当进行康复活动。

（四）日光浴疗法

1. 局部疗法　进行该法时在日光浴床上遮住不照射的部位，开始照射患部时给 2 个单位热量，以后逐渐增至 6～12 个单位热量。局部疗法适用于关节疾病、风寒湿引起的肢体疼痛以及局部性病变等。

2. 全身疗法　此法适用于身体较强壮者。

（1）开始全身照射法　治疗者取卧位，从 1 个单位热量开始，第 1 天照射身体正面、背面、左右侧各 1 个单位热量，以后每日或间日增加 1 个单位热量，逐渐增至 6～10 个单位热量，连续照射 7 次，休息 1 天再进行，25～30 次为 1 个疗程，小儿患者一般由 1/5 个单位热量开始、逐渐增至 1.0～1.4 个单位热量，最多每次不超过 4 个单位热量。

（2）顺序全身照射法　这是一种逐渐增加剂量和照射面积的方法，适用于对日光耐受性较差的患者。如第 1 天只照射足部 1 个单位热量；第 2 天先照射足部，剂量增加到 2 个单位热量，后露出小腿再照射 1 个单位热量，逐渐增加面积和照射剂量；至第 7 天达 7 个单位热量。

（3）间隙全身照射法　这是一种较缓和的方法，对心脏功能不全或血管运动神经功能障碍、自主神经失调、神经兴奋性增高、贫血和虚弱者较适宜。此法由第 1 天 1 个单位热量开始，逐渐增至 3 个单位热量，再在每次照射 3～5 个单位热量后，令患者转到阴凉处休息 5～10min 后再回到日光下进行照射。如此反复至规定剂量为止。

（五）沙浴疗法

1. 天然热沙浴疗法　是指在海滩、河滩、沙漠等自然环境中利用阳光暴晒加热进行沙浴治疗。

2. 人工热沙浴疗法　是指用炒热或烘热等人工方法加热进行沙浴治疗。

沙浴疗法的具体操作方法：将沙子加热至所需温度。第一次治疗时，应选择较低温度，人工沙浴应选择 40～45℃，天然沙浴应选择 45～47℃，以后逐渐升高温度，视患者的反应，最高可达到 50～55℃，但不可高于 55℃。患者躺在加热后的沙子上，用热沙撒在除面、颈、胸部以外的其他部位，沙的厚度为 10～20cm，腹部应薄些（6～8cm），生殖器用布遮盖，头部应有遮光设备。每次治疗 30～60min。因人而异，冷即易之，以热彻汗出为度，每日 1～3 次，1 个月为 1 个疗程。

（六）森林浴疗法

1. 气温 20～30℃时森林浴疗法　裸体或半裸体卧于治疗床上，治疗时间从第一次的 15min 开始，以后每次增加 10min，最后达 2 小时。每日 1 次，20～30 次为 1 个疗程。

2. 气温 14～20℃时森林浴疗法　患者逐渐由舒适的温度过渡到气温较低的环境中，治疗时间从 10min 开始，每次增加 3～5min，最后达到 30min。每日 1 次，20～30 次为 1 个疗程。此温度下进行森林浴时患者可适当活动，摩擦皮肤或做轻微体操活动。

3. 气温 4～14℃时森林浴疗法　因气温较低一时不能适应，可在室内或凉台上先行适应，开始时患者可部分裸露。逐渐增大裸露面积。先选择气温较低的时段进行，逐渐达到低温森林浴。治疗时间由 1～2min 开始，慢慢增加至 20min，每日 1 次，20～30 次为 1 个疗程。

进行低温森林浴时可进行体操活动，气温越低，活动量越大。这种森林浴后立即给患者穿上衣服，以保持身体温度。冬季气温很低时，可穿适量衣物在森林里散步、做体操、滑雪等。

第 4 节 临 床 应 用

一、适 应 证

1. 空气浴疗法　适用于鼻炎、哮喘稳定期、慢性支气管炎、非特异性间质性肺炎、一般心血管疾病、高血压、动脉粥样硬化、神经症、风湿病、糖尿病、肥胖症、贫血，以及易患感冒者等。

2. 岩洞疗法　适用于支气管哮喘、呼吸功能不全不超过 I～II 级、慢性肺炎、支气管扩张轻症、高血压 1～2 级、不频发的心绞痛、心功能不全不超过 I 级等。

3. 高山疗法　适用于贫血、神经官能症、外伤性神经症、偏头痛、慢性支气管炎、胸膜炎后遗症、哮喘、稳定性肺结核、冠心病初期、高血压 1 级、轻度糖尿病、轻度慢性肾上腺皮质功能减退症、甲状腺功能亢进症、佝偻病、慢性风湿性关节炎等。

4. 日光浴疗法　适用于体质虚弱、营养不良、贫血、痛风、神经衰弱、神经炎、心脏病代偿期、高血压、糖尿病、肥胖症、骨关节炎、骨结核、骨折后遗症、颈椎病、腰椎间盘突出症、盆腔炎性疾病、痛经，以及化脓性皮炎、银屑病、慢性创伤性溃疡、慢性湿疹、疖肿等皮肤疾病。

5. 沙浴疗法　适用于神经性疼痛、慢性风湿性关节炎、慢性骨髓炎等、骨关节病变、慢性胃炎、慢性盆腔炎、肥胖症等。

6. 森林浴疗法　适用于慢性支气管炎、轻型支气管哮喘、神经官能症、自主神经功能障碍、神经性创伤、中毒性神经炎、高血压、冠心病、糖尿病、胃肠功能紊乱、血液病等。

二、禁 忌 证

1. 空气浴疗法　禁用于重症心肺疾病、冠心病、高热、重症肾脏疾病、严重高血压动脉硬化、出血倾向等。

2. 岩洞疗法　禁用于重症支气管哮喘、肺气肿、重症支气管扩张、重症高血压及心脏病等。

3. 高山疗法　禁用于重度肺结核、肺气肿、心动过速、心力衰竭、冠心病、急性炎症等。

4. 日光浴疗法　禁用于进行性肺结核、重症动脉硬化、冠心病、胸膜炎、结核性胸膜炎、心脏病失代偿期、中枢神经器质性疾病、频发性头痛、有出血倾向者，不满 1 岁的小儿等禁用或慎用。

5. 沙浴疗法　禁用于急性炎症、心力衰竭、高热、肿瘤、体质虚弱、肺结核、有出血倾向、各种发热性疾病、心绞痛，以及婴幼儿、孕妇、经期妇女等。

6. 森林浴疗法　禁用于重症心肺疾病、心功能不全 I 级以上、高血压、肾脏疾病合并肾功能障碍等。

三、注 意 事 项

（一）空气浴疗法

（1）空气浴疗法治疗中着衣以少为佳，以使空气尽量多接触患者皮肤。但在操作时，要视患者体质情况而定，以不受凉为度。

（2）须按循序渐进的原则。时间由短逐渐延长，温度由高逐渐降低，衣着由多逐渐减少。

（3）为防止机体过度散热和受凉，应避免急剧的气流直吹。在室内进行空气浴时，应避免患者的头、鼻对着敞开的窗户。注意病变部位的保暖，适量遮盖腹部。

（4）密切关注天气情况，避免在天气急剧变化时进行空气浴疗法。患感冒等疾病时，应暂停空气浴治疗，待病愈后再继续。夏季在太阳下进行空气浴疗法要戴墨镜，以保护眼睛。

（5）空气浴疗法对某些慢性疾病的疗效确切，但奏效缓慢，故要长期坚持，持之以恒。

（二）岩洞疗法

（1）在接受岩洞疗法时应停留较长时间，同时要保护病变部位。

（2）根据患者病情需要，在进行岩洞疗法时配合气功、按摩、音乐、香气等疗法，效果更加明显。

（3）若患者曾使用过激素则疗效较差。

（4）岩洞疗法对某些慢性疾病的疗效确切，但起效缓慢，需长期坚持。

（三）高山疗法

（1）随时注意高山中的温度变化，根据温度变化随时添加衣服。

（2）在高山疗法中要注意保护病变部位。如关节炎患者的关节，胃肠易激惹患者的腹部等。

（3）过高的山（海拔在 3000m 以上），由于气候过寒，不宜于体质虚弱和有病者居住，因而不能作为高山疗法的选择地。

（4）高山疗法对某些慢性疾病的疗效确切，但奏效缓慢，故要长期坚持，持之以恒。

（四）日光浴疗法

日光浴疗法必须遵守循序渐进的原则，由小剂量开始，逐渐增加至规定剂量。如在疗程中出现头痛、头昏、恶心、心悸、食欲差、睡眠差、神疲乏力、皮肤脱屑等症，说明剂量过大，应减少剂量或暂停治疗。如皮肤出汗或显著变红并感到疼痛，则表示照射过量，应终止照射。为避免机体大量散热，在气温低于 20℃，或获取 21J 热量需要 10min 以上，或风速超过 3m/s 的情况下，不宜在露天环境下进行日光浴。每次治疗前应在荫凉处进行 5～6min 空气浴。进行日光浴时，应使用遮阳伞遮住头部并戴深色眼镜以保护眼睛。日光浴疗法不宜空腹或饭后立即进行。为加强日光浴的作用和清洁皮肤，浴后应在荫凉处休息 5～10min，然后用 28～34℃的温水冲洗，但进行日光浴前不宜洗澡。日光浴过程中禁止睡眠、阅读书报。在日光浴过程中，由于水分和盐类排泄增多，浴场中应准备含有维生素或者盐类的清凉饮料，供患者饮用。

（五）沙浴疗法

（1）治疗用沙要求不含有黏土和小石块。因此治疗用沙在使用前必须过筛并冲洗干净，方可用于治疗。

（2）天然沙疗时，应选择较干净而且无石块等的疗沙，如选择用海沙，海沙浴可在海水浴前或浴后进行。

（3）在治疗时，应注意保护患者面、颈、胸、生殖器等部位，特别是在进行天然海沙浴时，应注意保护头部。

（六）森林浴疗法

（1）应嘱患者在森林中停留较长时间，随时注意森林中的温度变化，根据其变化随时添减衣物。

（2）在进行治疗时要注意保护病变部位。

（3）森林浴疗法对某些慢性疾病的疗效确切，但奏效缓慢，故应长期坚持，持之以恒。

自 测 题

A₁ 型题

1. 下列不属于自然疗法的是（   ）

  A. 海水浴疗法

  B. 冲击波疗法

  C. 空气浴疗法

  D. 高山疗法

  E. 森林浴疗法

2. 空气浴疗法对循环系统的影响，下列叙述错误的是

  （   ）

  A. 心搏出量增多

  B. 脉搏缓慢

  C. 心肌血液供应改善

  D. 血容量增多

  E. 血压恢复正常

3. 下列不属于岩洞疗法禁忌证的是（   ）

  A. 肺气肿

  B. 重症高血压

  C. 支气管扩张

  D. 心功能不全不超过Ⅰ级

  E. 重症支气管哮喘

4. 下列不属于高山疗法适应证的是（　　　）
    A. 贫血
    B. 心力衰竭
    C. 慢性支气管炎
    D. 佝偻病
    E. 哮喘

5. 定居高山法是指在高山居住（　　　）
    A. 2 年以上
    B. 半年至 2 年
    C. 半年至 3 年
    D. 半年以下
    E. 10 天至半年

（武　亮）

实 训

实训 1 低频电疗法

实训 1-1 失神经支配电刺激疗法

【实训目标】

掌握失神经支配电刺激疗法操作流程，并规范地完成治疗。

【实训准备】

1. 设备准备

（1）准备好神经肌肉电刺激治疗仪、2片导电橡胶板及消毒衬垫（根据治疗处方和治疗部位选择）、弹力绷带。

（2）检查治疗仪的开关旋钮工作是否正常，输出是否平稳，输出导线是否完好，导电橡胶板是否有老化、有裂隙。对电极和衬垫做好清洗、消毒。准备好固定用品和浸湿衬垫用的温水。

2. 环境准备 治疗室内安静、整洁、安全，光线和室温适宜。

【实训过程】

（1）核对患者的个人信息，详细询问患者病情，确定有无电疗法的禁忌证。

（2）向患者解释通电治疗时的正常感觉及注意事项。如有烧灼感，应立即告诉工作人员检查处理。

（3）根据治疗部位协助患者取舒适体位，并暴露治疗部位皮肤。检查皮肤是否破损，皮肤的感觉是否异常。

（4）取出大小合适的电极和消毒衬垫，使用时用生理盐水或温水浸湿，保持适宜温度。放置电极，使电极和衬垫平整并紧密接触皮肤，并用弹力绷带固定稳妥。

（5）检查治疗仪的电源线、电极、输出导线是否连接正确无误，治疗仪上的各调节钮是否处于"0"位。

（6）开机，①接通电源，根据治疗需要，选择治疗参数：部分失神经支配时的治疗持续时间（$t_{有效}$）是50～150ms，间歇时间（$t_{止}$）是1000～2000ms；完全失神经支配时的治疗所用的持续时间（$t_{有效}$）是150～600ms，间歇时间（$t_{止}$）是3000～6000ms。②缓慢转动输出调节钮，使电流表指针恒速上升，观察患者治疗部位的反应并询问患者感觉。

（7）关机，治疗完毕时，调节电位至"0"或复位后，关闭电源，取下患者身上的电极和衬垫。

（8）治疗结束后，检查患者治疗后的皮肤情况，了解治疗反应，记录治疗部位、时间和效果；将衬垫用清水洗净，消毒晾干备用。

【注意事项】

（1）治疗床干净整洁，金属部位需用棉絮等物品遮盖。必要时用屏风或拉帘遮挡，注意保护患者隐私。

（2）若治疗部位毛发过多，宜用温水浸湿，必要时可剃去。

（3）治疗中患者不得随意挪动体位，以免电极、衬垫位置移动而减弱疗效；患者不得触摸治疗仪或接地的金属物。

（4）治疗结束后检查患者皮肤有无异常情况，了解其治疗反应；并告知患者检查情况，确定下次治疗时间。

实训 1-2　经皮神经电刺激疗法

【实训目标】

掌握经皮神经电刺激疗法的操作流程及临床应用，并规范地完成治疗。

【实训设备】

（1）经皮神经电刺激治疗仪。

（2）附件包括电极（4片导电橡胶板）、衬垫（仪器自带4块海绵衬垫）、固定电极用品（固定带或不干胶粘贴）。

【实训内容与步骤】

1. 设备准备

（1）准备好经皮神经电刺激治疗仪、4片导电橡胶板及衬垫、弹力绷带。

（2）检查治疗仪的开关旋钮工作是否正常，输出是否平稳，输出导线是否完好，导电橡胶板是否有老化、有裂隙。对电极和衬垫做好清洗、消毒。准备好固定用品和浸湿衬垫用的温水。

2. 患者准备

（1）核对患者的个人信息，详细询问患者病情，确定有无电疗法的禁忌证。

（2）向患者解释治疗时的正常感觉及注意事项。如有不适应立即告诉工作人员处理。

（3）根据治疗部位协助患者取舒适体位，并暴露治疗部位皮肤。检查皮肤是否破损，皮肤的感觉是否异常。

3. 操作方法

（1）选择电极和衬垫　根据治疗处方和治疗部位选择大小合适的电极和衬垫，衬垫在使用前必须消毒，使用时用生理盐水或温水浸湿，保持适宜温度。放置电极，使电极和衬垫平整并紧密接触皮肤并固定稳妥。

（2）检查治疗仪　检查治疗仪的电源线、电极、输出导线是否连接正确无误，治疗仪上的各调节钮是否处于"0"位。

（3）开机　接通电源，选择治疗频率、脉宽和治疗时间；调节输出的电流强度，观察患者治疗部位的反应并询问患者感觉。

（4）关机　治疗完毕，调节电位至"0"或复位后，关闭电源，取下患者身上的电极和衬垫。

（5）治疗结束后　检查患者治疗后的皮肤情况，了解治疗反应，记录治疗部位、时间和效果；将衬垫用清水洗净，消毒晾干备用。

【注意事项】

（1）治疗中患者不得随意挪动体位，以免电极、衬垫位置移动而减弱疗效；患者不得触摸治疗仪或接地的金属物。

（2）定期检查治疗仪的开关旋钮工作是否正常，输出是否平稳，输出导线是否完好，导电橡胶板是否有老化、有裂隙。

（3）治疗室内安静、整洁、安全，光线和室温适宜。治疗床干净整洁，金属部位需用棉絮等物品遮盖。必要时用屏风或拉帘遮挡，注意保护患者隐私。

（4）若治疗部位毛发过多，宜用温水浸湿，必要时可剃去。

（5）治疗结束后检查患者皮肤有无异常情况，了解其治疗反应；并告知患者检查情况，确定下次治疗时间。

实训 2　中频电疗法

【实训目标】

1. 掌握　等幅中频电疗法、调制中频电疗法、干扰电疗法、音乐电疗法的操作方法及适应证、禁忌证。

2. 熟悉　等幅中频电疗法、调制中频电疗法、干扰电疗法、音乐电疗法的作用原理。

3. 了解　中频电疗法的作用机制。

【实训形式】

指导教师以案例导入的形式集中进行模拟演示，学生按操作流程分组练习，教师巡查指导。

实训 2-1　音频电疗法

【实训目标】

1. 掌握　音频电疗法常用设备的临床操作方法，音频电疗法的适应证和禁忌证。

2. 熟悉　音频电疗法的基本治疗作用及临床应用。

3. 了解　音频电疗法的作用机制。

【实训设备】

音频电疗机、电极（铅板或硅橡胶电极）、衬垫、输出导线、固定电极用的固定带或沙袋。

【实训内容与步骤】

1. 治疗前评定　核对患者的个人信息。详细询问患者病情及检查疼痛部位，确定有无中频电疗法的禁忌证。

2. 选择电极和衬垫　根据患者治疗部位选择大小合适的电极和衬垫，衬垫在使用前必须消毒，使用时用生理盐水或温水浸湿，保持适宜温度。

3. 检查患者皮肤　检查皮肤是否破损，皮肤的感觉是否异常。根据治疗部位协助患者取舒适体位，并暴露治疗部位皮肤。

4. 放置电极　电极与衬垫须平整，尤其是治疗部位弯曲不平时，采用对置法或并置法，必须使电极和衬垫紧密接触皮肤，保证电流作用均匀；并用固定带或沙袋固定稳妥。

5. 做好解释　向患者解释通电治疗时的正常感觉及注意事项。如有烧灼感，应立即告诉工作人员检查处理。

6. 检查电疗机　检查治疗仪的电源线、电极、输出导线是否连接正确无误，治疗仪上的各调节钮是否处于"0"位。

7. 开机

（1）接通电源，根据治疗需要，选择不同的治疗电流频率。

（2）设置治疗时间。

（3）缓慢转动输出调节钮，电流量大小以患者耐受为准。

（4）治疗过程中患者可能感到电流强度减弱，此时略增大电流量，但不能有疼痛感。

8. 关机　治疗完毕时，调节电位至"0"或复位后，取下患者身上的电极和衬垫，关闭电源。

9. 治疗结束后　检查患者治疗后的皮肤情况，了解治疗反应，然后记录治疗部位、时间和效果；将衬垫用清水洗净，煮沸消毒，晾干备用。

【注意事项】

1. 禁忌证　急性感染性疾病、肿瘤、出血性疾病、严重心力衰竭、肝肾功能不全、局部有金属异物、心前区、孕妇腰腹部、植入心脏起搏器者等。

2. 治疗前　将患者治疗部位的金属物品（如手表、发夹、首饰等）除去，体内有金属异物（如骨科金属固定物、金属碎片、金属节育环等）的部位，应严格掌握电流强度，小于 $0.3mA/cm^2$ 方可避免组织损伤。

3. 治疗中　患者不能触摸治疗仪或自行调节治疗仪，不能随意移动身体。治疗师应该注意巡视，观察患者有无不适或其他异常反应。如有头晕、头痛、胸闷、嗜睡等症状发生，应及时调节电流强度或停止治疗。如在治疗中患者感到电极下疼痛时，应立即终止治疗，并向患者解释清楚。

4. 治疗后　检查治疗部位皮肤，如局部出现刺痒或小丘疹等反应时，嘱患者勿抓破，可外涂止痒液。

实训 2-2　调制中频电疗法

【实训目标】

1. 掌握　调制中频电疗法常用设备的临床操作方法、适应证和禁忌证。

2. 熟悉　调制中频电疗法的基本治疗作用及临床应用。

3. 了解　调制中频电疗法的作用机制。

【实训设备】

电脑中频治疗仪、电极（硅橡胶电极）、衬垫（或无需衬垫，也可用滤纸）、输出导线、固定电极用的固定带或沙袋。

【实训内容与步骤】

1. 治疗前评定　核对患者的个人信息。详细询问患者病情及检查疼痛部位，确定有无中频电疗法的禁忌证。

2. 选择电极和衬垫　根据治疗部位选择大小合适的电极和衬垫，衬垫在使用前必须消毒，使用时用生理盐水或温水浸湿，保持适宜温度。

3. 检查患者皮肤　检查皮肤是否破损，皮肤的感觉是否异常。根据治疗部位协助患者取舒适体位，并暴露治疗部位皮肤。

4. 放置电极　电极与衬垫须平整，尤其是治疗部位弯曲不平时，必须使电极和衬垫紧密接触皮肤，保证电流作用均匀；并用固定带或沙袋固定稳妥。

5. 做好解释　向患者解释通电治疗时的正常感觉及注意事项。如有烧灼感，应立即告诉工作人员检查处理。

6. 检查治疗仪　检查治疗仪的电源线、电极、输出导线是否连接正确无误，治疗仪上的各调节钮是否处于"0"位。

7. 开机　①接通电源，根据治疗要求，选择治疗所需的处方，程序处方编制目前没有统一标准，请参考治疗仪说明书进行选择。②设置治疗时间，目前许多电脑中频治疗仪已将每次治疗时间自动设置为 20min，20min 后自动停止治疗。③调节电流强度，电流量大小以患者耐受为准。一般调节到患者耐受的最大程度。

8. 关机　治疗完毕时复位，取下电极和衬垫，关闭电源。

9. 治疗结束后　检查患者治疗后的皮肤情况，了解治疗反应，然后记录治疗部位、时间和效果。

【注意事项】

1. 禁忌证　急性感染性疾病、肿瘤、出血性疾病、严重心力衰竭、肝肾功能不全、局部有金属异物、心前区、孕妇腰腹部、植入心脏起搏器者等。

2. 治疗前　将患者治疗部位的金属物品（如手表、发夹、首饰等）除去，体内有金属异物（如骨科金属固定物、金属碎片、金属节育器等）的部位，应严格掌握电流强度，避免组织损伤。

3. 治疗中　患者不能触摸治疗仪或自行调节治疗仪，不能随意移动身体。治疗师应该注意巡视，观察患者有无不适或其他异常反应。如有头晕、头痛、胸闷、嗜睡等症状发生，应及时调节电流强度或停止治疗。如在治疗中患者感到电极下疼痛时，应立即终止治疗，并向患者解释清楚。

4. 治疗后　检查治疗部位皮肤，如局部出现刺痒或小丘疹等反应时，嘱患者勿抓破，可外涂止痒液。

实训 2-3　干扰电疗法

【实训目标】

1. 掌握　干扰电疗法常用设备的临床操作方法、适应证和禁忌证。
2. 熟悉　干扰电疗法的基本治疗作用及临床应用。
3. 了解　干扰电疗法的作用机制。

【实训设备】

干扰电治疗仪、电极（硅橡胶电极、四联电极、吸附电极、三星电极）、衬垫（或无需衬垫，也可用滤纸）、输出导线、固定电极用的固定带或沙袋。

【实训内容与步骤】

1. 治疗前评定　核对患者的个人信息。详细询问患者病情及检查疼痛部位，确定有无干扰电疗法的禁忌证。

2. 选择电极和衬垫　根据治疗要求选择大小合适的电极种类，将电极用温水浸湿，以导线连于治疗仪的输出端。

3. 检查患者皮肤　检查皮肤是否破损，皮肤的感觉是否异常。根据治疗部位协助患者取舒适体位，并暴露治疗部位皮肤。

4. 选择治疗方法　根据治疗要求选用治疗方法，干扰电疗法主要有固定法、吸附法、对置法和并置法。选择大小适合的电极，不同治疗方法的电极放置要求不同，注意电极放置的方向。

5. 选择治疗差频　依据治疗要求选择治疗差频，将差频范围调节至所需位置，治疗分定频输出和变频输出两种。目前许多干扰电治疗仪内部储存多个治疗处方，治疗时可直接选择处方进行治疗，也可根据需要选择治疗差频。

6. 做好解释　向患者解释通电治疗时的正常感觉及注意事项，由于治疗目的不同，患者的感觉也不同，通常为麻震感或肌肉收缩感。如有烧灼感，应立即告诉工作人员检查处理。

7. 检查治疗仪　检查治疗仪的电源线、电极、输出导线是否连接正确无误，治疗仪上的各调节钮是否处于"0"位。

8. 开机　分别缓慢调节两路电流的输出旋钮（有些仪器为按键式）至处方固定强度。输出强度一般在 50mA 之内，可参考患者感觉或肌肉收缩强度进行调节，还可以患者的耐受程度来调节电流强度。治疗中，如要改变差频，不必将输出调回至"0"位，可直接调整定频、变频按钮。

9. 关机　治疗完毕，先关闭分开关，取下电极和衬垫，再关闭电源。

10. 治疗结束后　检查患者治疗后的皮肤情况，了解治疗反应，然后记录治疗部位、时间和效果。

【注意事项】

（1）禁忌证包括急性感染性疾病、肿瘤、出血性疾病、严重心力衰竭、肝肾功能不全、局部有金属异物、心前区、孕妇腰腹部、植入心脏起搏器者等。

（2）电极放置的原则为使两组电流一定要在病变部位处交叉放置，同组电极不得相互接触。

（3）调节电流强度时必须两组电流同时调，速度一致，强度相同。

（4）使用吸附式电极时，要注意时间不可过长，一般每组频率不超过 10min，以免发生局部淤血而影响治疗。有出血倾向者不得使用此法。

（5）电流不可穿过心、脑、孕妇下腹部及体内含有金属物的部位。

实训 2-4　音乐电疗法

【实训目标】

1. 掌握　音乐电疗法常用设备的临床操作方法、适应证和禁忌证。

2. 熟悉　音乐电疗法的基本治疗作用及临床应用。

3. 了解　音乐电疗法的作用机制。

【实训设备】

音乐电疗仪、耳机或音箱、电极及衬垫、输出导线、固定电极用的沙袋、搭扣等。

【实训内容与步骤】

1. 治疗前评定　核对患者的个人信息。详细询问患者病情及检查疼痛部位，确定有无音乐电疗法的禁忌证。

2. 选择治疗音乐　根据治疗目的选择适当的治疗音乐，一般治疗音乐已经提前分组并录制为光盘等，以待治疗时直接使用。

3. 检查患者皮肤　检查皮肤是否破损，皮肤的感觉是否异常。根据治疗部位协助患者取舒适体位，并暴露治疗部位皮肤。

4. 选择治疗方法　根据治疗要求选择治疗方法，治疗方法主要有电极法和电针法。

（1）电极法　电极放置同其他中频电疗法，患者戴上耳机或用音箱收听，调好音量和电流强度。

（2）电针法　操作与电极法相似，但治疗电极采用毫针刺入所选穴位、神经或肌群等，电极导线与针柄连接通电。电针法需要的电流强度比电极法小。电针法，须选取穴位，将毫针刺入穴位。用鱼线夹将毫针与导线输出端相连。

5. 做好解释　向患者解释通电治疗时的正常感觉及注意事项，正常感觉为麻震感或肌肉收缩感。

6. 检查电疗仪　检查电疗仪的电源线、电极、输出导线是否连接正确无误，是否处于良好工作状态，各调节钮是否处于"0"位。

7. 开机

（1）接通电源，打开音乐，嘱患者以耳机或音箱收听音乐。

（2）调节音乐电流输出强度，音乐电流随着音乐变化而使电流表指针处于不稳定状态，因此电流只能指示大概参数范围。除参考电流表以外，还要依据患者感觉和肌肉收缩反应。电流强度指标：感觉阈下和感觉阈，在治疗作用上属于弱刺激，多用于对电流较敏感的部位，如头面部。运动阈和运动阈上属于强刺激，多用于对电流耐受较好的部位，如四肢肌肉。

8. 关机　治疗完毕，先缓慢关闭电流输出旋钮，患者摘下耳机或关闭音箱，再关闭电源。

9. 治疗结束后　检查患者治疗后的皮肤情况，了解治疗反应，然后记录治疗部位、时间和效果。

【注意事项】

（1）禁忌证包括急性感染性疾病、恶性肿瘤、出血性疾病、发热、痉挛性麻痹、活动性结核、心前区、孕妇腰腹部、植入心脏起搏器者等。

（2）电极法注意事项同其他中频电疗法。

（3）电针法治疗时，要求毫针刺入皮肤后出现明显的针感后再连接输出导线、开机治疗。

（4）要求患者集中注意力，静听音乐，尽快进入"乐境"。

（5）治疗室要求安静舒适，严防噪声干扰。

实训 3　光　疗　法

指导教师以案例导入的形式集中进行模拟演示，学生按操作流程分组练习，教师巡查指导。

实训 3-1　红外线疗法

【实训目标】

1. 掌握　红外线疗法的操作技术，并能熟练完成治疗。
2. 熟悉　红外线疗法的基本治疗作用及临床应用。
3. 了解　红外线疗法的作用机制。

【实训设备】

红外线辐射器、护目镜。

【实训内容与步骤】

1. 治疗前的评估与指导

（1）治疗师认真阅读处方，确认患者身份，了解患者治疗疾病、部位、治疗剂量等参数。

（2）治疗师对患者进行评估，检查患者意识是否正常，皮肤感觉是否正常，皮肤表面是否有破损，是否有炎症渗出，如有应先予清洁处理。

（3）告知患者治疗时注意事项，红外线治疗目的、方法、治疗时的正常和异常感觉，消除患者顾虑；若出现异常请不要乱动，应及时告知治疗师。

（4）选取在相对安静的场所进行治疗，保护患者隐私，充分暴露治疗部位，注意保暖。

（5）除去治疗部位的物品，如手表、腰带、手链等配饰，并妥当安放。

2. 操作前准备

（1）根据需要准备好治疗辅助用品，如毛巾、毛毯等，并合理放置。

（2）选择合适的治疗设备，病灶较浅选用红外线辐射器，病灶较深选用白炽灯；病灶面积大选用落地式大辐射器，对于手、足等小部位照射选用手提式辐射器；发汗治疗选用白炽灯。

（3）检查灯罩是否完好，辐射器有无破损，支架和固定装置是否稳固，开机预热 15～20min。

3. 实施过程

（1）指导患者取舒适体位，暴露治疗部位，并佩戴防护镜。

（2）将治疗灯头移至照射部位上方或侧方，通过调节、固定并使灯头中心与照射部位所在平面保持垂直。

（3）选择合适的照射距离，辐射器功率在 500W 以上，灯距应在 50～60cm 以上；功率在 250～300W，灯距在 30～40cm；功率在 200W 以下，灯距在 20cm 左右。若患者有神志不清、局部感觉障碍、皮肤瘢痕、破损、血液循环障碍，治疗时应适当增加灯距或关闭部分灯泡或减少治疗时间，以防治疗产生灼伤。若治疗时患者出现出汗过多、头晕心慌，也可通过增加灯距或关闭部分灯泡来减小输出剂量，以减轻过热引起的副作用。

（4）治疗过程中询问患者是否有头晕、心慌、过热、乏力等不适症状。

（5）询问患者温度是否适宜，可适当调整照射距离，以患者有舒适的温热感为宜，皮温不可超过 45℃。

（6）治疗时间为 15～30min，每日 1～2 次，15～20 次为 1 个疗程。

（7）治疗结束后检查输出是否归零，关闭电源，移开灯头。

（8）检查患者治疗部位是否良好，如发现异常需及时处理。擦干汗液，嘱患者休息 10min 方可离开。

（9）整理床单元、仪器及用物等，交代患者下次治疗的时间。

【注意事项】

（1）治疗时患者不可接打电话，不可随意移动体位和设备，不可睡着，眼睛不可直视光源。

（2）急性创伤后即刻不可使用红外线，待 24～48 小时渗出、出血停止后，可从小剂量开始照射。

（3）肢体有动脉栓塞性疾病时，不宜在病变局部和远端照射。

（4）多次治疗后皮肤可出现网状红斑。综合治疗可配合中药、针灸使用，疗效更佳。

实训 3-2　紫外线疗法

【实训目标】

1. 掌握　紫外线疗法操作技术，并能熟练完成治疗。
2. 熟悉　紫外线疗法的基本治疗作用及临床应用。
3. 了解　紫外线疗法的作用机制。

【实训设备】

低压水银石英灯（高压水银石英灯）、防护镜。

【实训内容与步骤】

1. 治疗前的评估与指导

（1）治疗师认真阅读处方，确认患者身份，了解患者治疗疾病、部位、治疗剂量等参数。

（2）治疗师对患者进行评估，检查患者意识是否正常，皮肤感觉是否正常，皮肤表面是否有破损，是否有炎症渗出、分泌物等，如有应先予清洁处理。

（3）告知患者治疗时注意事项，紫外线治疗的目的、方法，治疗时的正常和异常感觉，以消除患者顾虑。

（4）选取在相对安静的场所进行治疗，治疗室保持空气流通（避免臭氧过高引起头痛），保护患者隐私，充分暴露治疗部位，注意保暖。

（5）除去治疗部位的物品，如手表、腰带、手链等配饰，并妥当安放。

2. 操作前准备

（1）准备防护镜、治疗巾、洞巾或毛巾等治疗所需物品。

（2）选择合适的治疗设备，如高压水银石英灯，低压水银石英灯（体表照射/体腔照射）。

（3）检查灯罩是否完好，辐射器有无破损，固定装置是否稳固，开机预热（高压水银石英灯需预热10～15min，低压水银石英灯需预热5～10min），以得到稳定的输出。

3. 实施过程

（1）局部照射法　①根据治疗部位嘱患者取舒适体位，暴露治疗部位，严格遮盖治疗部位周围非照射区域，给患者佩戴防护镜。②确认灯管是否光滑并无任何附着，如有附着物应予以去除。③根据处方调节输出剂量，治疗师佩戴防护镜。④将光源移至照射部位上方或侧方，灯头中心与照射部位所在平面保持垂直（照射时需根据本节局部照射法要求，进行照射）。⑤点击启动键开始照射。⑥治疗完毕，迅速将石英导子移开。⑦整理设备，告知患者注意事项。

（2）体腔照射法　①根据治疗部位嘱患者取舒适体位，暴露治疗部位，给患者佩戴防护镜。②根据治疗部位选择合适大小和形状的石英导子，用生理盐水将石英导子上的消毒液冲洗干净，再用纱布擦干光导电极上的清洁液，而后将石英导子固定于紫外线辐射器上。③根据处方调节输出剂量，治疗师佩戴防护镜（紫外线通过石英导子后剂量减弱，照射剂量应根据导子的横截面积和是否有弯曲加量）。④导子紧贴于照射部位，点击启动键开始照射（注意：如照射面积大于导子横截面积，应分点照射，如鼻炎照射可将鼻道分为上、中、下三点照射）。⑤治疗完毕将导子从体腔内缓慢取出。⑥冲洗导子，并予以消毒处理。⑦整理设备，告知患者注意事项。

【注意事项】

（1）治疗时患者不可接打电话，不可随意移动体位和设备。

（2）患者眼不可直视光源，避免发生电光性眼炎。

（3）治疗后可能会出现红、肿、痛等，治疗前后不可用冷热及药物刺激局部，也不宜饮酒或在照射区涂化妆品。

（4）口腔内照射后不可即刻饮热水或进食过酸的食物。

实训 3-3　激 光 疗 法

【实训目标】

1. 掌握　激光疗法操作技术，并能熟练完成治疗。
2. 熟悉　激光疗法的基本治疗作用及临床应用。
3. 了解　激光疗法的作用机制。

【实训设备】

半导体激光治疗仪（氦氖激光治疗仪/二氧化碳治疗仪/光敏治疗仪）、防护镜。

【实训内容与步骤】

1. 治疗前的评估与指导

（1）治疗师阅读处方，确认患者身份，了解患者治疗疾病、部位、治疗剂量等参数。

（2）治疗师对患者进行评估，检查患者意识是否正常，皮肤感觉是否正常，皮肤表面是否有破损，是否有炎症渗出、分泌物等，如有应先予清洁处理。

（3）告知患者治疗时注意事项，激光治疗目的、方法，治疗时的正常和异常感觉，以消除患者顾虑。

（4）选取在相对安静的场所进行治疗，治疗室保持空气流通，室温 22～24℃，充分暴露治疗部位，保护患者隐私，且注意保暖。

（5）除去治疗部位的物品，如手表、腰带、手链等配饰，并妥当安放。

2. 操作前准备

（1）准备防护镜、治疗巾或毛巾等治疗所需物品。

（2）选择合适的治疗设备。

（3）检查光源是否完好，固定装置是否稳固，开机预热 3～5min，以得到稳定的激光输出。如用到光导，还需检查光导是否有弯曲挤压。

3. 实施过程

（1）氦氖激光照射法　①根据治疗部位嘱患者取舒适体位，暴露治疗部位（不可选取毛发茂密的区域或痣等黑色附着茂密的区域，或剔除治疗区域毛发），给患者佩戴防护镜。②用生理盐水或 3%硼酸水清理照射部位，可用甲紫液做上标记。③根据处方调节输出剂量，治疗师佩戴防护镜。④将光源移至照射部位上方，光束与照射部位所在平面保持垂直（照射不到的部位，如耳、鼻、喉、口腔、阴道和窦道等部位可通过反射镜反射法或光导纤维照射治疗部位）。光束照射法照射距离为 30～100cm（具体根据输出功率的大小而定）。⑤点击启动键开始照射，每个治疗部位照射 3～5min，每次总照射时间 20～30min，每日 1 次，10～15 次为 1 个疗程。⑥治疗完毕，整理设备，告知患者注意事项。

（2）半导体激光照射法　①根据治疗部位嘱患者取舒适体位，暴露治疗部位，遮盖或剔除治疗部位黑色物质（如头发、茂密汗毛、痣等），给患者佩戴防护镜。②照射伤口前用生理盐水或 3%硼酸水清除表面分泌物和坏死组织。③根据治疗部位选择合适大小治疗头。④将光源移至照射部位上方，光束与照射部位所在平面保持垂直。照射距离为 10～20cm。⑤根据处方调节输出剂量，治疗师佩戴防护镜。⑥点击启动键开始照射，照射 10～15min，每日 1 次，10～15 次为 1 个疗程。⑦治疗完毕，整理设备，告知患者注意事项。

（3）二氧化碳激光照射法　①根据治疗部位嘱患者取舒适体位，暴露治疗部位。②消毒清洁治疗部位，治疗区周围用盐水纱布覆盖防护（按照激光强度大小可选择不同厚度的纱布）。③检查各旋钮是否在零位输出上，接通电源，启动水冷系统。④检查仪器设备运行是否正常，依次开启高压和低压开关，调至最佳状态。⑤启动吸尘器吸除烟雾。⑥缓慢调制激光器，以激光聚焦光束照射治疗部位，照射距离 150～200cm，以局部有舒适的温热感为宜（治疗过程中随时询问患者的感觉）。⑦用脚踏开关掌握输出时间，每间隔 15mm 为一点，逐点扫描患处。每次治疗 10～20min，每日 1 次，5～10 次为 1 个疗程。⑧治疗结束后，各输出回零，比较小的创面可以不覆盖，大的创面用消毒纱布覆盖，并定期换药。⑨15min 后关闭水冷系统，整理设备。

（4）光敏照射法

治疗银屑病、白癜风的方法：先口服 8-甲氧基补骨脂素（8-MOP）20～30mg，2h 后进行全身长波紫外线照射。治疗局限性银屑病、白癜风时将 0.15%～0.50% 的 8-MOP 酊剂涂于患处皮肤，40min 后进行长波紫外线照射。隔日照射 1 次，20～30 次为 1 个疗程。

光动力疗法治疗恶性肿瘤的操作方法：①给血卟啉类药物前先在患者前臂皮肤划痕做过敏试验，结果阴性者，按规定 2.5～5mg/kg 给药，将药物溶于 250ml 0.9% 氯化钠溶液中静脉滴注；②一般在给药 48～72h 后开始照光，光源可以用氩离子激光或其他大功率 630nm 红光激光局部照射 20～30min；③进行体表局部直接照射治疗体表恶性肿瘤，或以内镜、光导纤维进行体腔内照射治疗口腔、食管、胃、膀胱等体腔内肿瘤；④一般在治疗后 24h 肿瘤变黑坏死，1 周后形成黑痂，2～3 周后脱落；⑤治疗 1～2 次，再次照射应间隔 1 周后进行。

【注意事项】

（1）治疗时患者不可接打电话，不可随意移动体位和设备。

（2）眼不可直视光源，避免眼部损伤。

（3）激光治疗室内不可有易燃易爆物品，室内应涂黑色，通风换气良好。

（4）激光器一般可连续工作 4 小时以上，连续治疗时，不必关机。

（5）光动力疗法治疗肿瘤后需密切注意肿瘤坏死引起的出血、穿孔，并及时处理。

（刘海霞 张彦龙 黄 翠）

主要参考文献

丛芳，2019. 物理因子治疗技术. 北京：人民卫生出版社.

郭玉德，2006. 实用冷冻疗法. 2 版. 北京：人民卫生出版社.

何成奇，2010. 物理因子治疗技术. 北京：人民卫生出版社.

励建安，2015. 康复治疗技术新进展. 北京：人民军医出版社.

林成杰，2019. 物理治疗技术. 北京：人民卫生出版社.

Prentice WE, 2021. 康复物理因子治疗. 5 版. 王于领，朱玉连，王欣，等，译. 北京：人民卫生出版社.

全国卫生专业技术资格考试用书编写专家委员会. 2019. 2020 康复医学与治疗技术. 北京：人民卫生出版社.

荣湘江，刘华，2017. 理疗学. 北京：体育大学出版社.

沈滢，张志强，2019. 康复治疗师临床工作指南——物理因子治疗技术. 北京：人民卫生出版社.

王红新，2018. 物理因子治疗. 北京：中国中医药出版社.

燕铁斌，姜贵云，吴军. 2018. 物理治疗学. 3 版. 北京：人民卫生出版社.

张维杰，贾建昌，贾柯其. 2020. 物理因子治疗技术. 武汉：华中科技大学出版社.

张维杰，吴军. 2019. 物理因子治疗技术. 3 版. 北京：人民卫生出版社.

朱平，冯勇华. 2017. LED 光临床应用与进展. 北京：中国科学技术出版社.

自测题参考答案

第 1 章
1. C 2. D 3. E 4. E 5. B

第 2 章
1. E 2. D 3. D 4. D 5. E 6. D 7. D 8. D

第 3 章
1. B 2. B 3. E 4. D 5. A 6. E 7. A 8. C 9. C 10. D 11. B 12. A 13. B 14. B 15. E 16. B

第 4 章
1. A 2. D 3. C 4. B 5. C 6. A 7. C 8. A 9. B 10. A 11. B

第 5 章
1. A 2. D 3. D 4. E 5. D 6. A 7. B 8. E 9. A 10. B 11. E 12. D 13. B 14. C 15. A

第 6 章
1. C 2. A 3. A 4. C 5. C 6. E 7. E 8. C 9. E 10. E

第 7 章
1. D 2. E 3. D 4. D 5. C 6. B 7. D 8. C 9. C 10. C

第 8 章
1. E 2. C 3. E 4. B 5. D 6. E 7. D 8. B 9. D

第 9 章
1. D 2. A 3. B 4. C 5. C 6. E 7. E 8. B 9. B 10. A 11. E 12. C 13. D 14. C 15. E 16. D 17. C 18. C 19. B 20. D

第 10 章
1. C 2. C 3. B 4. A 5. D 6. D 7. E 8. D 9. E 10. D

第 11 章
1. E 2. D 3. B 4. E 5. A 6. A 7. D 8. D 9. D 10. D

第 12 章
1. E 2. E 3. E 4. B 5. E 6. D 7. B 8. B

第 13 章
1. D 2. A 3. D 4. A 5. B 6. C 7. D 8. A

第 14 章
1. E 2. A 3. C 4. E 5. D 6. D 7. C 8. C 9. A 10. D

第 15 章
1. B 2. D 3. D 4. B 5. A